JN204358

柔道整復の社会学的記述

海老田大五朗

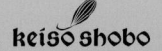
keiso shobo

柔道整復の社会学的記述　　目次

序章　社会のなかの柔道整復

序-1　柔道整復に関する素朴な疑問

　ここ 10 年程度で、「街に接骨院（整骨院）が何だか増えたような気がするな あ」と思ったことはないだろうか。もしそのように感じた人がいたとしたら、 その人の観察眼は鋭く、その直観は正しい。2000（平成 12）年から 2016（平成 28）年の間に、日本全国の柔道整復の施術所は、24,500 ヶ所から 48,024 ヶ所へ とほぼ倍増[*1] している。「ある柔道整復師がある土地に接骨院を建てていたら、 そこのすぐ近所も工事中であることに気付き、何が建つのか調べてみたらそこ も接骨院だった」という冗談のような話を友人の柔道整復師から聞かされたこ ともある。筆者は 2004（平成 16）年から 2011（平成 23）年の 7 年間、柔道整 復師養成のための専門学校で常勤の教職員として働いていた[*2] が、振り返れ ばこの 7 年間は、柔道整復師養成校が増加していった時期と重なっている。も ちろん、どの地域にもこうしたデータが当てはまるとは限らない。しかし、こ の柔道整復の施術所数増加という事実は「なぜ、どうして、どのように」とい うようなアカウント（説明）を要請するように思われる。

　こうした柔道整復師数や施術所の増加については本書の第 2 章で触れる。し かし、特に一度も施術所へ行ったことがない人は、「そもそも柔道整復師って 何をする人？　柔道？」「接骨院（整骨院）で何をするの？　骨を接ぐの？」 という素朴な疑問を抱いたとして、何の不思議もない。近年ではホームページ を開設している施術所も多く、こうした素朴な疑問は、ネット検索で解決する

---

*1　厚生労働省の調べによる。詳しくは本書の第 2 章を参照のこと。ちなみにこの同じ期間、病院 数は約 10% 減少している。

*2　筆者と柔道整復との出会いは中学時代まで遡ることができる。当時柔道部に所属をしていた筆 者は、怪我をすると、接骨院で柔道整復師から施術を受けていた。柔道部の先輩には当時 （1990 年ころ）ですでに、かなりの数の柔道整復師がいたのである。筆者の柔道部の同期も 7 名中 2 名が柔道整復師になっている。

ことも多い。しかしながら「保険は使えるのか？」*3「施術は痛くないのか？」*4「なぜ柔道整復という名前なの？」*5 など、柔道整復についての疑問はいくらでも挙げられる。一般の人びとにとって、柔道整復はまだまだ未知な部分が多く、私たちが生活している社会のなかでどのような位置づけにあるのか判然としない。

　サックスは「社会学的記述」（1963＝2013）という論文のなかで、次のように述べている。

> 　科学者としてわたしたちは、わたしたちの主題の文字どおりの記述を産出しようとする。記述するために、わたしたちは言葉を構築する（もしくは、われわれの用法にあわせて言葉を用いる）。わたしたちの言葉から始めるのは粗雑なやり方であろうが、一つの規則が常に留意されていなければならない。それは、わたしたちが主題として取り上げるものは、それがなんであれ記述されなければならないという規則だ。
>
> （Sacks1963＝2013：77　一部改訳）

　このとき1つ留意したいのは、人びとは何かを記述するとき、ある程度共有されている手続きや文法に則って記述されるということである。この共有されている手続きや文法をふまえないと、記述は記述というより無秩序な文字の羅列になる（あるいは文字の羅列にすらならない）。もちろん柔道整復についても、すでにたくさんの記述がなされてきた。社会のなかで柔道整復を位置づけようとするとき、柔道整復についての素朴な疑問がいくらでも挙げられるのも、すでに柔道整復が記述されてきたからである。そこで柔道整復を研究するにあた

＊3　これについては厚生労働省のホームページ
　　　（http://www.mhlw.go.jp/stf/seisakunitsuite/bunya/kenkou_iryou/iryouhoken/jyuudou/index.html）などで確認できる。柔道整復師の施術において保険の対象となるのは、「整骨院や接骨院で骨折、脱臼、打撲及び捻挫（いわゆる肉ばなれを含む。）の施術を受けた場合」であり、「単なる肩こり、筋肉疲労などに対する施術」は保険の対象にならない。
＊4　これについてはさまざまな事情により「施術による」としか回答できないが、ほとんどの施術はたとえ痛みを感じたとしても、患者が許容できる程度の痛みしか感じないだろうと思われる。詳しくは本書の第5章から第11章を参照のこと。
＊5　この疑問については本書の第1章で直接的に回答している。

り、最初に問われてよいこととして「何を記述すれば柔道整復を記述したことになるのか」という問いがある。そしてこの回答には当然ながら複数のバリエーションがありうる。この問題から検討していきたい。

序-2　日常化・身体化される作業と平坦化される感情

　筆者がホックシールドの『管理される心』（1983＝2000）に触発された修士論文執筆のための調査において、看護師たちへのインタビューをもとに、感情経験を記述しようと試みたことがある。次のインタビューは、ある看護師（白井さん：仮名）に対してなされた、苦手や嫌だと思うような仕事をするときの心構えについて聞いたものである。白井さんはこのとき、関東近辺のある病院に勤める勤続1年目の新人看護師であった。

> 海老田：これは苦手だとか嫌だというような仕事はありますか？
> 白井：やることに関してこれが嫌だとかこれがいいとかいうレベルではないです。
> 　　　　　　　　　　　　　　　　　　　　　　　　　　　（海老田 2002：83）

筆者からみれば、新人看護師たちの仕事はストレスフルに思われたので、このような回答はとても意外に思えた。他方で、看護師のストレスについてチャンブリスは次のように述べている。

> 　ナースの仕事は相当にストレスフルなものであろうと思うのは当然であり、「彼女たちはどうやってそんな仕事に耐えているの？」と私もよく聞かれる。しかし、ナースとしての経験を積むにつれ、これらの業務はルーティン化し、ナースの感情は平坦化していくことを一般の人は知らない。看護は確かにストレスフルな仕事だが、それは一般人が考える意味でのストレスフルではない。点滴、配薬、入浴、配膳、バイタルサイン測定、書いても書いても終わらない記録、書類、血液検体を送る──ナースの一日はこれらで埋め尽くされ、おきまりの仕事が何度も繰り返される。
> 　　　　　　　　　　　　　　　　　　（Chambliss 1996＝2002：20-1）

チャンブリスの記述からもわかるように、仕事や作業というものは、熟練すればするほど日常化・身体化され、感情は平坦化していく。そうなると、人びとは何らかの行為や作業をする前に、いちいちあれこれと「感じ」たりもしなければ「考え」もしなくなる。別な言い方をするならば、ある行為もしくは作業をする前に「ある種の感情、たとえば緊張や驚きや当惑を抱くかどうか」というのは、その行為自体が日常化あるいは身体化されているかどうかを判断する際の、1つのセンサーになりうる。ゴフマンは「当惑と社会組織」[6] という論文の中で、次のように述べている。

　　　相互行為のさいには気楽な気持ちでいるのが自然な状態であって、当惑するのは自然状態からの嘆かわしい逸脱ということになる。実際、相互行為で気楽な感じがあったら「自然な」感じと人は言うし、当惑を感じたら「不自然な」感じがすると言う。　　　　　　　　　　（Goffman 1967＝2002：97）

つまり「当惑」という感情は、ある状況について「自然な感じか不自然な感じか」を判断する際の基準になっているというわけである。このようなセンサーとしての感情があれば、経験したことを記述することはさほど困難ではないように思われる。その「不自然な感じ」が、どのようなときにどのような場でどのような対象に対して生じたのか、またこの場合の想定されている「自然な感じ」とはどのようなものかというように、その状況を判断するセンサーとなる感情の論理文法にそって、「どのようにしてその感情を経験したか」を追究し、記述することができる。しかしそのような状況を認識するセンサーとしての感情が働かない状況であれば、記述の手掛かりをつかむことすら難しい[7]。

---

*6　ゴフマンはこの論文の始めで、「赤面する、物をいじる、どもる、異常に低いまたは高い調子で話す、震え声や途切れ、汗をかく、蒼ざめる、またたきをする、手が震える、ためらう、ぼんやりする、類似語を誤用する、といった感情による障害（emotional disturbance）の客観的徴候によって、他人の、あるいは自分自身さえの、極端な「当惑」を認識することができる」（1967＝2002：97）として、「当惑」の他人あるいは自分の認識可能性についても述べている。

*7　これは、六車（2012: 204）が原稿を書けない理由として「驚けない」ことを挙げていることに通じるかもしれない。六車によれば、「驚き」は書くことの原動力であるが、他方で介護労働に適応することは「驚き」を減らすことだとも述べている。古くはアリストテレスも『形而上学』のなかで、人間は驚異することによって哲学をし始めたと述べている。

　ベナーとルーベルは、身体に根ざした知性（embodied intelligence）が無視されてきた理由の1つ[8] として、次のように述べている。

　　身体に根ざした知性が最もうまく機能するのは、人がそれに注目していないときであり、人の注意にのぼるのは、通常それがうまく機能しなくなっているときだけである。うまく機能しているとき、身体に根ざした知性は迅速に、無意識的・非反省的に働く。うまく機能しなくなったとき、あるいはまったく機能しなくなったとき、それは身体に根ざした知、自明化した知という本来の性格を失い、人が意識的に反省を向ける対象になる。実際、反省を向けるとそれはうまく機能しなくなりがちである。したがって身体に根ざした知性は、スムーズに機能している姿では、研究対象にすることは言うに及ばず、注目することさえ困難なのである。

　　　　　　　　　　　　　（Benner & Wrubel 1989＝1999：49　一部改訳）

　私たちはある種の行為や一連の活動をある程度覚えてしまい、その行為や活動が身体化される[9] と、その行為者たちはいちいち感じたり「考える」ということをしなくなる。あるいは逆に、いちいち感じたり「考える」ことをしないような作業を日常化・身体化されている作業と呼んだりもする。したがって、自らが体験しているはずの日常化・身体化された作業を記述のために、その行為者の反省的知識（reflection-on-action）を使用することは、その場において「なかったはずのもの」を遡及的に語る[10] ことでもある。

　さらにいえば、熟練化される作業、日常化・身体化される作業というものは、ある活動において生起する頻度が高いことを示している。生起頻度が高い作業

---

[8]　ちなみにもう1つの理由としてよく挙げられるのが、プラトン以来、「熟練した技能活動的知識」が常に「抽象的推論能力」の下に置かれ続けているというものだ。

[9]　逆に調査協力者が日常的な看護作業のほとんど全てがまだ日常化・身体化されていない看護実習生や新人看護師であれば、経験の語りに関するリソースも豊富にありそうだ。たとえば西村（2007）などを参照のこと。

[10]　指摘するまでもないが、なかには自らが体験した作業や労働についての遡及的な語りを説得的に語ることができる調査協力者もいるだろう。しかしながら調査においては、常にそのような人に出会えるわけではない。

ほど熟練化、日常化・身体化するということは不思議なことではない。そして
このような作業は、ある活動において生起頻度が高いゆえに、その仕事におい
て中心的な作業であるともいえる。そうなると、「ある仕事においてその仕事
に携わるメンバーであれば、だれでも当たり前にできるような身体化された作
業ほど言語化が困難である」*11 という帰結が導かれる。

　ここで、ひとまず冒頭の「何を記述すれば柔道整復を記述したことになるの
か」という問いに回答しておこう。本書においては、「日常的な業務において、
柔道整復師であれば誰にでも共有されて身体化されてできるようなこと／でき
なければならないこと」を記述する。

序-3　人びとの方法の記述へ

　「ある種の日常化・身体化された行為や作業を、どのようなデータにもとづ
いて、どのように分析するか」*12 という筆者の問いへ回答する手がかりとな
ったのが、次のようなライルの見解である。この見解によれば、「内省によっ
て語りを生み出すこと」のみを「考える」ことだとするならば、「考える」と
いうことの方法的側面を捉え損ねていたというものだ。次のような例を考える
とよいかもしれない。私たちは、部屋のなかに本が何冊あるかを「数える」と
き、「数える」ことの内実は、1という数字に対して任意の1冊の本を割り当て、
2という数字に対して（まだ何も数字が割り当てられていない）他の本を割り当
て、…というようなある種の方法を駆使することである。つまり、思考するこ
とは自分自身との秘密の対話でもなければ内省することだけでもなく、「ある
方法を適切に適用させる」ことでもある。さらに次の引用をみるとより論点が

---

*11　たとえばルーティン化された介助を伝えることの困難さとして、前田拓也（2009：171）は
　　「細かに記述しはじめれば、ほんとうにキリがない」ことを指摘し、「細かに記述することの困
　　難、言語化することの困難は、そのまま介助を教えることの困難につながってくる」と述べて
　　いる。

*12　こうした問いはアプローチこそ全く異なるものの、「『当り前』のものとして、普段は疑問を差
　　し挟まない、無自覚に行っている行為や行動、無意識のしぐさや身振りなどにも、深い文化的
　　意味が潜んでいること、またそうした身近で卑近な事象にも、現代社会に生起するさまざまな
　　問題を解決していく手がかりのあること」（松崎編 1999：3-4）を示してきた民俗学的な考え
　　方とも共有できる構えかもしれない。

明確になる。ライルは『思考について（*On thinking*）』の「当意即妙」という章で、次のように結論づけている。

　　まさにその時点、その場所において直面しているたった一度だけの状況に自分自身を適用させるということと、そうすることによってすでに過去において習得した経験を利用するという二つのことを同時に試みなければならないはずである。もし彼が即興的に行動し、しかも同時に用心深く即興的に行なっているのでなければ、彼は彼のある程度訓練した機知をその瞬間的な問題に役立てているのではなく、おそらく思考を伴わないまったくの習慣から行動しているということになるだろう。かくして思考とは、一般的に言えば、少なくとも多少なりとも訓練された機知（wit）を目新しい状況において役立たせることであると断言して差し支えない。それは、予定されてはいないような状況や障害や危機に対して、すでに習得している能力や技術を対抗させることなのである。

　　　　　　　　　　　　（Ryle 1979 ＝ 1997：240. 一部改訳　強調は原著者）[13]

　「ある種の日常化・身体化された行為や作業の経験をどのように分析するか」という関心のもとで調査研究をしようとするとき、修士論文執筆時の筆者は調査協力者の頭のなかにある「考え」を「経験」として聞き出そうとしていた。もちろんこのような手法によって「語られる経験」[14] は多数あるだろう。しかしながら、たとえば上記のインタビューのような、ある程度日常化・身体化された仕事に関しては、調査者である筆者にとっては語られてほしい経験が、当の行為者にとっては語るためのリソースが乏しい経験であったり、行為者にとっては当たり前すぎて意味づけの困難な経験であることは十分にありえる。

＊13　本書の読解については、池吉・中山（2007）も参考にした。また訳書を参照したが、一部訳し変えてある。

＊14　このような調査方法が妥当性をもつケースとして、人びとのアイデンティティを探求する研究が考えられる。アイデンティティが「自分とは何か・自己をどのように記述するか」ということと大きく関わるのであれば、必然的にその人の経験を経験者自身によって再記述することになるインタビューという調査手法は、アイデンティティを探求する調査研究方法として妥当であるように思われる。たとえば、南（2000）、鶴田（2009）を参照のこと。

　これに対してライルが「思考について」追究し、辿りつた結論を参照するならば、思考することとは、内省することだけを指すのではなく、「多少なりとも訓練された機知を目新しい状況において役立たせること」でもある。人びとの経験を「多少なりとも訓練された機知を使用する人びとの方法」と結びつけて考察する研究プログラムがあるならば、「普段は意識されることもない、日常化・身体化された行為や作業についての経験をどのようにして記述するか」という問題*15 に一つの解を与えることになる。筆者はそのような研究プログラムを「エスノメソドロジー」*16 という研究プログラムに見出した。

序-4　本書の目指すところ

　本書の目的は、柔道整復を記述すること*17、より具体的にいえば「接骨院

---

*15　この点については、ガーフィンケルとメルロ＝ポンティのいう「身体の習慣化」の関係について少しだけ触れておきたい。メルロ＝ポンティはガーフィンケルに「なじみぶかい場面」を分析するパースペクティブを与えた現象学者である。ガーフィンケルが、メルロ＝ポンティの影響を受けていたことは、サーサス（Psathas 1988＝1995）によっても指摘されている。メルロ＝ポンティの1つの学術的貢献として、身体の習慣化についての考察がある。メルロ＝ポンティは、当時の心理学の知見を踏まえた次のような考察がある。「怒りの所作にしろ脅しの所作にしろ、私はそれを了解するのに、私自身がおなじ所作をおこなった際に感じていた感情のことを想起する必要はない。怒りの身振りは、内部からはなかなか知り難いものだし、したがって、類似による連合とか類推による推論とかを行おうにも、どうか或る決定的な要素が欠けているようだ。のみならず、私は怒りとか脅しとかを、所作の背後に隠れている一つの心的事実として知覚するのではなく、私は怒りを所作そのもののなかに読み取るのだし、所作は私に怒りのことを考えさせるのではなくて、怒りそのものなのだ」（Merleau-Ponty 1945＝1967：303）。こうした怒りという意味とその所作についてのメルロ＝ポンティの主張は、行為の理解や記述という点でとても示唆的である。
*16　エスノメソドロジーの紹介論文としてとても平易かつ簡潔に書かれているものに樫村（1998）、前田・水川・岡田編（2007）、串田・好井編（2010）、ヘスターとフランシス（Hester & Francis 2001＝2014）がある。
*17　是永（2013）は、エスノメソドロジーに特徴づけられたエスノグラフィ（Ethnomethodologically informed Ethnography）をいわゆる従来型のエスノグラフィと比較しながら、「当事者である人々がみずからの行為を「経験」として理解するやり方（members' method）そのものを考察の対象にすえ、それにアプローチしていく」という選択をしたとき、エスノメソドロジーに特徴づけられたエスノグラフィが注目に値すると述べている。また、岡田は自らが編んだ本（前田他編（2007））の中で「エスノグラフィー」との関係について「具体的には、記述の細やかさや分析の解像度の差」（2007：268-9）と述べており、「もしエスノグラフィーが、人びとの実勢の活動に迫ろうとして、これまで以上に精度の高い記録を目指すようになってい

というフィールドにおける柔道整復師と患者との相互行為を記述すること」である。これは筆者が相互行為の分析を好むという、研究者としての単なる趣向の問題ではない。筆者はあるとき柔道をしていて、右手小指の軟部組織損傷をした。小指の第一関節が曲がったまままっすぐにならないのである。このときの柔道整復師の見立ては、いわゆる「マレットフィンガー」[18] というものであった。このため筆者はある柔道整復師に施術された。いわゆる金属副子をあてた保存療法である。このとき柔道整復師は筆者に対し、「指（小指の第二関節）を曲げてください」と軽く曲げることを指示してきたのである。それに対し、筆者は柔道整復師の指示に従い小指を曲げた。すると柔道整復師はまた「もう少し曲げてください」と指示してきたので、筆者はまた柔道整復師の指示に従い小指を曲げた。これに対し、柔道整復師は「そうそう、その形です」と言ってその筆者の曲げた右手小指に沿うようにして金属副子をあて、上からテーピングを巻いたのである。こうした施術を受け終え、固定された自分の小指を見たとき、筆者はある当たり前のことに気づいた。「柔道整復師にとって日常的な施術は、（他の医療行為や介護行為と同様に）柔道整復師と患者との相互行為によって達成される」ということである。筆者の固定された小指の形は、まさに柔道整復師と患者（この場合は筆者）との相互行為によって形成されたものだった。柔道整復師の施術が、柔道整復師と患者の相互行為によってなしとげられるものならば、その相互行為に直接アクセスし、その相互行為を記述するというのが本研究のかまえである。

序-5　フィールドの選択について

　筆者が柔道整復や接骨院というフィールドを選択した理由は、大きく分けて3つある。

　　くと、これまでエスノグラフィーとエスノメソドロジーを隔てていた研究目的の差は、事実上
　　意味を持たなく」（2007: 269）なると述べている。
*18　「末節骨基部背側に終止腱が付着しているため DIP 関節の屈曲強制により指伸節腱がその末端
　　付近で断裂を起こしたり、腱性部で断裂せずに付着部の裂離骨折を起こし、マレットフィンガ
　　ー変形を呈する」（『柔道整復学　理論編　改訂第5版』：259-60）。

　1つめは、接骨院や柔道整復師についての社会学的研究が、あまりなされていないということが挙げられる。柔道整復師は国家資格[19]であり、その身分は日本国家によって保障されている。独立して施術所を開業することも可能であり、保険[20]を取り扱うこともできる。柔道整復師は公共性の高い職業であるにもかかわらず、これまで社会学的な研究はほとんどなされてこなかった[21]。柔道整復師という職業の公共性を考えれば、柔道整復師の施術実践はもっと公のものにされてよいはずである。柔道整復領域から代替・補完医療領域[22]に検討射程の対象を広げたとして、代替・補完医療領域における文献は、そのほとんどが書き手自身も治療家（たとえば片山（2001）、上野（2002; 2003）野口（2002）、松田（2005）など）や医師の資格を持つ研究者（たとえば辻内（2004）など）である。これは、代替・補完医療領域における施術実践の記述が、その治療家ではない医療社会学者にとっては記述が困難であることを示しているのかもしれない[23]。他方で、代替・補完医療領域における医療人類学的な研究は日本においても見受けられる[24]。たとえば飯田（2006）は、タイでのフ

---

*19　1993年（平成5年）に第一回柔道整復師国家試験が実施された。試験科目は、解剖学、生理学、運動学、病理学概論、衛生学・公衆衛生学、一般臨床医学、外科学概論、整形外科学、リハビリテーション医学、柔道整復理論及び関係法規となっている。

*20　柔道整復師の保険の扱いを検討したものとして、加藤（1989）、北原（1999）、濱西（2011）などが挙げられる。また、健康保険法第87条などを参照のこと。

*21　考えられる理由を2つ挙げる。1つは柔道整復師という資格が日本のみで認められており、医師や看護の分野とは対照的に、世界規模での社会学的検討の対象にはなりにくいということだ。世界規模での研究対象とならない以上、柔道整復師を社会学的に研究する研究の数も当然少なくなるだろう。2つ目として、柔道整復師養成校は、2011年4月の時点で108校（うち一校は事実上閉校している）あるが、そのうち短期大学を含めても大学の養成施設は10校のみであるという事実を挙げておこう。現在においても柔道整復師養成校のそのほとんどが専門学校である。総合大学ではないので社会学者などの人文・社会科学分野の研究者と対話がなされにくい環境である。医学部や看護学部の多くが総合大学の一学部としてあり、かつ医療や看護というフィールドで社会学的な研究が進んでいることは示唆的である。

*22　エスノメソドロジストの代替・補完医療領域の研究として、鍼灸師の分析については樫田編著（2007b）、齋藤（2009）、理学療法士の分析については樫田（2010）、言語療法士の研究として前田（2002b; 2005; 2008）、作業療法士の研究として林田（2004; 2005; 2007）がある。

*23　あるいは科学ジャーナリストのシンとエルンストの仕事（Signh & Ernst 2008＝2013）もある。たいへん多くの事例を丁寧に調べ上げたもので、代替・補完療法についての事例的知識を増やすという意味では重要な書籍だ。また、伊勢田（2003）のような科学哲学者による論考もある。

*24　代替・補完医療領域において、医療人類学が医療社会学と比べて相対的に進んでいるのは、医療人類学という分野そのものの特性として西洋近代医療概念を相対化する志向の表れ（たとえ

ィールドワークをとおして、いわゆる「タイ・マッサージ」の歴史・制度的背景、教育・普及活動、観光化などを丹念に記述し、エスノグラフィーとしてまとめている。浜本（2009）は、病気や災厄に抵抗する施術にしばしば見られる、現地人ではない調査者の視点から見ればいかさまにしか見えないような施術を、トリックや欺瞞という文脈とは別の視点から理解する可能性について検討し、「不思議の「見掛け」をそなえることにより「適応的」であり、そうした特性は秘伝としてコピーされ、一般化する傾向をもつ」（2009: 75）と述べている[25]。本研究でとりあげる対象領域は、代替・補完医療領域のなかでも接骨院における柔道整復師の施術であり、法的に厳密に言えば医療類似行為である。柔道整復師についての研究は、法規上の問題に関する研究（たとえば加藤（1989））などはあるものの、社会学的研究は、筆者自身の研究（2011a; 2011b; 2011c; 2012; 2013a; 2013b; 2017）を除くと管見の限りほとんど存在しない。ここに本研究の1つの大きな特徴がある。

　2つめの理由は、柔道整復師に要請される施術内容が、日本の高齢社会の進行によって変化しつつあるのではないかと思われるからだ。柔道整復師は骨折・脱臼・捻挫・挫傷にたいする施術を行うものであるが、近年では高齢者対象のデイサービスを併設する接骨院も多く、今後は柔道整復師による介護福祉分野への参入が予想される。現在でもすでに、症例によってはアフターケアとしてストレッチングの指導をするなど（これについては第11章を参照）、コンディション管理についての施術をすることも少なくない。柔道整復師の施術はこれまでの医業類似行為にとどまらず、高齢者などの健康維持・予防医療的行為、あるいはスポーツ選手やオペラ歌手のコンディショニングにまで拡張可能である。進行する日本の高齢社会において、時代の要請とともに柔道整復師に期待される役割が変化しつつあり、そうした過渡期のなかで、接骨院において柔道整復師がどのような施術を実践しているか、あるいはすべきかを議論するために、フィールドワークなどでその詳細を明らかにすることは有用であろう。

　　ば波平（1994）、池田・奥野（2007）などを参照）といえるかもしれない。
*25　他方で、タイ・マッサージの施術にしてもいかさま施術にしても、施術者と患者の相互行為によってなしとげられているにもかかわらず、相互行為そのものを記述することはなされていない。

　3つめの理由として冒頭でも少し述べたことでもあるが、柔道整復師養成校に7年間勤めたという筆者自身の経験が挙げられる。高等学校を卒業したばかりの学生が柔道整復師へと育っていく過程に7年間も参与することができた経験は、本研究にとってとても貴重であった。柔道整復術についてわからないことがあれば隣に座っている柔道整復師の教員に聞くことができた。筆者は「柔道整復」というフィールドに7年間毎日「参与観察」（Spradley 1980＝2010など）したといえるかもしれない。こうした要因が複合して、本研究のフィールドとして柔道整復ならびに接骨院を選択するに至った。

序-6　本調査研究における倫理的配慮

　柔道整復師と患者の相互行為や施術実践を研究するにあたり、最も重要な研究手続きの1つが、調査協力者たちへの倫理的配慮である。著者は2009年10月より2010年4月まで2箇所の接骨院でフィールドワークを行っている。そこでは主として柔道整復師と患者との相互行為場面をヴィデオ撮影している。ヴィデオカメラは、victor everio GZ-MG330を使用し、ウルトラファインモードで撮影している。ヴィデオ撮影に際し、本調査では双方の接骨院で、最初に接骨院管理者である院長に対し、書面と口頭にて本研究及び調査の説明を行い、調査・撮影・撮影されたデータ使用の承諾書に署名を得た。次に、調査協力頂く柔道整復師に対し、同様の手順にて説明を行い、承諾書に署名を得た。最後に、患者に対して口頭にて撮影の許可を得て、施術などが一通り終了した後に、撮影したものの使用目的・使用範囲などを口頭と書面にて説明を行い、映像データ使用の承諾書に署名を得た。データ使用については、「内容が匿名化され、研究・教育目的であれば」どのような形（つまり映像・音声・などのメディア形態を問わない）でも提示してよいとの承諾を得ている。その際、本研究では微妙な視線の動きなどについても研究対象となるため、極力映像の加工（たとえば目線を入れたり、イラスト化すること）は行わないことについても説明し、同意を得た。なお、撮影の許諾をした患者のうち、2名が音声データの使用のみを許諾し[26]、その他の調査協力者については映像データの使用を許諾した。

　柔道整復師と患者との会話のなかに出てきた言葉で、私にとって意味がわからなかったもの（たとえば、「この前大会があってさ」という発話があったとすると、この前の大会は何の大会なのか調査者でもある筆者にはわからない）について、その際に簡易的に聞き取ることがあった。現在、私の手元には171のヴィデオクリップ（DVD23枚に収録）と、法人代表ならびに施設管理者、柔道整復師、患者合わせて76枚の署名入りデータ使用承諾書[27]がある。

序-7　本書の構成

　本書は、3つのパートに分かれる。

　第Ⅰ部は、本研究の対象と方法について述べる。第1章は「柔道整復」の最大の謎ともいうべきその名称についての研究である。筆者が、柔道整復師と患者の相互行為について学会や研究会などで発表すると、必ずといっていいほど（そして非公式的に）受ける質問が、「柔道整復」という名称についてである。柔道整復はなぜ柔道整復と呼ばれるのか。第1章では「柔道整復」という名称が公的に採用される過程の分析を試みた[28]。第2章では柔道整復師法における柔道整復師ならびに施術所の法律上の定義、これらをとりまく現状などを紹介し、データ収集にご協力いただいた2つの接骨院について紹介する。第3章では、医療を社会的観点から記述するということ、とりわけ医療をフィールドにした「エスノメソドロジー的な研究」について検討しつつ、明らかにする。病院をフィールドにしたエスノメソドロジー的研究や医師-患者の相互行為（いわゆるDoctor-Patient Interaction（DPI）研究）は数多くある。こうした記述的な先行研究のなかで本研究はどのように位置づけることができるかを示す。第4章では、「録音録画機器を用いて相互行為を記述する」という本研究の研

＊26　結果的に、本研究ではこの2名のデータについては音声データも使用していない。

＊27　こうした調査における一連の手続きは、西阪ら（2008：227-38）の「付録」が大変参考になる。ここには依頼書や承諾書のフォーマットが掲載されており、筆者はこれらの書式を参考にした。

＊28　第1章の試みは、「概念の結びつきが用いられつつ変わっていく様子を記述する」（2009: 5）ことに主眼が置かれた酒井・浦野・前田・中村編『概念分析の社会学』（2009）にインスパイアされたものである。とりわけこれらの本に収録されている石井（2009）、喜多（2009）は本書第1章の執筆にとって示唆的であった。

究方針を擁護する。とりわけライル（1971）の「厚い」記述とギアツ（1973＝1987）の「厚い」記述を検討し、フィールドワークとその前提としての日常生活についての考察を加える。

　第Ⅱ部と第Ⅲ部では、「なぜ柔道整復師と患者の相互行為を記述するのか」という疑問に対して、実際に記述を示すことで回答する。第Ⅱ部は、見立てにおける患者との相互行為、第Ⅲ部では施術における患者との相互行為を分析し、記述する。本書では、柔道整復師と患者とのいわゆる「おしゃべり」に代表されるようなトークを分析することだけにとどまらない。柔道整復師と患者は相互行為をするとき、さまざまな実践に従事している。こうしたさまざまな実践について、第5章から第11章で記述する。

　本論文における第5章から第11章の順序についても簡潔に説明しておく。この第5章から第11章の順番配置は適当になされているわけでもなければ、筆者の研究発表順になされているわけでもない。第5章から第11章の順番配置は、おおむね接骨院でなされる施術の順序になっている。つまり、患者が接骨院に来院した場合、受付で問診票に記入後、初見であれば「問診（第5章）→触診（第6章）」の順序でなされる。初見でなければ医療面接は省略されるか、触診をしながら外傷の状況を聞き取るといったことがなされる。第7章で分析したような超音波画像観察装置を使用した観察やインフォームド・コンセントは特殊ケース*29 といえる。接骨院に来院する患者は交通事故などで出血を伴うことがない、おおむね重傷*30 とはいえない患者であるものの、重傷が疑われる患者が来院することはある。あるいは第7章のケースのように、整形外科医の診断に対してセカンドオピニオンを求めての来院のなされかたもある。こうしたある種の重傷が疑われるようなケースの場合、超音波画像観察装置を使

---

*29　すべての柔道整復師が超音波画像観察装置を使用しているわけではない。
*30　この点については、柔道整復師が骨折・脱臼を扱う際には整形外科医の診断が必要であるという、法的制約と関係がある。柔道整復師法第17条には「柔道整復師は、医師の同意を得た場合のほか、脱臼又は骨折の患部に施術をしてはならない。ただし、応急手当をする場合は、この限りでない」とあり、一部の施術が制限されている。つまり、骨折・脱臼が疑われる外傷については、そのような怪我をした患者が接骨院に来院しても、柔道整復師は整形外科医へその患者を紹介しなければならない。たとえば出血を伴う骨折（いわゆる開放性骨折）の場合、衛星管理面や外科手術の必要性から、柔道整復師はこのような重症例を扱うことはできない。

用して皮下の状態を確かめることがある。様々な見立ての後になされる実際の施術については、どの接骨院でも「電気療法」（第8章）を行なうのが一般的であり、外傷の程度に応じて「保存療法」（第9章）がなされる。この2つの施術と前後してよくなされる施術が関節可動域を広げるためのストレッチング（第10章）や痛みの緩和をねらった手技などによる施術である。この3つ（電気療法、保存療法、手技による施術）の施術が柔道整復師の施術の中心である。症状によっては後療法と呼ばれるような、患者本人でも行なえる施術やリハビリテーション、簡単な運動を患者に教える場合もある。本論文では、患者自身で行なえるようなストレッチングを柔道整復師が教える場面（第11章）を分析した。

第Ⅰ部　本研究の対象と方法

第1章　柔道整復師はどのようにしてその名を得たか

1-1　はじめに[*1]

　2001年2月に世界保健機構（World Health Organization：以下WHO）より「伝統医療と補完／代替医療の法的地位：ワールドワイドレビュー[*2]」という報告書が公表され、158頁には柔道整復師（Judotherapists[*3]）が紹介されている。

> 　柔道整復師は、1970年法律第19号の柔道整復師法で規定されている。その第3条によると、柔道整復師としての資格を得るために、志願者は国の柔道整復師試験に合格し、厚生省から免許を得なければならない。第12条によれば、志願者は1947年法律26号の学校教育法第56条[*4]にある大学入学資格を持っていなければならず、文部省によって認可された学校か、厚生省によって認可された養成施設で3年以上学び、解剖学、生理学、病理学、衛生学の知識を含む、柔道整復師になるために必要とされる知識と技能を修得しなければならない。　　　　　　　　　　　　　（WHO 2001：158）

　柔道整復師のようにある特定のスポーツの名称を冠するセラピー（therapy）が、法的根拠を得て国家資格へと発展したケースは世界中を見渡しても類を見ない。身体のケアを目的とするセラピーが、ある特定のスポーツ競技の名を冠するに至った経緯を検討することは、スポーツ社会学や医療社会学という学問領域において、研究に値するトピックであるように思われる。

[*1]　本章は海老田（2012）に加筆修正を施した論考である。
[*2]　WHOのHPよりアクセスが可能。
[*3]　かつて柔道整復師はBone Setterと英語表記されていた時代もあったが、近年はJudo Therapistsと表記されるのが一般的である。公益社団法人日本柔道整復師会のHPなどを参照のこと。この報告書では、例外的にJudotherapistsと一語でつづられている。
[*4]　訳注：学校教育法第90条の誤りだと思われる。

　「○○セラピー」という名前は、「セラピー対象」としての「○○」（言語聴覚療法 Speech-Language-Hearing Therapy など）か、「セラピー方法」としての「○○」（音楽療法 Music Therapy など）か、双方を含み込む（作業療法 Occupational Therapy など）のが一般的である。しかし、柔道整復（Judo Therapy）はこの三分類のいずれにも当てはまらない。柔道整復はセラピーのために柔道を利用するわけでもなければ、クライアントの柔道技術を直接的に向上させるためのものでもない。ここに「柔道整復」という名称の謎がある。端的に言えば、名が体を表していない。

　本章の目的は、「柔道整復」という名称の謎にせまるため、柔道整復師公許の過程に関する分散している史料を系統立てることである。柔道整復師養成校*5（以下養成校）で標準的に使用される教科書『柔道整復学（理論編）』（以下『教科書』）には、次のような記載がある。「殺法と活法は、『文武』の道として表裏一体になって進歩発展し、殺法は武術の殺戮手段として用いられてきたが、時代の変遷とともに、その一部は保健と精神修養の手段として、その技を競技や運動として楽しむスポーツの中に組み入れられながら現在行われている。一方、活法は医療の一部として柔道整復術へとそれぞれ発展して今日にいたっている」（2009: 2）。たしかに楊心流柔術は活法にも目を向けており、楊心流柔術の流れをくむ真之神道流柔術と、この2つの柔術に起源をもつ天神真楊流柔術については、骨折を治療した記録や、秘蔵の解剖図が残っている（たとえば『日整六十年史』*6（以下『六十年史』）の 49-59 頁を参照）。しかし、こうした柔術家たちの接骨術*7 が柔道整復術の正統な起源ならば、「柔道整復」ではなく「柔術接骨」という名称が採用されているはずだ。したがって、こうした柔術諸流派の活法の存在を主張しても、「柔道整復」という名称の謎は解かれることのないまま残ってしまう。

　「柔道整復」の公認については、大正期の帝国議会衆議院請願委員会という

---

*5　ここで柔道整復師養成校とは、柔道整復師を養成する専修学校を指す。

*6　社団法人日本柔道整復師会が編集し、1978 年に上梓している。『六十年史』は歴史書というより資料集である。同書の 959 頁に「年史を発刊することも大事だが、それ以上にその元の資料を完備して将来に託することは、更に大切なことである」とある。

*7　「接骨」と「整（正）骨」については、一般にほぼ互換的に使用されるので本稿でも区別しない。

政治的な場で実際に検討されている。したがって「柔道整復」という名称がどのようにして採用されたかを分析するためには、どのようなやりとりが立法についての議論の場でなされたかを検討するという方法があってもよいだろう。本章ではこうした政治的実践を検討する。ただしそれに先立ち、まずは講道館柔道の発展を概観する。本章の議論の軸の1つである「柔道」か「柔術」の選択については、明治・大正期の講道館「柔道」がその他の「柔術」を抑えて普及していく時代について触れておく必要がある。次に、本章の議論におけるもう1つの軸である「接骨」か「整復」の選択を考えるうえで、江戸時代以前の柔道整復術の源流といわれている「接骨術」の歴史を、当時の医療史と突き合わせながら考察していきたい。ここでは「接骨術」から「整復術」へという歴史の中で、何が「接骨術」から「整復術」へ受け継がれ、何が捨てられたかが確認される。次に、明治期における「接骨術」禁止令の変遷を確認する。明治期とは、医療史的には西洋医学が漢方医学を淘汰していく時代である。そのような歴史の中で、接骨術は漢方医学における一部門として扱われ、漢方医とともに「接骨術」は存亡の危機に瀕する。最後に大正期の柔道接骨術公認期成会による「接骨術」の復興運動を検討する。当時の復興運動家たちの手記を参考に、帝国議会衆議院請願委員会の議事録を分析し、「柔道整復」という名称がどのようにして採用されたか、とりわけ、なぜ「柔術」ではなく「柔道」なのか、なぜ「接骨」ではなく「整復」なのかを軸に記述する。

1-2　明治・大正期における講道館柔道の普及

　「柔道整復」という言葉は1920（大正9）年、「按摩術営業取締」に「柔道ノ教授ヲ為ス者ニ於テ打撲、捻挫、脱臼及骨折ニ対シテ行フ柔道整復術ニ之ヲ準用ス」という一項が加えられる形で公に登場する。ここでは、「柔道整復術」という言葉を、「柔道」と「整復術」に分けて考えることにしよう。この分節化によって、はじめて「柔道整復」という言葉がどのように生まれたのかの検討が可能になる。

　「柔道」という名前は、講道館創設者の嘉納治五郎が広めた言葉である。嘉納が講道館を創設したのは1882（明治15）年5月のことであり、「柔道整復」

の公認からみて 38 年前のことである。「柔道」という言葉はここから広まる。

　嘉納治五郎が「柔術」という言葉を避け、「柔道」という言葉を採用した理由[8]から確認したい。井上（2004: 15-18）によればこの理由は 3 つある。1 つめは、嘉納が「柔術を含めて伝統的な武術に対する世人のイメージがあまりよくなかったので、新しい別の名称が必要だった」（井上 2004：16）と考えていたためである。より具体的に言えば、「文明開化の潮流のなかで一方では粗暴、野蛮、危険といったイメージがあり、他方では武術が見世物化して『何か賤しいもの』のようなイメージもあった」（井上 2004：17）と嘉納が思っていたためである。2 つめは、「『術』という語はむしろ応用面を意味するので、応用に対する原理を示す語として『道』を選んだ」（井上 2004：17）ということを嘉納は述べている。3 つめは、しかしだからといって、上記 2 つの理由から全く新しい名前をつけることを嘉納は嫌った。「先師から伝えられた技術、さらにその背後にある武術の長い歴史と伝統への敬意を表明する」（井上 2004：18）ために、「柔術」の「柔」を残し、「柔道」という名前を嘉納は用いた。

　「柔道」という言葉は 1882（明治 15）年講道館開設以前にも 2、3 の柔術流派で使用されていたものの、実質的に嘉納治五郎や講道館を中心に広まった。それならば、1920（大正 9）年の時点で当時の立法機関が「柔道」という言葉を採用したのは、嘉納治五郎や講道館の影響が強かったのではないかという推測が成り立つ。井上（2004: 37-45）によれば、講道館の累計入門者は 1920（大正 9）年の時点で約 2 万 3 千人である。「柔道接骨術公認期成会」が結成され、柔道整復術が公認された時代は、講道館柔道が発展普及[9]していく時代と重なる。この時代は、講道館の社会的地位の確立及び講道館入門人口の増加という事実をみれば、普及という点で講道館「柔道」が他の「柔術」諸派を圧倒していった時代[10]でもある。

---

[8]　「武道と武術」の議論については中村民雄（2007: 40-2）を参照のこと。
[9]　明治・大正期における柔道の普及については、井上の『武道の誕生』（2004）を参照のこと。講道館柔道が柔術諸派をおさえて発展普及していく様子については、海外での普及活動についても同様のことがいえる。アメリカ・イギリス・フランス・ドイツでは柔術の方が先に伝わるが、嘉納治五郎や山下義韶らの普及活動により、柔術よりも講道館柔道がこれらの地に根付くことになる。詳しくは坂上編著『海を渡った柔術と柔道』（2010）を参照のこと。
[10]　講道館が柔道界を支配していく様子については、大日本武徳会における柔道と柔術の対立を描

1-3 接骨術の歴史

　他方、「整復術」についてはどうであろうか。実は「整復術」の歴史を遡ろうとすると、「医学」の歴史と重なるという困難に直面する。たとえば、日本最初の成文法典である『律令』（養老律令：757年）には「医疾令」[11]編が設けられ、そこには按摩の学生に関する記述があり、「按摩生は按摩、傷折[12]の治療法や、刺縛[13]の技術を学ぶこと」と定められている。現存する日本最古の医書といわれる『医心方』[14]（984→1993）の第18巻第二十章には、「打撲傷の治療法」、第二十一章には「捻挫、骨折、脱臼などの治療法」についての記載がある。『医心方』には、今日では考えられないような処方（たとえばネズミの脳や馬糞、水銀まで薬用にしている）が多く記載されている。しかしなかには、手脚の捻挫や骨折の手当法として、「生地黄[15]を丹念に搗き、それを骨折したところへ貼る」、「竹簡を編んだ紐をほぐして患部を覆い、しっかりとこれを縛え」（984→1993：185）ることと記してあり、現在の柔道整復術の、いわゆる保存療法につうじるような記載もある。しかしこのような記述は、「医学」や「按摩」の歴史とも、「整復術」の歴史ともいえてしまう。

　そこで本節では、公益社団法人日本柔道整復師会などで一般に「整復術」の源流と考えられている「接骨術」に話を限定する。問題は何をもって「接骨術」を特徴づけるかである。現在の柔道整復術は一般医学と比較したとき、次の2点の特徴を挙げることができる。1つめは非観血療法という点である。非観血療法とは、メスなどを使用した外科手術を行わない、つまり患者の血液を見ることのない療法のことである。2つめは投薬を行わないという点である。

いた松原（2006：30-63）が詳しい。
[11] 明治大学吉村武彦ゼミ公開DBにて閲覧が可能。http://www.isc.meiji.ac.jp/~yoshimu/database.html（2011.8.18.17：13アクセス）
[12] 打ち身、捻挫、骨折のこと。
[13] 針で悪い血を出したり、骨折箇所を固定すること。
[14] 丹波康頼が、中国の多くの医書を引用して病気の原因や治療法を述べたもの。
[15] ゴマノハグサ科アカヤジオウなどの根を陰干ししたもの。現在でも漢方薬として使用されている。

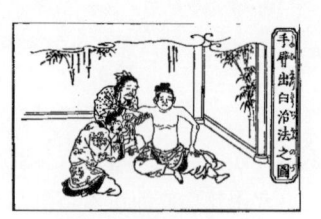

図1　手臂出臼治法之圖
出典：『骨継療治重宝記』
（1746→2007：380）

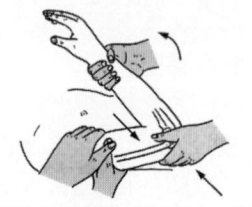

図2　肘関節脱臼整復法の一部
出典：『柔道整復学　実技編』
（2000：145）

　現在の柔道整復師が飲み薬を処方することはないし、法律上できない＊16。本節ではこの2点の特徴に着目して以下の文献を検討していきたい。

　日本で最初の接骨術専門書とされているのが、高志鳳翼著『骨継療治重宝記』（1746→2007）である。この書には多数の図版があり、今日の「整復術」との類似点を見つけることができる。図1と2はそれぞれ肘関節脱臼に対する治療法・整復法の図である。患者を起こしたままか寝せているかの違いはあるが、助手を使って脱臼した肘をもとの位置に戻そうとしている施術は類似しているように見える。ここに書かれている治療法は基本的に非観血療法であるが、薬の処方についての記述も多数あり、こうした意味において現在の「整復術」とは異なる。

　各務文献が書いた『整骨新書』＊17（1810）は、『骨継療治重宝記』よりもさらに骨に関する記述が精緻化されている。たとえば、『整骨新書』上巻33頁には、脊椎が第1から第12まであることが記されており、現在の解剖学的知見と一致している。『整骨新書』より70年ほど前に書かれた『骨継療治重宝記』にはこのような骨に関する精緻な記載がない。これは各務文献＊18自身が人体の骨というものを精確に把握していたためであろう。『整骨新書』においても、基

＊16　柔道整復師法の第16条に「柔道整復師は、外科手術を行ない、又は薬品を投与し、若しくはその指示をする等の行為をしてはならない」という条文がある。

＊17　『骨継療治重宝記』の補刻版（1810年3月）の最終頁には『整骨新書』（1810年12月）の予告広告が掲載されている。

＊18　各務は、骨・関節の形状・質量・運動機能などを知らなければ「整骨学」を究めることはできないと考え、死刑囚の遺体の骨を拾い集めるなど、「真骨収集」を行ったという逸話も残されている。この点については中川敏郎氏より教示を受けた。記して感謝の意を表す。

表1　江戸時代の主な接骨術・解剖学関係の医学書

出版年	書籍名	著者	内容
1746 年	骨継療治重宝記	高志鳳翼	接骨術
1759 年	蔵志	山脇東洋	解剖学
1774 年	解体新書	杉田玄白・前野良沢	解剖学
1808 年	正骨範	二宮彦可	正（整・接）骨術
1810 年 3 月	骨継療治重宝記（補刻版）	高志鳳翼	接骨術
1810 年 12 月	整骨新書	各務文献	整（正・接）骨術

本的には非観血療法についての説明であるものの、薬の処方についても記載がある。

　1808 年には二宮彦可（げんか）が『正骨範』を記しており、1810 年に『骨継療治重宝記』の補刻版[19]が発行されたことを考えれば、この 1808 年から 1810 年にかけて、接骨術に関する本が少なくとも三冊出版されている。同時代の華岡青洲も整骨に関しては関心があったようで、呉は「整骨術殊ニ脱臼骨折ノ治療ハ青洲先生モ盛ニ行ハレタル[20]」（1923→1994：366）と述べており、そのことを示す「華岡青洲整骨秘伝図[21]」が現存する。

　この時代、蘭方医学などの影響もあって医学界は実証医学へ大きく傾き、目覚ましい医学的発展、とりわけ解剖学的発展がさまざまな文献から認められる。漢方医学側の山脇東洋は人体解剖書『蔵志』を 1759 年に刊行し、蘭方医学側では杉田玄白や前野良沢が『解体新書』を 1774 年に刊行する[22]。接骨術は（外科手術を行わない）非観血療法として施術されるため、脱臼を施術するときなどでは患者の骨や筋に皮膚の上から触れ、その触感や視診を頼りに施術され

---

[19]　『整骨新書』の編集・印刷には 7 名、『骨継療治重宝記』の補刻版の編集・印刷には 6 名の編集・印刷者が関わっているが、このうち 6 名は同一人物である。

[20]　一部の漢字を現代常用漢字にしてある。以下の他の文書も同様である。

[21]　「華岡青洲整骨秘伝図」の一部を社団法人大阪柔道整復師会和泉ブロックの HP で見ることができる。http://www.izumi.info/~jyusei/rkisi.htm（2011.8.19.10：03 アクセス）

[22]　山脇東洋の『蔵志』の例はあるものの、基本的に日本における解剖学の発展および普及は蘭方医の主導でなされていく。こうした解剖学的知見に対し、近江の医師である三谷公器は「オランダの医説は顕微鏡を以て物を写すように繊細緻密であるが、かえって物にこだわりすぎて五体の調和にかかわる真実を見失いがちであると批判している」（青木 2006: 163）。

る。こうした施術は人体の骨や筋に関する解剖学[23]的知見と直接かかわっている。つまり1810年ころの接骨術に関する出版ブームは、こうした実証医学に志向した解剖学の発展に寄り添うようにして醸成したように思える（表1参照）。

　江戸時代の「接骨術」は、外科手術そのものが一般的ではないため非観血療法によってなされてはいるものの、薬の処方についても多くの記載が文献に残されている。当時の「接骨術」と現代の「整復術」を比較したとき、非観血療法という特徴が共有されてはいるものの、現代の「整復術」では全くなされていない薬の処方についても複数の文献から確認することができる。つまり現代の「整復術」は、「接骨術」から非観血療法を受け継ぎ（外科手術に依存することはせず）、他方で薬の処方を受け継がなかったということになる。江戸時代の薬とはいわゆる漢方薬を指すわけで、江戸時代から明治期にかけて（後述するように）西洋医学が漢方医学を淘汰していく歴史を考えれば、「接骨術」から非観血療法のみが受け継がれ、漢方医学として発展してきた投薬・薬の処方が捨象されて「整復術」へと継承されていく過程は、西洋医が漢方医を淘汰していく歴史を表象しているように思われる。

1-4　明治期における漢方医学・和方医学と蘭方医学の対立

　江戸時代中期から大正時代にかけて、つまり1760年ころから1910年ころの日本の医療史は、医学界全体的な流れとして実証医学を志向するようになるが、基本的には漢方医学や和方医学と蘭方（西洋）医学の間を揺れ動いている時代だといえる。そんななかで明治維新が起き、1874（明治7）年に「医制」が公布される。

　「医制」は全76条からなる法令で、「衛生行政機構、西洋医学に基づく医学教育と医師開業免許制度、医薬分業など医療・衛生行政に関する幅広い事項が含まれて」（青木2006：227）おり、「西洋医学に基づく新たなシステム形成の

---

　[23]　現在の柔道整復師国家試験においても「柔道整復理論」の次に配点が高いのは「解剖学」である。

方針が明示」（青木 2006：227）されている。青木（2006: 226-33）によれば、文部省医務局の局長として医制の法規制定に取り組んだ長与専斎は、欧米使節団として欧米を渡り歩き、とりわけ各国の衛生行政や公衆衛生という概念、「国民一般の健康を守る」という意識に相当驚かされる。その驚きは長与のなかで「日本の医療を西洋医療に一本化していく」という強い信念となった。1874 年当時の医学情勢を鑑みると、日本の医師は、漢方医 8 人に対して西洋医は 2 人の割合（小川 1964: 209）であった。当時の漢方医と西洋医の比率を考えれば、この「医制」は日本の医学を西洋医学へと多数派を押し切って志向づけるものであった。

　こうした明治政府の政策に漢方医たちは抵抗するが、明治政府による医療の西洋化という態度はますます固まっていった。1875（明治 8）年、「文部省が医術開業試験の実施を通達したときは、その試験科目が全く西洋医学に属する」（小川 1964：209）ものだった。1883（明治 16）年、明治政府は「医師免許規則」及び「医術開業試験規則」を出した。これにより、医師と名乗れるものは、西洋医学教育機関を卒業したものか、全ての試験科目が西洋医学に属する「医術開業試験」を合格したもののみとなる。漢方医学そのものが取りつぶされたわけではないが、漢方医学を取り扱えるのは西洋医学を学んで試験に合格した医師のみであり、漢方医は大打撃を受けることになる。

　接骨医も漢方医と同様の道を辿ることになる。1885（明治 18）年、「入歯歯抜口中療治接骨術営業者取締方[24]」により、接骨医も接骨業を行う[25] ためには上述の「医術開業試験」に合格して医師になることが求められた。『教科書』（2009: 4）の記述を借りれば、このため「接骨業者は激減し、接骨業はほとんど壊滅状態」となった[26]。

---

*24　この法令に「江戸時代以前には確実に接骨術が存在していた」という根拠を認めることはできる。
*25　接骨医はその人一代に限り営業が許された。
*26　明治・大正期の医療史については青木（2006）を参照のこと。

1-5　「柔道接骨術」公認の戦略と名称をめぐる問題

　一度は壊滅状態に陥った接骨術が、どのように柔道整復術へと引き継がれたのだろうか。1912（大正元）年ころから柔道家・柔術家たちによる接骨業公認運動が盛んになり、翌年の 1913（大正 2）年に、柔道接骨術公認期成会が組織される。1920（大正 9）年には、1911（明治 44）年に発せられた「按摩術営業取締規則」に「柔道ノ教授ヲ為ス者ニ於テ打撲、捻挫、脱臼及骨折ニ対シテ行フ柔道整復術ニ之ヲ準用ス」という一項が加えられる形で柔道整復術は公認される。柔道接骨術公認期成会に関する資料としては、『六十年史』に収録されている、柔道接骨術公認期成会の事務局を取り仕切っていた萩原七郎の手記が現存する。ここでは 3 つの疑問について検討していきたい。

　1 つめは、「なぜこの時期に柔道接骨術公認期成会が組織されたのか」という点である。これは 1885（明治 18）年の「入歯歯抜口中療治接骨等営業取締方」に関わる接骨業以外の他職種が、次々と営業を公認されたことと関係がある。まず歯科医師たちが公認され、1911（明治 44）年に発せられた「按摩術営業取締規則」をもってある種の規制をかけられつつ按摩術も公認[*27]されている。1916（大正 5）年 1 月 31 日の第三十七回帝国議会衆議院請願委員第二分科会議録を見てみよう。「柔道接骨術公認ノ件」という議題のもと、請願側の紹介議員である高木正年議員と、政府委員である藤澤幾之輔のやりとりが記録されている。藤澤は政府側の見解として、医制の観点から接骨医を公認することはできないと一貫して述べている。これに対して高木議員は、「按摩術が病気の療治まではしない」ということで「按摩術ヲ免許業トシテ公許シタノト同ジニ接骨ノコトヲヤッテ欲シイ」（1916.1.31.: 12）と述べている。つまり、政府委員である藤澤に対する「柔道接骨術公認」の説得戦略として、按摩術がすでに公認されたという事実を利用していることがわかる。「病気の療治まではしない」按摩術が公許されたのだから、同じ条件で「接骨術」も公許して欲しいと

　＊27　こうした職業の公認が続いた背景として、就業支援の一環という側面も指摘できよう。とりわけ按摩師公認は、目の不自由な人の就業支援的側面がある。池田によれば、このころには「伝統的な医学の再評価というナショナリズム的な復古ブーム」（1995: 209）もあったという。

いう論理だ。この時期に柔道接骨術公認期成会が組織された理由として按摩術の公認があったというのは、こうした説得戦略に表れているように思われる。実際、後に「按摩術営業取締規則」に付け加えられる形で柔道整復術は公認される。しかしながら、この説得戦略はこの時点では失敗する。按摩術は視覚障がいをもつ人びとに職を与えるという就業支援的側面があり、実際に同時期の帝国議会衆議院請願委員会では、按摩術に携われる人を視覚障害をもつ人に限定すべきだという議論がなされている。こうした側面をもたない接骨術を按摩術と同列に扱うことができないという判断が、政府側によってなされたのである。

　2つめに検討したいのは、「なぜ公認の過程で『接骨』ではなく『整復』が採用されたのか」という疑問である。「柔道接骨術公認期成会」はその名のとおり、「柔道接骨術」の公認を求めていたのだ。にもかかわらず、当時の立法機関が採用したのは「接骨」ではなく「整復」である。これについても、まずは帝国議会衆議院請願委員会の会議録を確認したい。政府側の「接骨術」に対する態度は一貫している。1914（大正3）年2月23日、1916（大正5）年1月24日、同年1月31日の帝国議会衆議院請願委員会では、それぞれ「柔道接骨術公認ノ件」についての議論がなされた。政府側は、柔道場での応急処置[28]など、柔道指導者による接骨術の有効性のごく一部を認めつつも、「脱臼、骨折といっても単純ではない」、「接骨医と同様のことを行う医師として整形外科医がいる」、「整形外科医は解剖学、生理学、病理学、衛生学などの専門的知識を有している」、「接骨医に任せられる外傷とそうでない外傷の区別がつけられない」など、さまざまな理由[29]をもって請願を退けている。つまり政府側の見解として、「日本の医療を西洋医療に一本化していく」という強い信念が反映されている医制の観点から、柔道接骨術は公認できないとのことである。最

---

[28]　現在でも、緊急処置以外では柔道整復師が単独で骨折や脱臼を扱うことが法律上できない。柔道整復師法第17条には「柔道整復師は、医師の同意を得た場合のほか、脱臼又は骨折の患部に施術をしてはならない。ただし、応急手当をする場合は、この限りでない」という条文がある。

[29]　これらの理由は、全て1914（大正3）年2月23日、1916（大正5）年1月24日、同年1月31日の帝国議会衆議院請願委員会会議録で確認できる。本来であればこれらの記述をすべて直接引用すべきだが、かなりの長文になるため筆者が要点をまとめている。

終的に帝国議会衆議院請願委員会では、「柔道接骨術公認ノ件」は採択されず、政府に「参考」として送付されることになる。そして 1920（大正9）年、この件は内務省令として再び歴史の表舞台へと現れるわけだが、このときには「接骨」ではなく「整復」という言葉が採用されている。つまり、この時点で政府側は「接骨」ではなく「整復」を採用したということがわかる。

　1916（大正5）年に政府の参考送付となったあと、柔道接骨術公認期成会は、当時の医事・衛生に関する全ての問題を取り仕切っていた内務省（中央）衛生局の諮問を受けることになる。このときも「萩原七郎の手記」のなかに、「柔道接骨術」を医業として認めないという内務省の態度が確認できる。こうした内務省側の態度は、1916（大正5）年1月24日の帝国議会衆議院請願委員会の会議録に残されている政府委員の答弁に代表されるだろう。政府委員の中川望は、「明治十八年ニ内務省カラ態々達示ヲ出シテマシテ、従来行ワレテ居リマシタ接骨ノ事、ソレカラ口中ノ入歯等ノコトニ就テ医師ニ非ラザレバ之ヲナスコトガ出来ナイ」（1916.1.24.: 4）ことを強調し、「接骨術ノ看板ヲ掲ゲテ公衆ノ需ニ応ジテヤルコト云フコトハ認メルコトガ出来ナカラウ」（1916.1.24.: 4）と述べている。そこで当時の医師会の権威であり、柔道とも関係があって柔道接骨術公認期成会の立ち上げ当初からアドバイザー的存在であった医学博士である井上通泰に助言を仰ぎ、井上の「整復術がよかろう」（『六十年史』1978: 75）という判断で、以後「柔道接骨術」ではなく「柔道整復術」公認案作成に向けた活動がなされていく。いよいよ公認されるという時期に、当時の内務省（中央）衛生局長[30]は公認期成会幹部を招き、「按摩取締規則中に包含するよりほかに目下方法がないこと」「接骨は内務省令で禁止となっているから、今後この字は使用できないこと」（『六十年史』1978: 180）などの説明を行ったとされている。

　3つめに検討したいのは、柔道接骨術公認期成会の構成メンバーは柔道家だけではなく柔術家もいたが、「柔道ノ教授ヲ為ス者[31]」というように「なぜ『柔術』という言葉は用いず『柔道』を採用したのか」という疑問[32]である。

---

*30　歴代の内務省衛生局長を参照すれば、杉山四五郎か潮惠之輔だと思われる。柔道整復師公認期成会としては、杉山を頼りにしていたことが『六十年史』（1978: 89）から確認できる。

*31　ここで「柔道ノ教授ヲ為ス者」の定義がなされているわけではない。

これは柔道整復師がなぜ「柔道」という名を冠したかという点で重要だ。この疑問についても帝国議会衆議院請願委員の会議録を確認しよう。1914（大正3）年2月23日付の第三十一回帝国議会衆議院請願委員第二分科会議では「柔道接骨術公認ノ件」が議題として挙げられるのだが、「第百七十八号」と「第七百四十二号」の二種類の文書が提出されている。そして1914（大正3）年3月19日付の会議録で明らかになるが、「第百七十八号」は「柔道接骨術公認」を、「第七百四十二号」は「柔術接骨術公認」を請願するものであった。実際、同日の同委員会で「柔道」と「柔術」についての区別が話題になっている。森茂生議員より「柔道」と「柔術」では意味が異なるし、接骨術を行うということであれば「柔術」のほうが適切ではないかという意見が出され、「第百七十八号」と「第七百四十二号」は区別して採択されるべきだという主張がなされる。これに対し、太田直次議員は基本的に「甚シイ区別ハナカラウ」（1914.3.19.:51）との判断がなされる。続いて伊藤英一議員が「第百七十八号」には「講道館柔道初段以上、若クハ柔術免許ヲ有スルモノ」（1914.3.19.: 51）と、「柔道」「柔術」双方の資格要件の併記を指摘して太田議員の意見に同意し、「森君ノ御説モ此中ニ含蓄シテ居ル」（1914.3.19.: 51）と述べている。これにより同委員会は、「第百七十八号」と「第七百四十二号」を一括して採択することになる。

　1915（大正4）年5月31日の第三十六回帝国議会衆議院請願委員第二分科会議では、請願文書が改めて提出され、ここで「柔道接骨術公認ノ件」と請願件名が一本化される。このときの請願者代表が「士族講道館柔道指南役山下義韶」（1915.5.31.: 342）であった。山下義韶は、現在の講道館最高位である十段を初めて受けたことで、講道館の歴史に深くその名が刻まれた人物である。この時期の山下はすでにアメリカでの柔道の普及役を務め終わった後であり、嘉納治五郎師範の信頼も厚く、「嘉納師範の高弟」といっても差し支えない地位にいたと思われる。「萩原七郎の手記」によれば、柔道接骨術公認期成会は結

＊32　1926年5月27日の学校体操教授要目の改正では、「撃剣及柔術」が「剣道及柔道」に改められている。ただし「柔道整復」という最終的な命名がされるのは1920年のことであり、1926年前後に「柔術」から「柔道」への公文書の書き換え作業のようなものがあったとしても、「柔道整復」という命名の方が時間的に先行する。1926年当時、官報などでも公式に「柔道」が採用されるような風潮があったならば、本章で記述する命名についての政治的やりとりはその先行事例となるかもしれない。

成間もない 1913（大正2）年2月27日に、嘉納治五郎と接触した記録が残っ
ている。また、請願書提出前には「講道館長嘉納治五郎師範の賛助を得て、柔
道と接骨術の関係を密にし」（『六十年史』1978: 74）、請願書提出に万全を期し
たとされている。柔道接骨術公認期成会は「柔道家の保護の見地から」（『六十
年史』1978: 73）結成されており、「其当時の柔道家即ち町道場師範の大半は、
按摩業者の門下となりマッサージ術営業者として、或いは免許所有者の出張所
として患者を取扱う者が多かった」（『六十年史』1978: 70）ため、接骨治療の取
締りは「柔道家の死活問題」であった。こうした柔道接骨術公認期成会と嘉納
治五郎をはじめとする講道館の関係、当時の講道館の国内外における発展及び
普及を考慮すれば、名称として「柔術」ではなく「柔道」を採用した蓋然性が
高まる。

　他方で、帝国議会衆議院請願委員第二分科会議の会議録などを読むかぎり、
柔道接骨術公認期成会側は、接骨術と「柔道」を抱き合わせることで国家的に
保護することが妥当であるという説得戦略をとっていることがわかる。1914
（大正3）年2月23日の第三十一回帝国議会衆議院請願委員第二分科会議では、
政府委員側の杉山四五郎が「柔道ガ我ガ日本ノ国有ノ一ノ武術デアリマシテ、
現今ニ於キマシテハ欧米ニモ此術ガ段々嘆賞セラレマシテ広ガリツツアル、其
本家本元ノ我ガ日本帝国ニ於テ此柔道ヲ武術トシテ奨励スルト云フコトニ於テ
ハ、政府ニ於キマシテモ無論御同感デゴザイマス」（1914.2.23.: 22）と述べてお
り、「柔道」を保護することについては政府側も全面的に賛同している。こう
した政府側の見解は、当時の講道館柔道の国内外への普及が成功していたこと
を物語るものでもある。柔道接骨術公認期成会側からすれば、「柔道家を保護
するために接骨術の公認が必要である」という説得戦略であったが、このとき
政府側は、またしても当時の医療法規である医制の観点から柔道接骨術の公認
に対して反対の立場をとる。上述したように、この件は 1916（大正5）年に柔
道接骨術公認について判断保留のまま政府参考送付となり、改めて「柔道整復
術」公認案が作成されていった。

　柔道整復術公認目前の 1919（大正8）年、柔道接骨術公認期成会には参加し
ていない（これまでの経緯を理解していない）柔道家から、公認されるのはよい
が按摩業者と同視されていることに納得がいかない旨の陳情書が内務省へ提出

される。つまり按摩取締規則に包含するのではなく、按摩術とは独立に「柔道整復術」を認めてほしいという陳情である。これに対し柔道接骨術公認期成会は、1919（大正8）年5月29日、柔道接骨術公認期成会報告書のなかで、「柔道家ヲ尊重スル意味デ「柔道」ト云フ二字ヲ整復術ノ上ニ冠シテアルノハ当局者ガ我々柔道家ヲ優待サレテ居ル」（『六十年史』1978: 90）と反論している。つまり「単なる整復術」ではなく、整復術の上に「柔道」を冠することで「柔道を修めたものが施す整復術」という意味になり、これによって按摩業者とは区別されることになるのだから、「按摩業者と同視されている」という指摘はこのような事情を理解していない「妄言」であると反論している。

1-6　本章のまとめ

　E. H. カーによれば、歴史とは「歴史家と事実との間の相互作用の不断の過程であり、現在と過去との間の尽きることを知らぬ対話」（1961→1962＝1962: 40）である。現在は「柔道整復」師という厳然たる国家資格の名称があり、他方で江戸時代には「接骨」の名のもとで人びとの痛めた身体を施術する歴史がある。そして現代の「柔道整復」師たちは、自分たちの起源を「柔術」家たちが施した「接骨」に求めている。現在の「柔道整復」師と、過去の「柔術」家や「接骨」師との間に、筆者は現在と過去との対話の場を見出した。

　現在においても、柔道整復師養成校における教育カリキュラムのなかでは、様々な形で柔道を学ぶことが必修とされており、柔道に触れる機会が確保され続けているが、他方で関連法規における条文内の柔道の地位、柔道整復師国家試験のなかの柔道の位置づけは後退するという、ねじれた関係がある。2000（平成12）年の「柔道整復師養成施設指導要領」によれば、柔道整復師の養成施設には柔道場の設置が義務付けられている。また、2004（平成12）年の同要領改正では、保健医療福祉と柔道整復の理念についての教育目標の中で、「柔道により、柔道整復の源を学ぶとともに、健全な身体の育成及び礼節をわきまえた人格を形成する」と記してある。公益社団法人全国柔道整復学校協会は、毎年一回、柔道整復師養成施設対抗の柔道大会を行っている。各養成校の代表は、ここで日ごろの鍛錬の成果を競う。しかしながら他方で、柔道整復師関連

法規における条文内での柔道の地位は、1920年に柔道整復師が公認されたときの条文に「柔道ノ教授ヲ為ス者」という一文があったことを思えば、大幅に後退したと言わざるを得ない。柔道整復師法第2条によれば、「この法律において『柔道整復師』とは、厚生労働大臣の免許を受けて、柔道整復を業とする者をいう」とされているのみである。これでは、柔道整復とは何かについても曖昧であるが柔道整復における柔道の位置づけには全く触れられていない。また、柔道整復師試験における柔道の位置づけも大幅に後退した。柔道整復師試験の国家試験化に伴い、柔道実技という科目が削除されたのである。現在はその代わりに、各養成校が、財団法人柔道整復研修試験財団に委託し、認定実技審査員を派遣してもらい、その審査員が卒業学年の学生に対し、柔道整復実技及び柔道実技の審査を行う。その結果は各養成校で卒業判定の資料とされる。つまり、柔道整復師試験における柔道実技の位置づけは、資格認定試験の必修科目から各養成校における任意の卒業判定材料へと格下げされている。現在、財団法人柔道整復研修試験財団やほとんどの養成校は、この認定実技審査までに、全ての学生に講道館柔道初段を取らせることを教育目標の一つに設定している。そして多くの学生が、講道館柔道初段以上を取得して養成校を卒業する。

　柔道整復師は「柔道整復師法」で規定され、その条文には「接骨」の文字が一切ないが、「接骨院」という名称が現存していることについても注意が必要だ。公益社団法人「東京都柔道接骨師会」も現存する。柔道整復師たちが「接骨」という名前を捨てきれない理由の1つとして、本論文で考察したような接骨術の歴史が関係あるだろう。「接骨」という名前を捨てることは、自分たちの起源を捨てることだと考えている柔道整復師たちが一定数いるのではないだろうか。実際、筆者は三百人以上の柔道整復師と対話してきたが、古き時代を知る柔道整復師ほど「ほねつぎ」という言葉を捨てようとしない。シャロック（Sharrrok 1974＝1995）は知識の集成と共同体の関係を考えるうえで、同じ名前を持つという事実にもとづき、ある知識の集成が共同体の文化を構成していることとみなされる可能性を指摘した。シャロックの指摘が正しければ、「接骨」や「ほねつぎ」という名前を捨てることは知識の集成の継続性や連続性を断ち切るとみなされるかもしれない。現代において「接骨」という言葉との距離の取り方は柔道整復師によってそれぞれである。こうした現象は本章とは別

種の分析が必要であろう。

　「柔道整復」という名称の謎は、柔道整復師養成現場では教育実践上の問題でもある。柔道整復師になるために、柔道整復術の実践とは一見無関係な柔道をなぜ修得しなければならないのか疑問に感じる学生[33]はそれなりにいるし、教員はこうした学生を説得することが必要なこともある。この疑問に対し、『教科書』では柔術と接骨術を抱き合わせて論じ、回答している[34]。確かに、ある流派はいわゆる殺法と活法を抱き合わせるような形で技を伝授していた。こうした一部の柔術の伝授方法は、「柔道整復術」の起源としてふさわしいように思える。しかし、一部の柔術家の歴史が柔道整復術の歴史として正統なものであるならば、「柔道整復」は「柔術接骨」となるべきだが、1920年から今日に至るまで、「柔術」ではなく「柔道」が選択され、「接骨」ではなく「整復」が選択されている。『教科書』は、「柔道」と「柔術」、「接骨」と「整復」を区別せず、「柔術」の歴史と「接骨術」の歴史を引き合わせることで、「柔道整復術」の歴史を作り出しているようにみえる。これに対し本研究では、「柔道整復」という名称の謎に対しては、なぜ「接骨術」ではなく「整復術」が選択され、なぜ「柔術」ではなく「柔道」が選択されたかを、資料にもとづき検討した。

　「柔道整復」という名称の謎に対し、本章[35]ではその回答を、江戸時代に

---

[33]　柔道整復師養成校に所属する学生の柔道についての意識づけは松永ら（2009）の調査結果からもわかる。

[34]　筆者は柔術諸派の歴史を否定しているわけではない。帝國尚武會が1913年に編集した『柔術教授書龍之巻』によれば、免許皆伝のためには投技・抑技・絞技・当技の他に活法と整法を習得しなければならなかった。このような柔術諸派の歴史と本章で述べたことは、名称の公共性の水準（柔術の流派／国家）が異なる。

[35]　本章では、柔道と柔術、接骨と整復のそれぞれの互換的な言葉が柔道整復に落ち着くことに課題を限定し、「柔道・柔術」と「接骨・整復」がなぜ結びつくのか、という疑問については踏み込んで検討することができなかった。1916（大正5）年1月24日の第三十七回帝国議会衆議院請願委員第二分科会議の会議録によれば、「修練ノ上ニ於テハ頗ル危険性ヲ帯ビテ居ル、動モスレバ打撲シ、或ハ脱臼シ、又骨ヲ折ルコトモアル」（1916.1.24.: 3）ため、負傷したものを速やかに手当できる接骨術が必要であることを、柔道接骨術公認期成会側は主張している。つまり柔道に怪我と手当はつきものというわけだ。また、中山（1984）は『武醫同術』という著書の中で、下顎脱臼の整復法と柔道における古式形の綴返もしくは綴取が類似していることを示唆している。しかし筆者は「医」と「武」がもっと根本的なところで繋がっていると思っている。現代の医師に強い倫理観が求められているのは周知のとおりである。その理由は医師

は存在した「接骨術」がどのように衰退したかを確認し、大正期の帝国議会衆議院請願委員議事録や柔道接骨術公認期成会の活動記録と、その時代背景としての医療史と講道館柔道の発展・普及を分析することで導いた。

「柔道整復術」はセラピー（整復術）に「柔道」を冠することで、そのセラピー（整復術）の内実をわかりにくくしている。他方で、嘉納治五郎が日本から普及させた「柔道」を整復術に冠することで、日本起源の治療法[*36]であることを強調する狙いがあるのかもしれない。柔道整復師養成教育に柔道を取り入れることで、柔道整復師養成の指導目標にもあるように、「健全な身体の育成及び礼節をわきまえた人格を形成する」ことを明確にする狙いもあろう。あるいは柔道やその他のスポーツに親しんできたものを、時には柔道整復術の担い手として、時には柔道整復術の患者として取り込みやすくもしているようにも思える。たとえば柔道初段を取得することが柔道整復師になるための努力目標の１つであり、それがカリキュラム的にも設備的にも整えられているならば、クラブ活動などをとおして高校卒業時にすでに講道館柔道初段を取得している学生は、他の学生よりも柔道整復師の資格を得るのに有利な立場にいることになる。柔道整復師養成施設に入学してくる学生は、そのほとんどがクラブ活動などで怪我をし、接骨院などで柔道整復の施術を受けた経験を持つ。現在の柔道整復に携わるものたちは、「柔道」と「整復術」を組み合わせる名称を採用し続けることで、独自の職業アイデンティティ[*37]を形成している。本章で明らかにしたことは、柔道整復術の公認をめぐる政治において、「接骨」という名称を残すことよりも、「接骨という仕事」を「柔道整復術」として公認されることを優先したという政治的帰結である。

の得る知識が、人を活かすことができる知識であると同時に人を殺すことができる知識でもあるからだ。「活（医）」と「殺（武）」の身体史については湯浅（2016）が詳しい。

[*36]　公益社団法人日本柔道整復師会のHPでも、柔道整復術は「日本古来の医術」であることを主張している。

[*37]　このような現象は「アイデンティティ」で有名なエリクソンの改名の逸話を思い起こさせる。エリクソンはユダヤ系デンマーク人で、1934年にドイツからアメリカへ移住するとき、初めて「エリクソン」の名を自らにつけた。「エリクソン」という名は北欧で最もポピュラーな姓のひとつである。詳しくは鑪（1990）を参照のこと。

第2章　柔道整復師と接骨院

2-1　柔道整復師法における柔道整復師ならびに施術所の定義

　1970（昭和45）年4月14日、柔道整復師法は法律第19号として公布され、同年7月10日から施行された[*1]。本法制定の趣旨は、『日整六十年史』（以下『六十年史』）によれば、「柔道整復の業務の実態にかんがみ、これを従来のあん摩マッサージ師、指圧師、はり師、きゅう師、柔道整復師等に関する法律で一括して規制することは不適当であるため、あらたに単独法として制定されたものであり、なおこの際、柔道整復の業務及びあん摩、マッサージ、指圧、はり、きゅう等の業務がより一層適正に行なわれるようにすること」（『六十年史』：466）である。ここに柔道整復師業界の悲願であった柔道整復師のための単独法が成立した。現在の柔道整復術はこの柔道整復師法がその根拠法となっている。公布当時の第2条（定義）によれば、「『柔道整復師』とは、都道府県

---

*1　前章で詳しく述べた1920年に柔道整復術が公認されてからここまでの柔道整復術に関する歴史も興味深い。『六十年史』によれば、柔道整復術についての単独法請願運動は1930（昭和5）年ころから関東・関西で起こり始めるが、この間にもう1つの大きな運動である「健康保険取扱い獲得運動」が起こる。こちらは1936（昭和11）年4月1日、警視庁保安課と第一回協定が結ばれ、正式に取り扱いが開始される。戦後の混乱期の中、1946（昭和21）年には「柔道整復術営業取締規則」が「按摩術営業取締規則」から独立するものの、翌年には新憲法発布によって各省令は失効してしまう。これを機に「柔道整復師」から「接骨師」への改名運動が起きるものの、マッカーサー司令部より許可がおりず、逆にマッカーサー司令部は柔道整復師の単独法を認めるどころか「基礎医学の欠如」（『六十年史』：316）を指摘し、柔道整復師側は「希望する身分法制定どころか既得権の消滅を案じなければならない」（『六十年史』：323）ほどの扱いを受ける。「あんま、はり、きゅう、柔道整復術営業法」が1947（昭和22）年12月20日には制定されるが、それまでの業界団体であった「大日本柔道整復会」は求心力を失い、柔道整復業界は1950（昭和25）年「日本柔道整復師会」と「日本接骨師会」に分裂する。1953（昭和28）年、厚生省の斡旋で統一がなされ、統一団体として「全日本柔道整復師会」（現在の「日本柔道整復師会」）が新たに発足した。ここから保険の取扱改善問題などを解決していき、単独法の制定運動が再度本格化していく。こうした一連の歴史については、『六十年史』の208-503頁を参照のこと。

表 2-1　柔道整復師及び関連医療者数の隔年推移と増加率

	2000 H12年	2002 H14年	2004 H16年	2006 H18年	2008 H20年	2010 H22年	2012 H24年	2014 H26年	2016 H28年	2000年を基準にした増加率
医師	255,792	262,687	270,371	277,927	286,699	295,049	303,268	311,205	319,480	24.90%
柔道整復師	30,830	32,483	35,077	38,693	43,946	50,428	58,573	63,873	68,120	120.95%
あん摩・マッサージ指圧師	96,788	97,313	98,148	101,039	101,913	104,663	109,309	113,215	116,280	20.14%
はり師	71,551	73,967	76,643	81,361	86,208	92,421	100,881	108,537	116,007	62.13%
きゅう師	70,146	72,307	75,100	79,932	84,629	90,664	99,118	106,642	114,048	62.59%

（厚生労働省「医師・歯科医師・薬剤師調査の概況」、「保健・衛生行政業務報告（衛生行政報告例）結果（就業医療関係者）の概況」より）

知事の免許を受けて、柔道整復を業とする者」とある。つまり、1990（平成 2）年までは、柔道整復師のライセンスは都道府県単位で発行されていた。1988（昭和 63）年 5 月 31 日に公布された法律第 72 号「柔道整復師法の一部を改正する法律」（施行は 1990（平成 2）年）において、第二条第一項中の「都道府県知事」は「厚生大臣」*2 に改められ、「柔道整復師」はいわゆる国家資格*3 となった。現在の柔道整復師法第 2 条第 1 項によれば、「この法律において『柔道整復師』とは、厚生労働大臣の免許を受けて、柔道整復を業とする者」をいう。また同法同条第 2 項によれば、「『施術所』とは、柔道整復師が柔道整復の業務を行なう場所」である。この柔道整復師が柔道整復の業務を行なう「施術

＊2　1999（平成 11）年、「厚生大臣」から「厚生労働大臣」になった。

＊3　柔道整復師と混同されがちな整体師は民間資格であり都道府県免許でもない。柔道整復師と整体師はその施術については類似点がないわけではないが、法律に基づいていえば全く別の資格である。

所」が、いわゆる「接骨院」「整骨院」*4 である。

2-2　急増する柔道整復師と接骨院

　柔道整復師と接骨院の近年におけるその数の推移をみてみよう。すると柔道整復師の数は、他の医療業者と比較して相対的にも増加していることがわかる。この柔道整復師及び関連医療者数の推移を、2000（平成12）年を基準に2年ごとの伸び率として表したのが表2-2である。この表からも柔道整復師の数が2012年ころをピークに増加していたことがわかる。柔道整復師の施術所自体も、病院や他職種の施術所と比較して相対的にも増加傾向にあることがわかる。特に病院や整形外科の数と柔道整復の施術所の数は対照的であり、病院の数が徐々に減少傾向であるのに対し、柔道整復の施術所の数は2000（平成12）年から2016（平成28）年の16年間でほぼ倍増していることがわかる*5（表2-3参照）。

　こうした柔道整復師および施術所の数の著しい増加傾向を生み出した発端といわれているのが、1998年（平成10年）8月の福岡地裁における「柔道整復師養成施設不指定処分取消請求事件判決*6」（以下「判決文」）である。これは当

---

*4　本研究ではひとまず「接骨院」と「整骨院」を等しく柔道整復術の施術所と考え、交換可能なものとして使用する。柔道整復師法第24条は柔道整復術の「広告の制限」に関する条文であり、柔道整復師が広告できるのは「柔道整復師である旨、その氏名、住所、施術所の名称、電話番号、施術日、施術時間」および「その他」である。この「その他」は、同法同条同項の第4号にあるのだが、「柔道整復師法第24条第1項第4号の規定に基づく広告し得る事項」（平成11年3月29日　厚生省告示第70号）によれば、広告できるのは「柔道整復」「ほねつぎ」「接骨」であり、「整骨」院についてはこの条文に抵触するかどうかで意見が分かれるものの、社会的な認識としてすでに柔道整復術の施術所として認められているため、その表記に問題はないという見方が一般的である。なお、医療法第3条には「疾病の治療（助産を含む。）をなす場所であつて、病院又は診療所でないものは、これに病院、病院分院、産院、療養所、診療所、診察所、医院その他病院又は診療所に紛らわしい名称を附けてはならない」とあり、逆に言えば柔道整復術の施術所としてこれらが含まれる名称は使用できない。

*5　猪飼（2010）は、「疾病構造の生活習慣病中心化・人口の高齢化」、「障害者パラダイムの発展」などの潮流が「病院の世紀の終焉を促しつつある」と指摘しており、病院数の減少をみればその指摘は正しい。猪飼（2010）のように病院に関する社会学的研究は数多くあるのに対し、その数が4倍近くある接骨院・整骨院に関する社会学的研究がほとんどないのは興味深い現象である。

表 2-2　柔道整復師及び関連医療者数の増加率

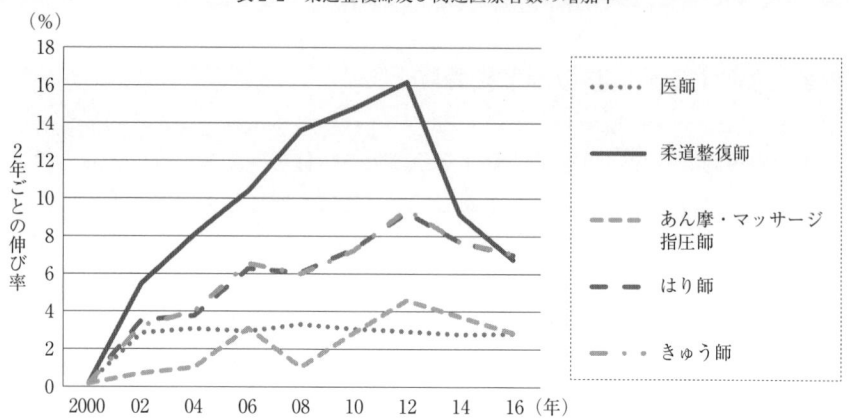

時の福岡柔道整復専門学校（現・福岡医療専門学校）より提出された「柔道整
復師養成施設指定認可申請書」に対し、当時の厚生大臣である小泉純一郎より
柔道整復師養成施設として「指定は行わない」と正式に回答され、学校側が
「柔道整復師養成施設不指定処分取消請求」を福岡地方裁判所に提訴した事件
である。この裁判では被告である厚生省が「柔道整復師の従事者数は相当増加
してきている状況にあり、養成力増加を伴う施設を新たに設置する必要性が見
い出し難い」という理由で、柔道整復師養成施設として指定は行わないとした。
これに対し「判決文」によれば、「既存の養成施設は九州、中国、四国地方に
は一校もなく」この地方では人口十万人に対する柔道整復師の数が全国平均を
大きく下回っていること、「公正取引」という観点から昭和 46 年以来の養成施
設への新規参入を厚生省が認めていないのは極めて問題であることなどを理由
に、「柔道整復師養成施設として指定は行わない」旨の処分を取り消す判決が
下った。これにより柔道整復師養成施設は、1998（平成 10）年には 14 校のみ
であったが、約 10 年後の 2009（平成 21）年には 10 倍近い 104 校にまで増え、
2015（平成 27）年の時点では 109 校まで増加している。この養成施設の増加が

＊6　詳しくは屋宮（1998）、金井（1999）、あるいは『判例タイムズ』987 号の 157-165 頁を参照の
　　こと。なお、屋宮も金井もこの判決を支持している。

表2-3　あん摩、マッサージ及び指圧等を行う施術所数の隔年次推移

	2000 H12年	2002 H14年	2004 H16年	2006 H18年	2008 H20年	2010 H22年	2012 H24年	2014 H26年	2016 H28年	2000年を基準にした増加率
病院（施設数）	9,266	9,187	9,077	8,943	8,794	8,670	8,565	8,493	8,442	−8.89%
整形外科（一般病院）	5,247	5,279	5,230	5,173	5,085	4,999	4,975	4,943	4,918	−6.27%
柔道整復の施術所	24,500	25 975	27 771	30 787	34,839	37,997	42,431	45,572	48,024	96.02%
あん摩、マッサージ及び指圧を行う施術所	21,272	20 772	20 532	21 822	21,092	19,983	19,880	19,271	19,618	−7.78%
はり及びきゅうを行う施術所	14,216	14 008	14 993	17 794	19,451	21,065	23,145	25,445	28,299	99.06%
あん摩、マッサージ及び指圧、はり並びにきゅうを行う施術所	32,024	32 722	33 601	34 517	35,808	36,251	37,185	37,682	37,780	17.97%

（厚生労働省「医療施設（静態・動態）調査・病院報告」「保健・衛生行政業務報告（衛生行政報告例）結果（就業医療関係者）の概況」より）

柔道整復師数増加の一因になっているというわけである。

　この柔道整復師数の急増をどのように考えればよいのであろうか。柔道整復師になるためには柔道整復師国家試験に合格することが必須である。したがって国が柔道整復師の数をコントロールしたいのであれば、直接的には柔道整復

師国家試験の合格者数をコントロールすればよいことになる。この点について
は「判決文」にも記されている*7。一般的には柔道整復師養成施設の増加が柔
道整復師数の増加を招いたといわれており、柔道整復師養成施設の数が約 10
倍にもなればその相関を指摘することは妥当であると思われる。他方、柔道整
復師の増加は、超高齢社会である日本で生活する人びとが柔道整復師の施術を
認めてきた結果であると、単純にいえなくもない。もしそうだとしたら、柔道
整復師ならびに施術所に関して追究すべきことの 1 つは、「柔道整復師には実
際に何ができるのか、どのような施術であれば任せられるのか、超高齢社会に
おける高齢者支援の担い手になりうるのか、それはどのようにしてか、患者は
何を求めて施術所に来院するのか」といった、実際の柔道整復師のワークに即
した実践の記述であるはずである。柔道整復師や施術所の数のコントロールに
ついては、その必要性も含めてその次になされる議論であろう。本論文ではこ
うした「柔道整復師には何ができるのか」という大きな問いに回答していく試
みという側面もあり、柔道整復師と患者の相互行為や施術実践を分析するのは
このためでもある。

2-3　データ収集の協力を得た 2 つの接骨院について

　本論文を作成するにあたり、2 つの接骨院からデータを収集するための協力
を得た。この 2 つの接骨院は異なるタイプの接骨院であるため、調査開始当初
は何らかの比較を行なえれば興味深い結果が得られるのではないかと期待した
が、結果的に厳密な比較を行なうことはしなかった。理由としては、あまりに
タイプが異なりすぎて、その差異に意味を見出すことができなかったからであ
る。詳しくは以下に記すが、A 接骨院と B 接骨院では、立地条件から施術所
の広さ、患者の年齢層や主訴、分業のシステムなどが異なる。ここまで異なる

＊7　「判決文」によれば、「柔道整復師の従事者数は相当増加してきている状況」が問題であるなら
　　柔道整復師国家試験の合格者数を制限すればよいのであって、柔道整復師養成施設の数を制限
　　することは正当な理由にはならないとしている。これにより「柔道整復師養成施設として新た
　　に指定は行なわないこと、柔道整復師養成施設数を制限すること」は妥当ではないという判決
　　につながる。

と、その差異を指摘すること自体に意味を持たず、結果として「接骨院といっても多様である」という一言で済んでしまうように思われる。B接骨院のB院長の言葉を借りるならば「どちらも柔道整復師の仕事」なのだ[8]。筆者はフィールドワークを通じてむしろ、「A接骨院とB接骨院に共通することは何か」という点に興味を抱いた。「柔道整復師に期待される施術」とはどのようなものか、そして「柔道整復術の実践」はどのようにしてなされるのか、という問題である。柔道整復術は、柔道整復師と患者の相互行為によって成し遂げられる。これについては例外がないといってよい。そしておおよそ全ての柔道整復師による施術は、柔道整復師による患者の身体の操作が伴う。筆者が分析の対象として定めたのはこの水準である。フィールドワークは2つの接骨院でほぼ同時期に行なわれたが、A接骨院が主に2009年10月から2010年3月、B接骨院が2010年の2月から4月まで行なわれた。

2-3-1 A接骨院とA院長について[9]

A接骨院は関東地方にある郊外型[10]の接骨院である（図1参照）。院長の他に常勤の柔道整復師が2名、非常勤の柔道整復師が2名、それ以外に受付業務などを行なう常勤のスタッフが複数いる。近隣の市に分院がある。A接骨院の最大の特徴は高齢者を対象としたデイサービスとの連携にある。このデイサービスは接骨院と同じ法人が経営しており、デイサービスの利用者が接骨院を

---

[8] 双方の院長とも、筆者が2箇所の接骨院でフィールドワークを行なっていることは伝えてあるが、双方の院長に対してどこでフィールドワークを行なっているかは明らかにしていない。

[9] 本項については A院長へのインタビューをもとに構成されている。かぎ括弧でくくられているところは A院長より発せられた言葉である。

[10] ここで用いる都市／郊外の区別に厳密な定義は設けない。A接骨院もB接骨院も関東地方にあるため、東京駅を基点に考えて東京駅から 50 km 以上離れた地域にある施術所を便宜的に郊外型と呼び、50 km 未満の地域を便宜的に都市型と呼ぶことにする。この二つの区別を設けることで、施術所の大きさや広さの視覚的イメージや患者の年齢層がどのあたりなのかを読み手にもたせる狙いがある。つまり、都市型であれば施術所は相対的に小さく狭くなり、郊外型であれば施術所は相対的に大きく広くなる。患者の年齢層も都市型のほうが相対的に若く、郊外型のほうが高齢になる。もちろんこれは漠然としたイメージであるが、本論はこの2つの施術所を厳密に比較することに狙いがあるわけではなく、施術所といってもその形態は多様であることを読者に理解してもらえればよいので、さしあたり漠然としたイメージが示せれば十分であろう。

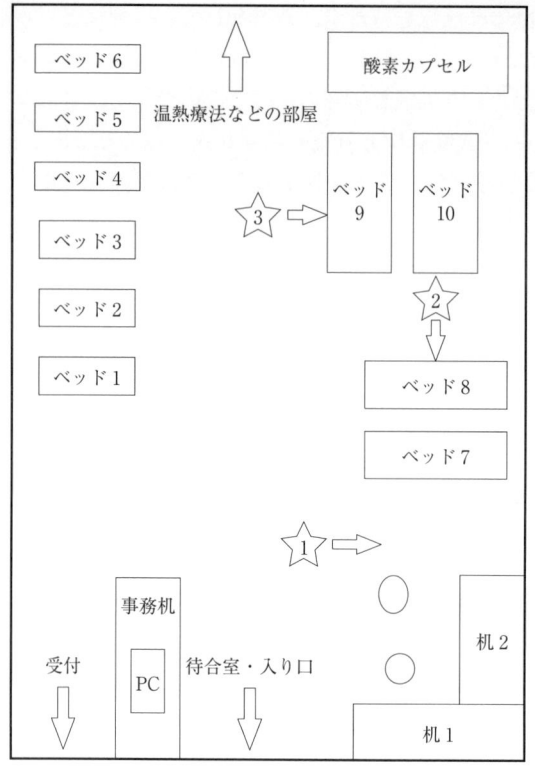

図1　A接骨院のメインルームの見取り図

訪れることもある。地域的特性もあり、接骨院の患者は高齢者が多い。とりわけ午前の営業時間帯に患者が多く、午後は夕方の時間帯に患者数が多くなるものの、午前に比べれば人の動きはゆったりとしている。筆者のフィールドワークのとき、A接骨院の施術の担い手は主に常勤の柔道整復師2名と非常勤の柔道整復師2名であり、副院長格の常勤の柔道整復師が直接的にはフロアを取り仕切っていた。院長が直接施術をするかどうかは、施術所の混み具合や患者の症例によって、フロアを取り仕切っている副院長が判断する。施術所はメインルームの他に、温熱療法のための部屋が別途設けてあるなど、とても広々とした印象がある。

　A院長が柔道整復師を志したきっかけは、自らの野球で怪我をした経験やまわりの人びとの紹介などによる。当時は国公立大学の理系学生であったが、自身怪我に苦しんだ経験もあり、いわゆるダブルスクールで柔道整復師養成施設にも通いだした。しだいに柔道整復師という仕事に惹かれていったようである。研修時代を経て自宅近隣で開業し、現在の接骨院はそこから少し離れた場所に新たに建て直された接骨院である。A院長は柔道整復師として30年以上になる50代のベテラン柔道整復師である。

　A院長の独自の視点としては、社会福祉、とりわけ介護分野への参入の早

さが挙げられる。A 院長によれば、「当時は 60 歳以上が高齢者であったが、65 歳以上が高齢者になり、75 歳以上が高齢者になり」と、「高齢者」と呼ばれる対象者の年齢そのものが高齢化する社会を、文字通り肌で感じてきている。A 院長の柔道整復師養成施設の同期生は約 120 名いるが、柔道整復師を生業としてやれているのは「1 割にも満たない」という。そうした現実からか、弟子や若い柔道整復師たちには「30 年以上仕事が続けられるようなヴィジョンを持てるように」指導しているという。そのためには「社会や地域のためにどのような貢献ができるか」という視点を欠かしてはならないというのが A 院長の持論である。「施術を極める」ことと「地域の中で何ができるか」という 2 つの視点を持つことができる柔道整復師が少ないことを嘆き、「柔道整復師は勉強が足りない」と述べていた。

　A 院長について特筆すべきはその先見性だけではない。そのヴィジョンを実現していく行動力にも特徴がある。「柔道整復師が地域に貢献できるようにするためにはどのような制度が必要か」ということを考え、それを直接国会議員や日本柔道整復師会の会長に進言し、制度の変革を訴える行動の人でもある。「現在まで柔道整復師は独自の活動を続けてきたが、理学療法士や鍼灸師、看護師や介護福祉士など、他の専門職者と連携する」ことによって、「柔道整復師ができることはまだまだ広がっていく」という将来的な展望を描いている。

　第 5 章、第 6 章、第 10 章で分析したデータは A 接骨院で撮影されたデータである。ただし、本研究で扱うデータは全て A 院長ではない別の柔道整復師による施術である。

　第 5 章（写真 1 から 5）の問診場面のカメラ位置は〈☆ 1〉で、矢印の方向にカメラが向けてある。通常は椅子に柔道整復師が座ってベッドに患者が座ったり、双方が椅子に座ったりするが、第 5 章のデータはその点で座る位置が少々特異である。これは座る順番が特異だったためである。通常は柔道整復師が先に座り、後から患者に対してどこに座るか案内するが、第 5 章の事例はこの順番が逆であった。第 5 章の患者はいわゆる常連であり、柔道整復師の案内がなくても先に座ることができるふるまいに、その常連ぶりが現れているようにも思える。第 6 章（写真 1、2 を参照）のデータは〈☆ 2〉から矢印の方向で撮影されたものである。A 接骨院ではベッド 1 から 6 が電気療法のためのベッド

であり、それぞれカーテンで区切られている。ベッド7から10はカーテンで仕切ることもできるが、基本的にはオープンスペースになっている。このベッド7から10は、いわゆる触診や保存療法や手技による療法のためのベッドである。第10章（写真1から4）のデータは〈☆3〉から矢印の方向で撮影されたものである。

2-3-2　B接骨院とB院長について*11

　B接骨院は関東地方にある都市型の接骨院（図2参照）であり、院長以外の従業員としては、受付や施術の補助をする常勤の助手が1名いるのみである*12。したがって、患者の施術については全てB院長が行なっている。B院長の言葉を借りるならば「住宅地のどんづまり」にある接骨院であり、公道から狭い私道に入らなければB接骨院にはたどり着かない。最寄の駅に近いわけでもなく、控えめに言っても患者がたどり着きやすい場所ではない。にもかかわらず調査時点で15年以上接骨院が存続していることは特筆に値する。患者は、午前は近所の高齢者や主婦や自営業者が多い。午後はクラブ活動などで怪我をした中高生が多く、患者数も午後の方が多い。施術所は「生まれ育っている」自宅のLDKを改築したもので、広さは待合室も含めておよそ20畳ほどである。自分の生まれ育った場所に開業するのは「一つのかけ」であり、良し悪しがあるという。つまり、「家賃がかからないという利点」があり、昔からの住人であればもともと交流があるので患者として来院するが、そうでない住人との交流はかえって生まれづらいという。

　B院長によれば、幼いころは体が弱かったが、ある柔道整復師の指導で体が強くなり、中学生のころからすでに「将来は柔道整復師」になると決めていたという。学生時代はスイミングスクールの選手コースや卓球部にも所属したり、講道館柔道参段も所持、現在は冬はスキーを楽しむなど、各種スポーツ経験の

---

*11　本節についてはB院長のインタビューをもとに構成されている。かぎ括弧でくくられているところはB院長より発せられた言葉である。

*12　この助手は柔道整復師の資格を所持しているわけではない。その他に、筆者のフィールドワーク中には、柔道整復師養成施設に通学中の研修生が1名いたが、常時研修にきていたわけではない。

豊富な40代半ばの男性である。柔道整復師養成施設へ入学前から在学中も師匠の接骨院へ研修に出ており、いわゆる師弟関係[13]を通じて育った柔道整復師でもある。B院長の師匠はあん摩マッサージ指圧師から柔道整復術へ参入しており、B院長によれば「屈曲整復法が柔道の型のようになめらかで、指揮者の4拍子のリズムのよう」だったそうである。その後、東京都内の柔道整復師養成施設に進学し、8年の修行期間を経て20代半ばで現在の接骨院を開業する。

　B院長によれば、柔道整復師としての壁にぶつかったのは接骨院を開業してからである。それまでは8年の修行期間があり、しかも最後の一年はある

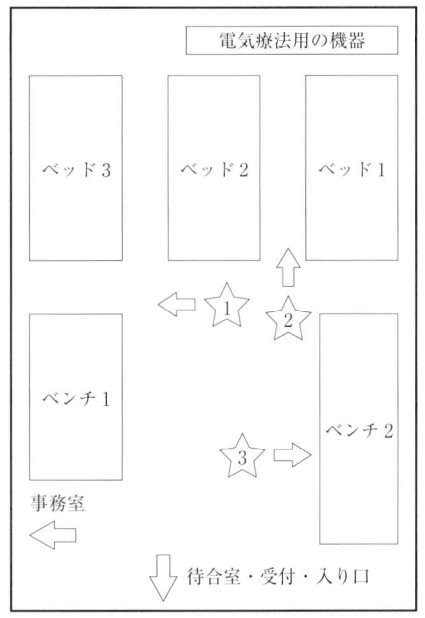

図2　B接骨院のメインルームの見取り図

事情により研修先の接骨院をほとんど一人で切り盛りした経験もあって、「ノウハウを持っているので行けると思っていたけど、そうではなかった。天狗になっていた」とのことであった。B院長の柔道整復師としての壁とは「外傷を治す」ということであった。とりわけ教科書にも載っていないような、それまで経験的にも出くわしたことのないような外傷を治せなかったとのことである。「なんでこんなにでくわしたことのないものばかりなのか」と思い、「いきづまることばかり」であったという。「患者は来てくれた。外傷の患者が来たときに対処できなかったのがくやしかった」とのことである。このままでは「ほねつぎの看板を掲げられない」ので「勉強しなおそう」と思い、勉強会や研究会、講習会に顔を出すようになり、そこで柔道整復師養成施設での同級生や同年代

＊13　柔道整復師の専門性獲得過程の正統的周辺参加（Lave & Wenger 1991＝1993）については稲川他（2009）が参考になる。

の柔道整復師と知り合い、さらなる研鑽を積むようになる。B 院長の施術のバリエーションはたいへん豊富であり、外傷を治すことにかける強い思いはこのとき培われた。実際知識が増えるにつれて施術や見立ての方法もバリエーションが増え、「骨折が分かってああよかったと思ってくれる患者」、「そんなに悪かったのと思う患者」も出てくるようになり、「動いてるんだけど、『先生何とかして』」と患者から言われると、「柔道整復師をやってて良かった」と思うようになった。「患者さんがくださる経験を生かす」ことを信条としている。

　第 7 章、第 8 章、第 9 章、第 11 章のデータは B 接骨院で撮影されたデータである。第 7 章（写真 6）のデータは〈☆ 1〉から矢印の方向で撮影されたものである。この患者は最初ベンチ 1 に座り、B 院長から問診と触診を受けていた。しかし、より詳しい診断が必要になり、超音波画像観察装置を使用しようすることになったのである。そのため寝そべる必要が生じた。B 接骨院のベッド 1 から 3 は、主に寝ながら触診や電気療法などの施術を受ける患者のためのものであり、それぞれカーテンで仕切ることができる。なお、ベンチ 1 はベンチと表記したがベッドとして使用することも可能であり、接骨院の混雑具合や患者の症状などによってはベッドとして使用される。第 8 章（写真 1、2）のデータは〈☆ 2〉から矢印の方向で撮影されたもので、腰に電気療法を受けるデータであり、ベッド 1 に寝ながら電気療法を受ける場面である。第 9 章（写真 1 から 12）と第 11 章（写真 1 から 15）のデータは〈☆ 3〉から矢印の方向で撮影されたものである。手や足などの外傷のように、特別寝そべる必要がない場合は、ベンチ 2 に座りながら、電気療法や保存療法、手技による療法を受ける。

2-4　まとめ

　本章でははじめに、筆者がフィールドとしている柔道整復師や接骨院について、その関係法規上の定義やその現状について概観した。本章で確認したとおり、1998（平成 10）年 8 月の福岡地裁における「柔道整復師養成施設不指定処分取消請求事件判決」を境目に、柔道整復師養成施設が 14 校から 109 校（2015（平成 27）年時点）に増え、それに伴い柔道整復師と施術所の数も増加している。このような現象をどのようにとらえるか、たとえば「柔道整復師が増え続ける

ことは問題なのか」、「柔道整復師を社会的にどのように活用するか」が今後の議論になりうる。しかし、柔道整復師の多様な実践についての議論を抜きにこのような議論がなされうることは考えにくい。柔道整復術をめぐる議論は多様に存在しうるが、本研究では柔道整復師と患者の相互行為に議論を限定し、そこから柔道整復師の多様な実践を記述する試みである。

　次に、本研究について調査協力した2箇所の接骨院について、2人の院長へのインタビューをもとに2箇所の接骨院ができるまでを聞き取り、紹介した。この2人の院長をはじめとする柔道整復師たちのライフヒストリー自体が、たいへん興味深いもの（これについては稲川2013を参照）でもあるのだが、本研究では接骨院を紹介する範囲に記述をとどめた。他の柔道整復師へのインタビューへと調査方法を広げなかった理由はいくつかあるのだが、一番の理由として、「柔道整復師の信念は語りの中というよりもむしろ、施術実践のなかで表現されるものなのではないか」という期待が筆者にはあるからである。

第3章　医療場面のエスノメソドロジー研究

3-1　医療を社会的観点から記述すること

　医療を生物医学的視点からだけではなく、社会的視点から記述する重要性[*1]
を示すという意味では、公衆衛生[*2]分野での実績を外すことはできないだろ
う。たとえば19世紀におけるイングランドとウェールズの死亡率の減少につ
いて、マッケオンとレコード（McKeown & Record 1962）の研究を参照[*3]すれ
ば、死亡率の減少は、抗生物質療法やBCGの予防接種の普及といった医学的
要因よりも、上下水道の整備から食生活までのような生活環境の改善といった
社会的要因とのあいだに強い相関がみられ、主要な説明要因となる。

　サドナウによれば、「死という最も冷徹な生物学的事実の記述においてさえ、
社会学的視点が重要」（Sudnow 1967＝1992：21）である。人間は生まれてきた
そのときから死へのカウントダウンは始まっている。現在こうして生きている
人びとも例外なく確実に死へのカウントダウンは継続しているが、「死につつ
あること」は「人生のコースの漠然とした時点においてではなく、ある特定の
時点で知覚されるようになる」（1967＝1992：110）。つまり、「死」は生物学的
事実ではあるものの、「死を宣告したり」「死を疑ったり」する人びとの社会的
活動のなかにあるかぎり、「このような活動の遂行される方法が、ひとつの社
会学的現象として死を記述するための基礎と見なすことができる」（1967＝

---

*1　この点について、早坂は「近代西洋医学においては、患者の疾患を生物医学的にのみ理解しよ
　　うとしたため、病気の原因やその性質などの理解が十分ではありませんでした。しかし、現在
　　では直接的、間接的に環境や社会、経済的要因により発病したり、病気が変化したりするケー
　　スが多いことが、広く一般に認識されるようになりました。言い替えますと、発病や病気の進
　　行に関わる要因は必ずしも生物医学的ではなく、社会・経済的な要因による場合もあるという
　　認識が、一般の人々や医療者の間に浸透してきています」（2001：49）と述べている。
*2　公衆衛生分野の概説書としては早坂（2001）、市野川（2012）などがある。
*3　この点についてはイリイチ（Illich 1976＝1979：21-34）も参照のこと。なお、マッケオンとイ
　　リイチの論争については佐藤（1999）が概観している。

1992：20）のである。

　現代社会における実際の問題として、人びとが何らかの病気に罹患したり、怪我をしたとき、多くの場合は医師や看護師などの医療専門職者[4]と接することになるだろう。人びとの医療場面での経験の良し悪しは、そのほとんどは医療専門職者とどのように接したかに左右されているのではないだろうか。筆者は社会的視点と呼ぶときの社会性[5]の水準を、ひとまずこの医療専門職者-非専門職者のやりとりに定めている。医療専門職者と患者の関係について論じたものとして代表的なものにパーソンズ（Parsons 1951＝1974）が挙げられる。そのなかでも有名なのが、いわゆる病人役割論である。パーソンズによれば、病人役割に関する制度化された期待体系には4つの側面があると考えられている。

1　患者は通常の社会的役割の責務を免除される。
2　患者はケアを受けることを必要としなければならない。
3　患者は「回復」しようと努めなければならない。
4　患者は医師に援助を求め、治療に協力しなければならない。

他方で、医師の責務に関する第一次的な定義は、「患者の、早期の苦痛のない完全な治癒をめざして『可能なあらゆること』をすること」（1951＝1974：445）

---

*4　たとえばフリードソン（Freidson 1970＝1992）、立岩（1999）のように、こうした医療専門職者がどのようにして組織化されているか、ベッカー（Becker et. al 1961）、杉田・藤崎（1992）、樫田他（2001）のように、医療専門職者がどのように社会化されるのかといった、「専門職論」そのものも医療社会学における重要な論点である。なお、柔道整復師の専門性については保存療法について論じるにあたり、1つの鍵概念となっている。詳しくは第9章を参照のこと。

*5　このような社会の捉え方は、社会学史的にはジンメル的（Simmel 1917＝1966）な捉え方といえるのかもしれない。ジンメルは「社会概念をそのごく普通の意味でとらえれば、それは個人間の心的相互作用（gewisse Grenzerscheinungen）ということになる」（1917＝1966）と述べている。あるいは「出会い」「集まりの構造」「共在」を相互行為の視点から論じたゴフマン（Goffman 1961＝1985；1963＝1980；1967＝2002）との関係もあろう。これらの研究は人びとの相互行為を論述したものとして大変魅力的なアイデアにあふれており、示唆的である。酒井と小宮はルーマンの相互行為システムを検討し、ルーマン理論を「経験的な学としての社会学」の中で受け継ぎ、展開していく方針として「恣意的なシステム同定はやめ、経験的対象へ」（2007: 78）と述べている。

であり、普遍主義、感情中立性、機能的限定性などといった用語によってさまざまな角度から説明されている。

　あるいは、医師-患者関係における権力の問題（Byrne & Long（1976）、中野（1992））、「平等化」「対等化」の問題（たとえば進藤（1999））、患者の医療への関与の問題（たとえば馬込（1995））などが医療社会学分野ではとりあげられている。こうした医療専門職者-患者（非専門職者）間の関係についての研究は豊富にあるが、たとえば「権力の問題が問題となるのはどのような実践においてか」、「『平等化』、『対等化』の問題が問題となるのはどのような実践においてか」、「患者の医療への関与とはどのようになされているのか」という経験的な問いを立てたとき、その実践を研究対象として取り上げるようになったのは、録音録画技術などの発展の関連もあり、近年のことである。とりわけ医療実践の経験的研究としてはエスノメソドロジー・会話分析の貢献が大きいといえるだろう。

3-2　医療をフィールドにしたエスノメソドロジー研究

　それでは医療をフィールドにしたエスノメソドロジーにはどのようなものがあるか[6]。池谷ら（池谷・岡田・藤守2004：193）によれば、医療組織における医療従事者のさまざまな活動に関わるエスノメソドロジーのこれまでの研究は、録音録画された会話に基づいて検討されたものと、フィールドワークに基づいたものの大きく2つに分けることができる。この手法に基づく分け方は、研究の焦点の当て方による分け方とほぼ一致する。この指摘は、医療をフィールドにしたエスノメソドロジー研究がどのようなものであるかという問題をよく示している。エスノメソドロジー研究において「研究手法と研究の焦点の当て方の一致」（池谷・岡田・藤守2004：193）ということは決して偶然ではない[7]。

＊6　この点についての総説は浦野（2014）、中村・海老田（2016）などを参照のこと。
＊7　「人びとの実践から学ぶ」という点について、前田泰樹（2010: 11）はガーフィンケルとウィーダー（Garfinkel & Wieder 1992）の「方法に固有の適切性要請（unique adequacy requirement of methods）」という論点を「方法の適切さを対象領域の実践の側から受けとる」という方向で考えようという提案をしている。これについて、詳しくは第4章の議論も参照のこと。

医療場面において、その医療実践に参与している人たちがどのような／どのようにして会話をしているのかが研究の焦点になるのであれば、その会話実践がどのようになされているかが分析・記述されればよい。医療場面において会話をしている人びとは医療系専門職者として、あるいは患者として医療場面における会話のやり方を（無自覚的かもしれないが）知っているから秩序立てて会話ができるのである。研究者は、すでになされている医療場面における会話実践から、医療場面における会話のやり方を学ぶことができる。カルテの記述がどのようになされているのかが研究の焦点になるのであれば、どのようにカルテは記述されるのかが分析・記述されればよい*8。これについても同様なことがいえるだろう。

　現在の医療場面のエスノメソドロジー研究として多数派をしめるのは、「医師と患者間のやりとり」を分析したものである*9。ヒース（Heath 1986）、メイナード（Maynard 2003＝2004）、ヘリテッジとメイナード（Heritage & Maynard 2006＝2015）、西阪他（2008）、スタイバーズ（Stivers 2009）など、「医師と患者間のやりとり」を分析した重要な研究報告がすでに国内外にある。このよ

---

*8　エスノメソドロジーの創始者であるガーフィンケルの『エスノメソドロジー研究』（Garfinkel 1967）の 6 章として収録されている、「『悪い』診療記録には『良い』組織化についての理由がある（"Good"organizational reasons for "bad" clinic records)」（1967）という論文は、精神病院の外来患者が、いかにして、いくつかの段階を経て処置すべき患者として選ばれていくのかを社会学的に調査するという目的で書かれている。ガーフィンケルは、それまでの社会学の調査のように、こうしたカルテの「不十分さ」自体を指摘して、カルテの書き方に修正案を出すことは行なわず、その代わりに、「不十分なカルテ」の理由を研究した。カルテという記録が、病院で慣行化され価値づけられた実践と分かちがたく結びついていることに注目すると、きわめて多岐に渡る理由があることがわかった。たとえば、カルテには診断や処置が一見わかりにくく不十分な断片的語句で書かれているが、そうした断片は、医療行為の遂行にとって最適であるのはもちろんのこと、医療活動の法的正当性をつくりあげる際に都合の良いものでもあった。カルテが、カルテに関わった人たち、病院の組織やそのあり方、患者と医療従事者とのやりとりの経緯、医療手続きについての知識を前提として書かれていたことも注目されている。そして、この点こそ、カルテがある特定の状況の活動の構成要素であり、その活動において観察可能で報告可能である、というガーフィンケルの最大の強調点につながるものである（この論文については中村和生（2007: 78-81）も概観している）。また、このガーフィンケルの論点を引き継ぎ、ある障害者施設の記録や記録用紙の様式を分析したものに木下・緑山（2013）がある。
*9　医師と患者の相互行為についての会話分析研究をまとめたものとして、ヘリテッジとクレイマン（Heritage & Clayman 2010）の 8 章から 11 章が挙げられる。

うな研究が多数派をしめるような理由としては、会話分析を専門とするメイナ
ードやヘリテッジらを中心に確立されてきたということも挙げられうる。なに
より重視されてよいのは、治療時に医師と患者の会話が（特殊な事情ではない
限り）ほぼ必ずなされるということだ。医師-患者（あるいはその家族などの関
係者）のあいだであれ、医療従事者同士のあいだであれ、会話の全くない治療
というものを筆者はうまく想像できない[10]。治療においてある種の会話がほ
ぼ必ずなされるのであれば、人びとの医療経験を記述するというとき、医療場
面における医師と患者の会話を分析するという方針は、「人びとの実践から学
ぶ」ことを忠実に守っているともいえる。

　ここからはエスノメソドロジー研究といわれている、いくつかの医療場面・
ケア場面の研究について検討する。次節ではその方向性を示すために、ひじょ
うによく見受けられる会話分析批判を伴った医療面接場面の研究から検討した
い。この会話分析批判論文を検討しながら、エスノメソドロジー・相互行為分
析研究の課題及び本書の取り組む方向性を示す。

3-3　医療面接場面の会話分析批判はどのようになされてきたか

　本節では、医療面接場面のエスノメソドロジー研究の比較対象として、シン
ボリック相互作用論を土台にした医療面接場面の研究を検討する。それは宝月
誠が自らとりまとめた『シンボリック相互作用論の世界』という論文集のなか
に収められている「医療の世界——診療場面の遂行過程を中心に」（宝月 1995:
225-35）という論文[11]である。この論文をとりあげるのは、会話分析に向け
てよくなされる批判がこの論文でも展開されており、宝月自身、医師と患者の
会話場面をデータとして使用しているからである。

　この論文の序文で宝月は、医療面接場面の会話分析（具体的にはテンハヴ
（ten Have 1991）とメイナード（Maynard 1991）の2つの論文）を指して次のよ

---

*10　他方で、そうはいうものの、フィールドでは場面によって、しばしば会話のほとんどない施術
　　も観察されたというのも事実ではある。
*11　この論文については好井（1999）も取り上げて検討している。好井は宝月の批判の意図には同
　　意を示しつつ、会話分析の限定的な理解に対して疑義をはさんでいる。

うな批判を展開している。

　　これらの研究関心は医療活動そのものの理解を深めようとすることより
　も、ミクロな権力構造や支配戦略や会話の構成過程の分析などにあり、極
　論すれば研究対象は特に医療世界の様相でなければならない理由はない。
　理論的関心や方法論が優先しているために、この種の研究では医療世界の
　様相を詳細に記述したり、医療活動に固有の問題をあまり明らかにしてく
　れない。また、論文でしばしば引用される会話の詳細な分析も読みづらく、
　退屈なだけのことが多い。そのため、この種の論文を読んでも医療の世界
　そのものの理解が少しでも深められたという実感を抱くことは少ない。例
　えば、医師が権力者であるということが、医療場面では医師が患者に権利
　を行使して、命令に従わせねばならないときもあり、医師の権力が医療の
　必要性や患者の利益にどのように影響するかの論議を抜きにして、両者の
　権力関係の差異を指摘するだけでは意味がない。　　　　　（宝月 1995：226）

この宝月による医療面接場面の会話分析批判を検討してみよう。宝月によれば、
医療面接場面における会話分析の研究関心は「ミクロな権力構造や支配戦略や
会話の構成過程の分析など」にあるのだが、これについては字句レベルの誤読
を指摘したい。テンハヴ（ten Have 1991）もメイナード（Maynard 1991）も、
使用している用語は「非対称（asymmetry）」であり、「権力（power）」や「権
威（authority）」といった用語の使用を注意深く避けている。エスノメソドロ
ジーは権力構造や支配戦略といった、従来の医療社会学のなかでとりあげられ
るトピックスを説明項（単純化していえば「権力構造があるからパターナリスティ
ックな対応が可能になる」など）としてではなく、実践に参与するものたちの実
践的な達成、あるいは「秩序現象」（つまり被説明項）として扱う[*12]。たとえ
ばメイナード（Maynard 1991）にいたっては、パーソンズ（Parsons 1951＝
1974）流の医療社会学（たとえば「専門職的権威が医療の場に持ち込まれている」、
「患者役割」といった固定的な階層構造や病人役割論）を仮想敵としており、「ミ

　＊12　たとえばガーフィンケル（1991: 18; 2002: 118）を参照のこと。

クロな権力構造や支配戦略」といったバイアスに対してむしろ批判的なスタンスをとっている。宝月は「理論的関心や方法論が優先している」と述べているが、エスノメソドロジーという研究プログラムはむしろ逆の方向を志向しており、理論的関心や方法論を優先させることはない。もしこれらを優先させているのであれば、端的にエスノメソドロジー的研究ではない。宝月は、会話の詳細な分析も読みづらいと述べているが、人びとの会話では、複合的な実践がなされているから複雑なわけで、これはむしろ会話分析が特定の方法論を優先していない証拠であり、対象を忠実に記述していることのあらわれであろう。

また、宝月のように研究者が「医療の世界そのものの理解を深めたい」と願うときの「医療の世界」の内実が不明確である。「医療の世界」を生物医学的知識に限定してとらえるならば、分析対象を医師と患者の相互行為ではなく生物医学的知識を深める活動（たとえば専門者同士の議論、医学教育、新薬開発の実践、医療に関するテクストの読解など）にかえればよい。テンハヴ（ten Have 1991）やメイナード（Maynard 1991）は、医学生が使用するような生物医学的教科書に記載されている医学的知識を得たいと思って会話分析をしているわけではないだろう[13]。生物医学的な知識を得る方法とは異なる方法によって「医療の世界そのものの理解を深めたい」と考えているのではないか。

宝月に代表されるように、「医療の世界そのものの理解が深まらない」という理由でもって医療をフィールドにしている会話分析を批判するとき、彼らのいう「理解の深まり」とは「何についての理解」を指しているのであろうか。ここで考えたいのが、「医療面接実践を分析するということで、研究者はどのような種類の知識を得ようとしているのか」[14]ということだ。このような会話分析批判を繰り返す人びとは、世界の理解を深めるために、医療面接場面を

---

*13　この点については好井（1999）に対しても同じことがいえる。もし医療をフィールドにした会話分析者の主張が「医療実践における会話（言葉）を分析することで医療の全てがわかる」という主張であれば、宝月と好井の批判はあたっていないわけではない。

*14　これについては山田（2013）も同様の問題を検討している。ちなみにこの種の問いを立てたとき、反論として予想できるのが、「私たちは知識を得るために実践を見るのではない。仮説を実証するために実践を見るのだ」というような種類の主張である。この論点はデータというものを研究の中でどのように位置づけるのかという点で、きわめて重要な論点である。詳しくは第4章を参照のこと。また、実証主義とエスノメソドロジー・会話分析の関係については南（2010）がとても詳しい。

分析することでライル*15がいうところの「内容の知識（knowing that）」、たとえば「リュウマチの治療法として、現代西洋医学で主流なのは○○という薬の処方であるが、××という副作用がある」という種類の知識を得ようとしているのではないか。もちろん医療面接実践を分析したり観察することで、「内容の知識」を得られることはあるだろう。しかし「内容の知識」だけを得たいのであれば、医療面接場面を分析することはあまりに効率が悪い。むしろ、リュウマチの治療法やリュウマチの継続的なケアの必要性などの知りたい生物医学的知識についての教科書を読んだり講義を受け、それらを検討するべきだろう。医療面接実践で問題となるのは、たとえば「この治療薬には、××という副作用があるにもかかわらず実際には治療効果が高い。しかし医師と患者のこうした医療に関する知識量は非対称であり、患者には理解しがたい側面が「抵抗」や「非同意」として表出するようなことである。医療社会学や医療人類学のなかでは、こうした患者の「抵抗」や「非同意」を「抵抗」や「非同意」として受け取らず、分析不要あるいは分析不可能なものとして切り捨ててられてきた*16。これこそがガーフィンケルのいう相互行為上の「失われた何か（missing what）」*17の一例ではないか。医療面接場面を分析することによって明らかにされるのは、患者が理解しがたい点をどのようにして患者に伝えるのか、どのように伝えれば患者から薬を使い続けることの了承が得られるのか」ということ、つまり医師が患者を説得するために使用されるような、患者との相互行為についての「方法の知識（knowing how）」であろう。さらに言えば、本書が照準するのは、生物医学的知識そのものではないが、会話実践における方法の知識だけでもない。対面相互行為実践における生物医学的知識の使われ方を含めた実践上の問いである。

---

*15　「内容の知識」と「方法の知識」について、詳しくはライル（Ryle 1949＝1987：27-33）参照のこと。

*16　この点については川島（2008a, b）の考察が示唆的である。

*17　これについては、詳しくはリンチ（Lynch 1993＝2012：313-4）を参照のこと。ガーフィンケルは、ベッカーの『アウトサイダーズ』（Becker 1963＝1978）をとりあげ、とても興味深いジャズミュージシャンの文化を伝えてはいるが、それ自体が社会的現象であるジャズミュージシャンたちの相互行為的・即興的な演奏がどのようになされているかを議論しようとはしていないことを指摘している。

　実際、医療面接における実践上の問いは多数存在する[18]。たとえば「患者はどのように問題を医師へ提示するか」という問いに対しては、ヘリテッジとロビンソン（Heritage & Robinson 2006＝2015）の論文が示唆的だ。ヘリテッジとロビンソンによれば、患者はしばしば自分の病院の訪問の正当化をする。たとえば自己診断をしてみたり、ある症状への我慢（ジェファーソン（Jefferson 1988）がいうところの「トラブルへの抵抗」）をしたがその症状が悪化したということを示すことは、医師に自分の症状を理解させたり、自分の抱えるトラブルは医療と関連があることを示すと同時に、自分が「正当に治療を受けるに値すること（doctorability）」を示すことにもなりうる[19]。人びとはこのような実践上の問いに対して、何らかの形で解決していく。こうした実践上の問いが参与者たちによって解決されているのであれば、その解決方法を記述していこうというのが本書の構えである。

3-4　医療面接はどのように記述されてきたか

　面接の形態や目的、評価の仕方[20] は多様であるものの、面接での狙いは基本的に面接を受ける人から情報を引き出すことである。たとえどのような面接を行うにしても、面接とは「面接者がその知りたいことについての妥当な質問をすることによって、面接者が知りたいことを、面接を受けている人（回答者）から引き出すこと」と定式化できる。面接する人は、単に聞きたい質問を羅列すればよいというものではない。相槌の打ち方や反応の仕方、これらのタイミングの適切さなどによっても面接を受けている人から得られる回答は異なってくるであろう。同じ人が同じ質問をしても、面接の仕方が異なれば、面接を受けている人が答える回答も異なってくるかもしれない[21]。このような事

---

*18　実践上の問いについては、第 10 章で詳しく述べる。
*19　この点についてはハルコウスキー（Halkowski 2006＝2015）の論考も大いに参考になる。
*20　どのような医療面接が良い面接かといったことは患者によって多岐にわたる。この点について　　　実際に患者に対してインタビュー調査を実施し患者の視点からまとめたものとして、スティー　　　ブンソン（Stevenson 2007＝2011）を参照のこと。
*21　この論点については医療という場面ではないが、南（2008）が取り上げている。また、同様の　　　論点について、社会調査場面の質問者―回答者の相互行為を分析したものとして、代表的なも

態を踏まえれば、面接と呼ばれる活動のなかには複数の実践上の問いが存在する。会話分析における記述は、このような「実践上の問い[*22]を明らかにするための詳細な分析」をもとになされる。いくつかの例を見ていこう。

　「医師は患者の抱える問題についてどのように患者へ質問するか」という問いに対しては、サックスら（Sacks, Schegloff & Jefferson 1974＝2010）が指摘するところの「受け手に合わせたデザイン」について考えてみるのが興味深い。これは「会話の参加者の1人が発言をするとき、その発言は、他の参加者が個別具体的な人（たち）であるという事実への考慮と敏感さを示すような形で、組み立てられデザインされることになるたくさんの敬意」（1974＝2010：109）についての問題である。医療場面における「受け手に合わせたデザイン」について考える意義については、社会調査などで使用される質問と比較すればわかりやすいかもしれない。ヘリテッジとクレイマン（Heritage & Clayman 2010: 135）によれば、社会調査では、いわゆる「客観的」、「中立的」と思われる質問形式が採用され、回答者のバイアスを減らす志向を示す。これは同時に、無関心という態度に近い中立的態度であることを回答者に伝えることになり、質問者と回答者は「原則として匿名的な」社会関係を構築する。これに対し、まさにこのような理由により、医師たちはこのような質問の仕方を避ける傾向にある[*23]。

　だが、医療場面における受け手に合わせた質問のデザインについての研究もさまざま[*24]だ。ボイドとヘリテッジ（Boyd & Heritage 2006＝2015）は、健康

のにサッチマンとジョーダン（Suchman & Jordan 1992）がある。

＊22　会話分析における基本的な実践上の問いは「なぜいま（Why that now?)」（Schegloff & Sacks 1973＝1995）と定式化される。

＊23　社会調査の質問のデザインと医療面接場面での質問のデザインについてのさらなる厳密な検討については、ヘリテッジ（Heritage 2002）と、ボイドとヘリテッジ（Boyd & Heritage 2006）を比較するとよい。

＊24　たとえば質問には、質問自体に質問が向けられている対象への前提と含意がある。ソルヨーネンら（Sorjonen 2006: 348）は、フィンランドの初診における生活形態を尋ねる文脈において、フィンランドにおけるアルコール摂取の、ジェンダー差に関する前提と含意が医師の質問のデザインに表れていることを示唆している。女性患者には通常「アルコールを飲みますか？」と尋ね、男性患者には「アルコールにいくら使いますか？」と尋ねるというのだ。ここでは患者のジェンダーが明らかに質問のバイアスとなっており、男性はアルコールを摂取していることが前提となって質問される。同時に、ここで医療上の問題とされているのはアルコールを摂取

上よい結果[25]を具体化する回答を好む適合パターンの配列を「最適化の原則」と表現した[26]。この原理は医療的な質問をするうえでデフォルトとなる原則である。この原則によって、特定の理由がないならば、医療的な質問は患者に患者自身や患者の健康、患者の環境についての信念や予期を好ましく枠組みづけるようにデザインされる。これは、「医師は問診において、常に最適もしくは「問題なし」の方向に質問を組み立てる傾向として顕在化する[27]。

　「治療法はどのように決定されるか」[28]という問いに対しては、スタイバーズ（Stivers 2005a; 2005b; 2006＝2015：2007）が小児科訪問の研究のなかで、患者である子どもの保護者が治療法の推奨に対して、受け入れるべきものか拒絶するべきものを示すことを報告している。たとえば治療法の推奨に対して受け入れや是認がなされないとき、臨床医は患者が受け入れるという回答や他の行為をするまでその推奨を支援する発言を付け加え続ける。他方で、これらの治療法の推奨に対する受け身的な「無回答」は、あからさまな抵抗のサインとして表面化する抵抗スタンスを具現化するものであることを示している。スタイバーズ（Stivers 2007: 107-110）は、無回答のような抵抗に直面すると医師は治療法の推奨を取り下げ、患者がやりたがっている治療法へ変えると報告している。

　医療と患者の会話についての分析を概観すると、様々な実践上の問いに対して、医師と患者は会話のなかで、なんらかのかたちで解決していることがわかる。「医師は患者の抱える問題についてどのように患者へ質問するか」、「治療法はどのように決定されるか」、「悪いニュースをどう伝えるか」という実践上

　することそのものではなく、その摂取量であることが質問のデザインに示されている。ちなみにソルヨーネンら（Sorjonen 2006）によれば、北欧諸国では若い男性のアルコール過剰摂取が社会問題となっている。

[25]　高木（2008b: 142-7）は身体的症状と心理的要因を関連付ける患者の発言を引き出すような医師の質問が、きわめて巧緻に組み立てられていることを示している。

[26]　この点については本書の第6章も参照のこと。

[27]　これは質問の優先（選好）性の組織化とも関連する議論である。たとえば震災にあった家族の無事を尋ねるとき、「ご家族は無事ですか？」という質問は普通の形式だが、「家族は亡くなっていますか？」という質問がなされることはまれである。詳しくはサックス（Sacks 1987）、シェグロフ（Schegloff 2007: 58-96）、西阪（2008b: 110-8）、串田・平本・林（2017: 84-88）を参照のこと。

[28]　小児科とは場面が全く異なるが、第7章で同様の問いを扱っている。

の問いは、実践を外れたところで解決策が提示されているわけではない。文脈性を重視するという意味において、会話分析における記述は文脈によって意味が変化する言語の性質（いわゆる「インデックス性」（Garfinkel 1967: 4-7; 水川 2007：20-24））を最も修正しない方法であるともいえ、その意味においてエスノメソドロジーという研究プログラムに忠実な記述方法であるともいえる。

3-5　医療場面において身体はどのように記述されてきたか

　だが、柔道整復師と患者の相互行為を記述する場合、発話だけが記述されるだけでは不適切である。これは医療場面における内科的問診と柔道整復師の施術を比較してみればよくわかる。内科的な医療面接では、患者の身体内の感覚や症状、あるいは病院に来院するまでにはどのような状態だったのかという、医療従事者にはアクセス困難な情報を患者本人から引き出すことが重要事項である。他方柔道整復師の施術実践は、こうした情報を患者から引き出すことに加え、患者の身体操作を伴うもの[29]が多い。電気療法や保存療法はもちろんのこと、ストレッチングやストレッチングの指導、問診や触診でさえも患者の身体操作を伴う。これは柔道整復師が扱う対象が、骨折、脱臼、捻挫、挫傷などの身体的外傷や身体動作の不具合だからであり、投薬や外科的手術は行わず[30]、その施術は患者の外傷に応じて患者の身体を操作することになる。柔道整復師の施術において患者の「身体操作をどのように記述していくか」は、本書をとおして重要な点である。そうした点からみて、本書にとって参考になる先行研究が、本項で取り上げるヒースと西阪の記述である[31]。

---

[29]　詳しくは第5章から第11章を参照のこと。
[30]　詳しくは第1、2、9章を参照のこと。
[31]　身体の動きを記述するといった場合、いわゆるジェスチャー研究を真っ先に思い浮かべる人もいるかもしれない。たとえば坊農・高梨（2009）の第4章では「ジェスチャー研究のための分析単位」についてのコーディングのわかりやすい説明がなされている。しかし、本論文においてはコーディングという作業は可能なかぎり排除している。本書の関心はコーディングによって可能になる一般化可能なパターンの構築にあるわけではないからだ。本書でも第5章ではいわゆるジェスチャーを取り上げているが、筆者の関心事はいわゆるジェスチャーがなされているとき、そのジェスチャーはジェスチャーしている人が参与している活動とどのように結びつけることができるかということだ。ある活動からジェスチャーを切り離してコーディングする

　ヒース（Heath 1986: 103-8）によれば、医師（男性）の要求の間に患者（女性）は服を脱ぐ準備をして、「はい::」と言って患者は立って服を脱ぎ始めて患者が立ったとき、医者は相手から目をそむけだし聴診器を自分の耳にかけながら自分の器具の準備をする。患者が脱衣しているあいだ、両参与者は互いに目を合わせないままで、医師は患者が衣服の最後の一枚を脱いでいるときになって、やっと患者のほうに視線を戻す。患者も、脱衣しているあいだは決して医師の方は見ず、椅子に座って胸を露出してはじめて医師の方に身体を向ける。医師が聴診器を胸部にもっていくと、患者は向きをそらし、少しばかり頭を上げてやや離れたところを見る。患者は医師の行為には何の反応も示さず、医師が行っている活動に明らかに注意を払っているように振舞い、検査全体を通じて、一見すると患者は不動で無関心なようにポーズを保っている。つまり、ここで医師と患者はお互いに視線や体の向きなどによって、志向している／していない、もしくは身体の志向性によって関与／非関与している行為や活動を示している*32。

　西阪（2008a: 65-90）は助産院において、助産師と患者との相互行為の中でも、特に触診*33 に注目して分析を行った。ここでは、「経腟の触診において助産師はしばしば、妊婦の身体の内部（産道や胎児）の状態を、妊婦に説明する。当該箇所に触れ、その触れている場所を指示表現で指し示しながら、自分がどの場所について語っているのかを明らかにする。さて、そのとき問題となるのは、助産師が指示表現により指し示している場所（あるいは、そこにあるもの）を、妊婦はいかにして捉えることができるか」（2008a: 67）が分析の対象となる。分析対象となったのは、妊娠後期（36 週）の妊婦に対する助産院での定期健診の場面で、助産師は妊婦に対し、産道のマッサージのやり方を教える場面である。西阪は、この論文で、1）現在位置標示プラクティス*34、2）視

という作業は、本書の構えとはすれ違うところがある。坊農・高梨（2009）に関して言えば、むしろその本の5章で議論されている「身体配置や向き」、「参与構造」などについての議論のほうが通じあう部分が大きい。

*32　この点については、ケンドン（Kendon 1990）、シェグロフ（Schegloff 1998）の議論も参照のこと。

*33　本論文の第6章でも柔道整復師の触診を扱っており、西阪の論考と比較するとそれぞれの触診がより弁別的に理解可能になるかもしれない。

覚性喚起プラクティス、3）相互行為的であることをするプラクティス、とい
う3つのプラクティスを明示した。

　ヒースや西阪の研究からわかることは、従事している医療的活動から切り離
すことなく身体を記述することの重要性である。医師と患者のお互いの視線や
体の向きや、現在位置標示や視覚的形状の描写を、医療診断活動のなかで位置
づけることにより、その志向や実演の意味が明らかになる。この重要性を言い
かえるならば、次のようになるだろう。指差し行為などの身体的行為の意味は、
そのとき従事している活動の文脈なしで特定することはできない。他方で、指
差し行為には（常にこのような意味になるわけではないものの）「指の指す方向に
志向しなさい」という一般的な含意もある。こうした身体的行為の意味につい
て、「文脈的に特定されるのか、それとも一般的含意が経験に先立つのか」と
いう問いを引き受けるのではなく、「その指差し行為によってどのような医療
行為が可能になるのか」というように、実践上の問いに即して記述することが
本書の構えであり、ヒースや西阪の先行研究はその構えの重要性を示している。

---

*34　日本語を使用するエスノメソドロジストは、プラクティスを「実践」と訳すことが多い（たと
　　えば『エスノメソドロジー　人びとの実践から学ぶ』（2007）という本のタイトルを見ればわ
　　かる）が、西阪はその著作の中で「プラクティス」と片仮名表記している。「実践」にせよ、
　　「プラクティス」にせよ、これはエスノメソドロジーにとって最重要用語の1つといってよい。
　　本書で使用する「実践（プラクティス）」にはひとまず2つの含意がある。1つは一般的な意
　　味と同じく「実際の使用・実際に行うこと」といった意味での「実践」である。この実践を仮
　　に「実際的実践」としよう。もう1つは、ウィトゲンシュタイン（Wittegenstein 1953＝
　　1976：§202）の「〈規則に従う〉ということは一つの実践（praxis）である」というときに含
　　意される実践である。この場合の実践（praxis）は「公共的慣習」（実際に石黒（1993: 113）
　　はこのように訳しかえている）という意味も含まれる。この実践を仮に「公共慣習的実践」と
　　しよう。たとえば「私は方程式を解くことができる」というためには、実際に方程式を解くこ
　　とができなければならないし、場合によっては方程式を解く実演をしなければならない（実際
　　的実践）。他方で「私は方程式を解くことができる」といい、実際に解いてみせたならば、こ
　　れが誰からみても方程式が解けているかどうかの慣習的な規準（公共慣習的実践）がなければ
　　ならない。この規準がなければ「私は方程式を解くことができる能力がある」かどうかを判断
　　することができないし、そもそも私自身も「方程式を解く」ということ自体がわからないこと
　　になるので、「私は方程式を解くことができるかどうか」という問い自体が意味をなさなくな
　　る。ウィトゲンシュタインの教えは、この「実際的実践」と「公共慣習的実践」を切り離さす
　　ことはできないというもので、本書でもこの教えに従う。このようなことを全て含めて一言で
　　表すと「〈規則に従う〉ということは一つの実践（praxis）である」となる。

3-6　医療場面におけるワークはどのように記述されてきたか

　医師―患者の相互行為が主に録音録画データに基づいて分析されるとすれば、フィールドワーク[35] に基づく研究では、診断場面に限定せず、「彼らが活動する組織に固有な、どのような知識のストックに基づいて互いに、いかに協働するのか」（池谷・岡田・藤守 2004：195-6）という点を詳細に記述しようとする。こうした研究の代表例は、本書のなかすでに示したガーフィンケル（Garfinkel 1967）やサドナウ（Sudnow 1967＝1992）の研究であろう。

　前田（2017）[36] は、患者の訴える「痛み」[37] をめぐってなされている、複数の参与者たちが協働しながら行っている、患者の痛みを評価し、記録し、共有するという実践を分析した。とりわけこの研究では、ある患者（A さん）の「痛みスケール」の利用法と、この利用方法についてのカンファレンスでの議論に焦点が当てられている。カンファレンスにおいてなされた「痛みスケール」についての議論は、その測定装置をどのように用いるべきか、という方法的な議論であり、そこでは分節化されるべき対象としての「苦痛」を、「痛み」や「しびれ」として区別するために、スケールを用いていくことが提案されていた。

　前田と西村（2012）では緩和ケアの中でも、鎮痛剤の投薬をどのように管理しているかが記述されている。この研究で興味深いのは「わからない」という患者の言葉が、両極端に理解されるその理解のされ方を丁寧に記述している点である。患者は「苦しくて苦しくてしょうがないとき」は、本人にも痛いかどうかすら「わからない」ことがある。他方で、「座薬も使っていない」「レスキ

---

[35]　池谷と岡田（Ikeya & Okada 2007）は、病院でのフィールドワークによって、日常的なケースカンファレンスが経験の浅い医師たちの訓練の場としてデザインされていることを示した。ケースカンファレンスでは経験の浅い医師たちにあるケースを報告させ、経験のある医師たちがその報告に対して評価したり、助言を与えることで、日常的なケースカンファレンスにおける医師たちの実践的な知識の管理について明らかにした。たとえば医療の質の管理という観点から、情報の適切さと一貫性についての評価がなされていた。

[36]　この論文は前田・西村（2010）がもとになっている。

[37]　患者が感じる「痛み」や「電気刺激」などの理解可能性については、本論文の第 6 章、第 8 章で詳しく検討している。

ュー（鎮痛剤）もまれ」と並置されるとき、「わからない」という患者の言葉は「痛みがないこと」の例証資料となりうる。しかもこの「わからない」という患者の言葉の意味は、そこで働く看護師たちに共有される。こうした看護師たちの実践を丁寧に記述することによって、この患者の「痛み」の理解可能性が、緩和ケアカンファレンスなどにおける鎮痛剤の投薬の管理というワークを支えていることを示した。

　これらの先行研究の示唆は、簡潔にまとめると次のようなことであると思われる。ある一人の患者の痛みをめぐる実践は、一人の患者や一人の看護師の問題ではなく、この患者に関わる医療チーム[38]全員や患者の関係者を含めた人びとの問題である。そうであるならば、私たちは一人の患者の痛みについての主張や、その患者と看護師の相互行為だけではなく、医療チーム全体を見通せるような記述をするべきだ、と。

3-7　テンハヴの指摘

　　ガーフィンケルの「方法の固有性要請」とは対照的に、ほとんどの DPI（Doctor-Patient Interaction）研究者は、医療技術についての知識を含む専門的な判断を無視した。そして DPI 研究者たちは、医療行為の多様な実践的側面や一つの相談にかけられた幅広い準備の定着（embeddedness）を見落としてきた。　　　　　　　　　　　　　　　　　　（ten Have, P. 1995: 255）

このテンハヴの指摘は、ある意味宝月のテンハヴ自身への批判と類似している

＊38　モンダダ（Mondada 2007）は、主任外科医、その助手、看護師、麻酔医などによって構成されるチームでなされる外科手術（ヴィデオ映像を使用した遠隔手術）場面を分析し、進行する協働活動での視覚空間、作業空間、作業配分の配置や達成がどのようになされるかを記述した。たとえばモンダダによれば、病理学というのは単にそこに存在するものではなく、外科的手術と関連するように内視鏡などのテクノロジーによって明示され、特定され、視覚化されるものであり、そのように視覚空間は生み出される。また、主任外科医はフランス語と英語のコードスィッチによって、手術チームとオーディエンスの区分を成し遂げていた。つまり主任外科医は、フランス語で手術室内のチームのメンバーへの指示を送る一方で、モニター部屋のオーディエンスに対しては、英語によってその医療行為を可視化し、説明可能なものにし、教示可能なものにした。

ところがある。つまり会話分析は会話実践を分析するが、医療実践を分析して いないという指摘だ。ここでテンハヴは、医療実践の記述を「会話分析／ワー クの研究」という二分法に落とし込まず、別様の記述の仕方がありうることを 指摘したかったのではないか。上記引用文の「定着（embeddedness）」という 表現に着目してみよう。医療行為や準備が定着しているとはどのような事態を 指すのか。

　医療実践現場では、医療の専門職者と患者の間でトークのない場面がしばし ば観察される。たとえば岡田ら（1997）の分析した救急場面などはその典型例 であろう。とりわけ、高山と行岡（1997）の研究は、上記テンハヴの示唆に応 えようとする意欲的な研究でもあった[39]。この研究で分析がなされているの は、救急処置がなされる初療室に患者がストレッチャー（移動式簡易ベッド） で運び込まれるときになされたときの、医師による「ぎゃく」という発話であ る。この発話は、救急車に乗り込んでいた救急隊員が「患者の頭部から」初療 室へ搬入しようとしたときになされたものである。初療室へは「患者の頭部か ら」ではなく、「患者の脚部」から搬入しなければならなかったのである。つ まりここでの医師による「ぎゃく」という発話は、初療室には規範的な空間配 置があり、「患者の搬入の方向が、どのようでもいいわけではない」（高山・行 岡 1997：152）ということを端的に示している発話であると理解できる。この 規範的な空間配置は蘇生治療と無関係ではない。たとえば「人工呼吸器は患者 の頭の側にこなければならない」といった治療に使用される医療機器の配置や 医師の立ち位置によって、規範的な患者の搬入方向が定まってくる。

　高山と行岡（1997）は、このように救急処置がなされる初療室の空間的秩序 について、医師たちの「ぎゃく」という発話を手がかりに、医療実践と関連付 けて鮮やかに記述している。高山と行岡（1997）の研究は、たとえ患者の発話 がなかったとしても、医療実践で分析されるべきことはたくさんあることを示 す好例であろう。本書で扱うデータをみても、とりわけ施術中には柔道整復師 と患者の会話が少なくなる[40]ことがわかる。しかしそれでも、高山と行岡

＊39　本書の第9章はとりわけこの研究から示唆を受けている。
＊40　たとえば本書の第6、8、9、10章などを参照のこと。

（1997）の研究が示したような発話にもとづく救急医療室に「定着している医療技術」と関連付けて分析を行えば、柔道整復師と患者との相互行為によってなされるさまざまな実践を秩序立てて記述していくことは可能であろう。

3-8　本書は先行研究のなかでどのように位置づけられるか

3-8-1　本研究はどのような方向で進められるか

　本章の目的は先行研究の検討をとおして、本書がその先行研究群の中からどのような示唆を得ることができ、そのなかでどのように位置づけられるかを検討したうえで、本書の方針を定めることであった。本章では医療というものを生物医学的観点からだけではなく、社会的観点から記述していく重要性を指摘した上で、その社会性の水準を医療専門職者と患者の相互行為に定め、エスノメソドロジーあるいはその一分野である会話分析研究から検討した。まずは、よくなされる会話分析批判の典型として宝月の論文を取り上げ、この批判に反論することにより、本書が相互行為を分析する指針を示した。医師と患者の相互行為実践を分析することは、たとえば従来の医療社会学者が分析不可能なものとして切り捨ててきた患者の沈黙を、データにもとづき患者の「抵抗」あるいは患者の「挑戦」という概念と結びつけて分析するものである。医療専門職者と患者の知識量は非対称であり、それにともない「患者はどのように問題を医師へ提示するか」、「医師は患者の抱える問題についてどのように患者へ質問するか」、「治療法はどのように決定されるか」、「悪いニュースをどう伝えるか」など、生物医学的知識の使われ方の問題を含む相互行為実践上の問題が生じる。こうした問いは、ライルがいうところの「方法の知識（knowing-how）」にかかわる問いでもあり、こうした問いを解消するような見通しのよい記述が、多くのエスノメソドロジストによる先行研究ではなされていた。医師と患者の相互行為実践を分析することによって、相互行為実践上の問題について見通しのよい記述[41] を与えていくということが、本書の分析指針の 1 つといえるだろう。

---

[41]　相互行為をどのようにして記述していくかについては第 4 章の議論を参照のこと。

3-8-2 記述対象の特徴について

　本書では柔道整復師の施術を主な研究対象としている。柔道整復師の施術は柔道整復師と患者の相互行為によって達成される。この実践を記述する。本章の2節から6節で見てきたように、エスノメソドロジストは、医療実践における医療面接や手術場面を含む医療現場のワークを記述してきた。とりわけ医療面接における医師と患者の会話の分析は、本章でも見てきたようにその質と量ともに充実している。他方で医療現場のワークの研究も、量的には前者に劣るものの確実な実績がある。本書でも第5章では問診が記述対象となっているものの、第6章から第11章では柔道整復師の施術が記述対象となっている。施術には会話を伴うものもあれば、必ずしもそうではないものもあり、何より柔道整復師による患者の身体の操作がその多くを占める。柔道整復師の施術は、患者の身体に触れたり操作することでなりたつものだ。したがって筆者は「患者の身体を触るときの柔道整復師と患者の相互行為」、「患者の身体を操作するときの柔道整復師と患者の相互行為」を記述できなければならない。このときどのような角度から記述していけばよいのか、その示唆を与えてくれるのがヒースや西阪の研究であった。ヒースの研究は、医師や患者の視線や体の向きを、「志向」という概念と結びつけ、この志向性によって関与／非関与している行為や活動を示していることが可能であることを教えてくれる。西阪は助産師のプラクティスを1）現在位置標示プラクティス、2）視覚性喚起プラクティス、3）相互行為的であることをするプラクティス、という3つのプラクティスに切り分け、それぞれのプラクティスに対して見通しのよい記述を与えている。複合する実践を切り分けることによって見通しをよくするという方針は本論文でも示されることになろう[*42]。

　したがって、柔道整復師の施術を記述するということは、柔道整復師と患者の会話から柔道整復師による患者の身体の操作まで、複合する施術実践を含みこむ相互行為を記述していくことになる。つまり、本書における記述対象の特徴として、柔道整復師と患者の会話のみに焦点化するわけでもなければ、接骨院におけるワークのみに焦点化するわけでもなく、あくまで「柔道整復師と患

＊42　これについても第5章から第11章を参照のこと。

者の相互行為によってなされる柔道整復師の施術実践」[43] を検討している。これは上記の対象領域の特徴と併せて本書の特徴といえる。

---

[43]　この点については酒井信一郎氏よりたいへん有益なご指摘を受けた。記して感謝の意を表す。

第4章　相互行為の「薄い／厚い」記述とヴィデオデータ

4-1　相互行為の記述と録音録画機器

　人と人、あるいは人とものインタラクションを経験的に研究する試みは、さまざまな学問分野でなされてきた。とりわけ録音・録画機器や連続写真といった音声や映像を記録するための機器を、フィールドに持ち込んでインタラクションを研究したものといえば、たとえば人類学ではベイトソン（Bateson 1949=2000）やベイトソンら（Bateson et al. 1956=2000）が、バリ島における母親と子どものインタラクションを学習という文脈でとらえ直したり[1]、精神分裂症の理論化の試みとして解決できない経験のコミュニケーション・シークエンスを「ダブルバインド」とよび、ダブルバインドのなかで分裂症的症候が育まれるという仮説を立てた。言語獲得におけるインタラクションの研究として、コンドンとサンダー（Condon & Sander 1974）は、新生児（生後12時間から14日）と大人のインタラクションを撮影して1コマずつ分析し、新生児が大人の声によるリズムに同調することを観察した。社会学や社会言語学的な研究でいえば、チャールズ・グッドウィン（Goodwin, C. 1981）はヴィデオカメラを使用して話し手と聞き手による会話の組織化の研究を行い、ケンドン（Kendon 1990）[2] は同じくヴィデオカメラを使用してインタラクションの空間における身体的な参与構造の研究を行なった[3]。マジョリー・グッドウィン（Goodwin, M. H. 1990）は、テープレコーダーを駆使して、子どもたちの遊び場での相互行為を記録し、そのような場でのトークのなかで、個々人の行為を調整するた

---

*1　この論文のもととなるフィールドワークは1937年に行われており、このときの母親と子どもの様子は連続写真に収められている。

*2　ケンドンの文献については初出はさまざまだが、リライトを勘案し、一括して1990年としている。

*3　ケンドンやコンドンの研究手法を検討したものに、南（2001a）がある。

めに利用される「命令」がどのように組織化されているかを（主に4, 5, 6章
で）記述している。認知科学分野ではサッチマン（Suchman 1987 = 1999）の人
びとと機械のインタラクション[*4]研究がある。

　他方で、こうした録音録画機器を使ったフィールドワークは実際にたくさん
なされているものの、こうした録音録画機器の使用はしばしばフィールドワー
クで重要とされる「厚い記述」との関連において、問題含みとされることがあ
る。本章の目的は、こうした問題を解消することで、「録音録画機材[*5]を接骨
院というフィールドに持ち込んで、柔道整復師と患者の相互行為[*6]について、

---

*4　サッチマンはこの本のなかで「インタラクション」という用語について、次のように述べてい
　　る。「『インタラクション』という用語は、ものの相互的な働き、あるいは影響を記述する物質
　　科学（物理、化学、地学など）にその源がある。私は、ここでは、社会科学によってそれに割
　　り当てられている常識的な意味でそれを用いる。つまり、インタラクションということで人々
　　の間のコミュニケーションを意味する」（Suchman 1987 = 1999：6）。他方で、筆者はあえてこ
　　のインタラクションを「相互行為」と訳す。これはサッチマンのようなインタラクションとコ
　　ミュニケーションの代替的な使用法と区別するためでもある。筆者が本書において相互行為と
　　いう言葉を使用するとき、基本的には柔道整復師と患者の対面的な相互の行為連鎖を指してい
　　る。人と人との対面的な場面においてなんらかのトークがなされるとき、たとえば「質問―回
　　答」、「呼びかけ―応答」という行為の連鎖が認められる。「ことばを発すること」と「行為」の
　　関係について体系的に論じた書としてオースティン（Austin 1962 = 1978）が挙げられる。オー
　　スティンは、「遂行（performative）」という語を用いて、「発話することはとりもなおさず、何
　　らかの行為をすることであり、それは単に何ごとかを言うというだけのこととは考えられない
　　ということ」（Austin 1962 = 1978：12　一部改訳）を明示している。オースティンから学ぶべ
　　きこととして、「発話することは何らかの行為をすること」、「その発語によって生じる行為の意
　　味そのものが文脈によって変化しうること」の2つをおさえておきたい。筆者が相互行為と呼
　　ぶものは人びとの発語行為を含めた行為の連鎖を主に指している。このような相互行為の捉え
　　方は、あまりに狭いものかもしれない。しかし、だからといって「コミュニケーション」との
　　代替的な使用法では逆に参照範囲が広すぎるので、筆者にとっては悩ましいところでもあるが、
　　本研究では一般的にコミュニケーションと呼ばれるものの一部分として、相互行為を位置づけ
　　ている。エスノメソドロジー・会話分析（会話分析と相互行為分析の関係については西阪
　　（2008b：42-51）を参照のこと）にとって重要なことは、発話や発語と行為の意味を「実際の言
　　語使用に即して考えていく方向性」（小宮 2011：58）である。この点については、間接言語行
　　為とエスノメソドロジー・会話分析の関係を検討しながら小宮がきわめて説得的に論じており、
　　大いに示唆的である。詳しくは小宮（2011：33-58）を参照のこと。
*5　ヴィデオデータを用いる利点については西阪（1997b）および本書の第6章も参照のこと。
*6　接骨院においても施術と全く関係ないトーク（たとえば「先日、スーパーで見かけましたよ」
　　など）もなされるが、本論文では施術と関係ないトークについては分析の対象から外している。
　　このような施術とは無関係な日常会話を分析するために、わざわざ接骨院で収集したデータを
　　用いる必要はないからだ。柔道整復師の本分が患者の痛めた身体を施術することであれば、そ
　　の施術における柔道整復師と患者の相互行為を分析することが優先的に取り組むべき課題であ

ライルがいうところの『厚い』記述をめざす」[7]という本書の研究方針を擁護することである。

4-2 フィールドワークとその前提としての日常生活

フィールドワークに録音録画機器が使用される背景には、社会学者による人びとの日常生活への関心がある。社会学分野の研究者の目が日常生活へ向き出したのは、現象学の貢献が大きいと思われる。アンダーソンら（Anderson et al. 1985）によれば、ガーフィンケルの現象学[8]への関心は、現象学の素材を

るように思われる。柔道整復師の施術とトークを関連付けることによって、柔道整復師と患者との相互行為によってなされるさまざまな実践を秩序立てて記述する。他方、フィールドワークをとおして、接骨院では施術とは無関係な日常会話がよくなされるという点については報告しておく。たとえば地元の小学校の噂話であったり、隣に座って施術を受けている患者同士が実は同じ高校出身だったりといった、その地域についての話題が会話のトピックとして取り上げられることはしばしば観察することができた。その理由の1つとして考えられるのが、接骨院と病院の「空間区分の仕方の違い」である。接骨院は電気療法を受けるとき、カーテンなどで仕切りを作ることはできるものの、着衣の着脱などを伴わない施術の場合、基本的にオープンスペースで施術がなされる。つまり、他の患者が他の患者になされている施術を見ることは可能なのだ。完全個室で問診がなされる病院とは、その空間区分のなされ方が対照的である。このような分析は柔道整復師と患者の相互行為の分析とは別の研究の枠組みでなされたほうが興味深い考察ができそうである。

*7 筆者がモデルとしている録音録画機器を用いた相互行為分析の先行研究は、グッドウィン（Goodwin, C. 1995）の"Co-Constructing Meaning in Conversations with an Aphasic Man."という論文である。この研究では、脳の左半球に重い脳卒中を患い左半身麻痺と失語症になり、「yes」、「no」、「and」以外は有意味な言語を話す能力がほとんどなくなったものの、意味を持たない音節は使用でき、他人の言ったことは理解できる。この論文は、有意味なイントネーションメロディを産出するための意味をなさない音節を使用する患者と、そのケアワーカー及び家族との相互行為を分析した研究である。他にもグッドウィン（Goodwin, C. 2000; 2004）、グッドウィン（Goodwin, C. ed. 2003）などがある。またグッドウィンの失語症に関する論文の影響のもとに書かれたものとして前田（2008）のとりわけ第6、7、8章を参照のこと。

*8 1952年に提出されたガーフィンケルの博士論文のタイトルが『他者の知覚』ということからもわかるように、ガーフィンケルは現象学からの影響を強く受けている。現象学的な考え方とエスノメソドロジーの相違を考えるために、ガーフィンケルとシュッツとパーソンズ行為者の主観というものをどのようにとらえるかについての違いについて考えてみよう（この点については山崎（2004a: 22-60）が詳しい）。シュッツによれば、行為者の主観はあくまでも行為者のもので、行為者の見地から、つまりは現象学的に意味を捉えることを提唱するが、パーソンズは科学的方法に基づけば行為者の主観的意味は把握できるとする（この点については樫村（1989）、山田（1993）を参照）。ガーフィンケルが目指した行為の意味へのアクセス方法は、行為者本人

社会学的研究ができるような資源として利用することができるかという、方法論的側面である。一般に現象学を社会学に取り入れた人物としてあげられるのはシュッツ*9であろう。ガーフィンケルも社会学者のなかで「シュッツは、日常生活世界の構成的現象学にかかわる古典的な一連の研究において、このような見られはするがしかし気づかれない多くの背後期待を記述している。シュッツは、この背後期待を『日常生活の態度』（attitude of daily life）と呼び、この態度により見られる場面の特性を『共通に知られており、かつ自明視されている世界』として示している」（Garfinkel 1967＝1995：35）と述べている。ガーフィンケルは、シュッツの影響を受けつつ、「日常生活」や「常識的世界」そのものを研究の主題として打ち出した。

　　日常生活でのなじみぶかいこの常識的世界は、人文学上、科学上を問わずすべての領野で、不変の関心事となっている。しかもこの世界は、社会科学、とりわけ社会学にとっては、根本的に関連している事柄だと言えるだろう。常識的世界は、社会学にとり問題をはらんだ主題を構成するとともに、社会学的な態度そのものの性質に入り込み、社会学者が主張する適切な説明に、意外にも執拗な力を及ぼしているのである。
　　こうした問題が、中心的な位置を占めているにもかかわらず、多くの社会学の文献においては、「なじみぶかい場面」として社会的に認識されている常識的世界の本質的な特徴を見きわめるために必要な、またこの特徴が社会組織の次元といかに関連づけられるかを示すデータや方法はほとんど見られない。社会学者は、社会的に構造化されている日常生活の場面を出発点とみなしているけれども、常識的世界が、そもそもいかに可能なの

の主観的見地からでもなければ、唯一の特権的な（あるいはパーソンズ的な）「科学的方法」というわけでもなく、「自然言語」の「説明可能性」の中にそれを見いだしたことである。水川によれば、「説明可能な性質（説明可能性 accountability）とは、個人的な実感や経験だけではなく、複数の人が共同で利用できるもの」（水川 2007: 12）である。説明可能なものであるならば、原理的には「記述可能」なわけで、この「記述可能」なものを記述していくというのがまさにエスノメソドロジーの研究プログラムである。
*9　現象学的社会学とエスノメソドロジーの関係についてはリンチ（Lynch 1993＝2012）の第4章や、椎野（2007: 201-21）、ザハヴィ（2007＝2015）を参照のこと。

かという一般的問題を、それ自体社会学的に探求すべき課題として論ずることはまれである。むしろ、日常世界の可能性は、理論的な表現を押し付けられているか、もしくはただ単に仮定されているかのいずれかにすぎない。日常生活の常識的世界に明確な規定を与えることは、社会学の探求目標としてまたその方法論上の基盤として、究明しなくてはならない適切な課題であるにもかかわらず無視されてきた。この論文の目的は、常識的な活動をそれ自体独立した探求目標として取り扱うことが、社会学的な探求に対しどのように本質的に関連しているかを示してゆくとともに、常識的な活動の「再発見」を一連の研究報告を通じて試みることにある。

（Garfinkel 1967 = 1995 : 33-34）

　ガーフィンケルはその晩年において、フッサールの『ヨーロッパ諸学の危機と超越論的現象学』（1936 = 1995）を引き合いに出し、「科学における生活世界の起源（the Lebenswelt origins of the sciences）」について論じている。たとえばガーフィンケルとリーバーマンは「エスノメソドロジーにおけるワークと科学のハイブリッド研究は、フッサールのプログラムを明確にするもので、科学における生活世界の起源についてのより詳細な記述を提示する」（Garfinkel & Liberman 2007: 3-4）と述べている。フッサールは「生活世界がたえず基底として機能しているその仕方、生活世界のさまざまの前論理的な妥当が、論理的ならびに理論的真理に対して基礎づけのはたらきをしているその仕方については、けっして学的に問おうとはしない、といったことがあってはならないのだ」（Husserl 1936 = 1995 : 224）と述べており、ガーフィンケルはこのような態度をフッサールから学んだことが理解できる[*10]。

　清矢（2001）は、シュッツの議論に依拠しつつ、フィールドワークにおいて常に念頭においておくべき基本的前提が2つあると述べている。1つめは「『日常生活』は、科学的な記述分析が行なわれる以前に、すでにそれ自体の『構造』あるいは『意味のつながり』をもっており、したがって、現象として、す

---

*10　エスノメソドロジーとフッサールの「生活世界」についての態度との関係は、リンチ（Lynch 1993 = 2012）、ガーフィンケルとリーバーマン（Garfinkel & Liberman 2007）、ガーフィンケル（Garfinkel 2007）、ルッジェローネ（Ruggerone 2012）を参照のこと。

でに『秩序立って』いるということである。言い換えれば、日常生活の秩序というものは、あらかじめ設定された科学的概念をその現象に押しつけたり、得られたデータを統計的に処理することによって明らかになるというよりは、むしろ、あくまで日常生活そのものを直接に『観て』、その中に生活する人びとにとっての『秩序』を発見しようとする態度によって明らかになるはずのものだ」（2001: 31）ということである。このような前提を認めるならば、フィールドに出てそこで営まれている人びとの活動を観察し、ヴィデオカメラによって記録しようとすることは、むしろ有効なことのように思われる[*11]。2つめは、「『日常生活』における行為（action）は、個々の独立した行動の集合というよりは、基本的に社会的相互行為（social interaction）であり、それら相互行為は、社会的に付与された意味をもっており、それらの意味はあらかじめ固定されたものというよりは、相互行為の進行という文脈の中で、行為者が互いに刻々と解釈し、あるいは再解釈しながら理解されてゆくものだ」（2001: 31）ということである。ヒースら（Heath et al. 2010: 7）によれば、ヴィデオ録画によって、分析者は社会秩序がリアルタイムに生じるときの他者の行ないや参与者たちの間で生じている意味や資源[*12] を検討ができるようになる。このような前提を認めるならば、フィールドにヴィデオカメラを持ちこみ録画することによって、フィールドノートから得られるデータやインタヴューデータから得られるデータとは別種のデータを得ることができる。

　録音録画されたデータを分析してきた会話分析によって明らかになったことの一つに、「当事者たちがしばしばそのつどその場その場で互いに説明を示しあいながら、何ものかを観察可能なものとして達成している」（西阪 1992：40）

---

*11　医師である寺嶋は、「医療のエスノメソドロジー研究の現状と課題」という研究セミナーで、「医学教育に関していうと、われわれ医師が暗黙のうちに、当たり前すぎて伝えられない場面、そういうことをひょっとしたら、エスノメソドロジーの手法で解明していただいて、そのキーポイントを、伝達可能な形にしていただける可能性があるのではないかと期待しています」（藤守他 2004: 236）と述べている。エスノメソドロジー研究は、よく「見られてはいるが気付かない（seen but unnoticed）」（Garfinkel 1967: 44）ことを指摘できる研究プログラムであると言われる。ガーフィンケル（Garfinkel 2002）自身も、秩序現象の記述がチュートリアル的になることを認めている。この点については池谷（2007）も参照のこと。

*12　相互行為とはレリヴァントではない外部の存在をもって記述することを避けるという含意もある。これについては、たとえば浦野（1997）などを参照のこと。

という社会的な達成がある。会話分析は、その方法手続き上、実験などの統制群を作らず、日常生活における「自然な場面」を録音録画（近年は映像機器の大いなる進歩も手伝って録画が主流）し、このローデータを何度も繰り返し観察して分析を行う[13]。会話分析が大きな誤解を受けるところであるが、会話分析は、行為者本人の主観や意図を無視しているわけではない。行為者本人の主観や意図は本人に聞かなければわからないという姿勢をとらないだけであり、第三者からみても行為の意味が理解可能であるならばそのようなものを行為者本人の主観／客観という二分法の語彙で呼ぶ必要すらない。西阪によると、「本人に聞くのが最善の方法とはかぎらない。それは、なにも私たち分析者が、本人たちよりも、かれらが何をしているかわかっているからではない。かれらの振舞いが合理的で理解可能であるならば、それは、私たちにも近づきうる「公的な」手続き（概念の結合関係）に従っているからにほかならない」（2008b: 18）と述べている。会話分析において、「いま・ここ」での相互行為において立ち現れる意味というのは、分析者にとっての意味というだけではなく、なによりその参与者たちが共有する「意味」である。そして意味の共有化は、公的な手続きでなされる。

　調査協力者たちの日常生活を録画して記録するということは、繰り返し視聴することが可能になるということと、複数の人が閲覧可能になるということを意味する。これらにより、データセッション[14]を行なうことが可能となる。ヒースら（Heath et al. 2010: 102 あるいは 156-7）によれば、データセッションとはヴィデオをもとにした相互行為研究において、記録素材を協働で分析するときの標準編成であり、ヴィデオデータを何人かで一緒に見て、コメントし分析するものである。調査チームの同僚たちと、あるいはデータに新しいパースペクティブを提供できる人たちとともに、思いついたばかりの分析を論じ合う

---

[13]　こうした分析の手順については串田（2000）、水川（2001）、田中（2004）、平（2009）などを参照のこと。

[14]　本研究で分析した第5章から第11章のうち、第11章を除く全てのデータについてはデータセッションを行なっている。とりわけ第6、7、9章は柔道整復師とともにセッションしたデータであり、第10章は理学療法士もデータセッションに参加した。ちなみに筆者は、データセッションについて、そのセッションが開催された場所、日時と参加者名簿くらいは明示する習慣があってもよいのではないかと思っているが、これについては別の議論を要する。

ことができる。ヴィデオ記録を吟味することによって、導入的な分析を行なう機会となる。ときには「実践者」にデータセッションに参加してもらい、独自の洞察を提供してもらったり、理解が困難である出来事を明らかにすることを助けてもらえる。これはガーフィンケル（Garfinkel 1991）のいう「方法に固有の適切性要請（unique adequacy requirement of methods）」[*15]に応える方法の1つとなりうる。筆者は柔道整復師の養成には直接携わっていたし、患者としては何度も柔道整復師の施術を受けているが、柔道整復師資格を所持しているわけではない。当然柔道整復師として施術をすることができない。しかし、柔道整復師や理学療法士など、患者の身体の操作を行なう実践者がデータセッションへ加わってもらうことによって、実践者としての洞察や素人ではわかりにくい出来事への理解を求めることが可能になる。

[*15]　「方法に固有の適切性要請」（これについては他にもガーフィンケルとウィーダー（Garfinkel & Wieder 1992: 182-184）、ガーフィンケル（Garfinkel 2002: 6-7）などを参照のこと）は研究対象と研究方法の適合性・不可分性（中村 2007：82）を指す言葉である。これには弱い使い方と強い使い方がある。弱い使い方の例としては、日常会話や歩行の仕方など、日常生活者であれば自然に獲得できる能力を要請するものであり、強い使い方としては、法律、自然科学の実験など、ある一定期間の修練を要する能力を要請するものである。筆者は柔道整復師のライセンスを所持しているわけではないが、柔道整復師養成校に7年間所属して、一般教養・柔道を教えるものとして、あるいは教務課職員として柔道整復師の養成に直接携わってきた。柔道をして怪我をすれば柔道整復師養成校付属の接骨院で、患者として施術を受けることもできた。この定式化に照らせば筆者自身は「方法に固有の適切性要請」の強い使い方ができるわけではないが、柔道整復師の施術は常に身近なものであった。他方で、山田はこの「方法に固有の適切性要請」こそが、エスノメソドロジーを隘路へ導いてしまうことを指摘している（詳しくは山田（2011: 22-37）を参照）。「方法に固有の適切性要請」についての議論自体は、多様な解釈のある議論（たとえばリンチ（Lynch 1999＝2000）、中村（2007: 82-90）、山田（2011: 16-37）など）である。本章ではこうした議論に決着をつけるというよりもむしろ、筆者自身が実際に柔道整復師養成校に7年間勤務し、実際に柔道整復師の施術を受け、さらには接骨院での撮影やフィールドワークを行うなど、さまざまな経験をとおして接骨院における柔道整復師と患者の相互行為についての可能な記述を試みる。「方法に固有の適切性要請」については、第9章の議論も参照のこと。なお、ガーフィンケルの使用する用語は日本語に訳しにくいものが多いが、「方法に固有の適切性要請（unique adequacy requirement of methods）」は最も翻訳の難易度が高い用語の1つで、訳者によって異なる訳し方がなされている。

4-3 録音録画データへの批判

　他方で、録音・録画機器をフィールドに持ち込むことに否定的[*16]なフィールドワーカーもいる。たとえばギアツ（Geertz 1973＝1987）はライル（Ryle 1971）の議論を元に、次のように述べている。

　　右の眼をまばたいている二人の少年のことを考えてみよう、とライルは述べている。一人の方は無意図的なまぶたのけいれんであり、もう一人の方は友人に悪だくみの合図をやっていたとする。この二人の少年のまばたきは、まぶたの運動としては同じであり、カメラのレンズでは、つまり「現象的」観察からすれば、いずれが無意図的なまばたきで、どちらかが目くばせであるか、また両方、あるいはどちらかが、目くばせか、ただのまばたきなのか、区別することができない。カメラではこの違いは捉えられないが、自然のまばたきと、意図的な目くばせとの違いは大きい。

（Geertz 1973＝1987：8）

また、こうしたギアツの議論を受けてエマーソンたちは、次のように述べている。

［*16］否定的である理由としてよく挙げられる一つは倫理問題である。つまり調査協力者の個人情報をどのように守るかという問題である。しかし、これは「録音や録画したデータの使用について、調査協力者からどのような承諾を得るか」という問題として考えたほうが生産的な議論になる。調査協力者の個人情報の秘匿を学問的探究などよりも最優先に考えるのであれば、録音や録画は当然しないほうがよいし、極論を言えば全ての調査や実験はしないほうがよい。調査協力者には調査に協力するコストを払っても、最終的には調査に協力するだけの利益があるということを理解していただかなければならない。そのうえでどうしても録音や録画が必要であることを、調査者や研究者は説得しなければならない。あるいは単に調査協力者から録音や撮影を拒否されることもありうるし、制度的に録音や録画が禁止されている場面もありうる。こうした場合はいうまでもなく録音・録画はあきらめなければならず、主にフィールドノートへの書き込みの質と量や最終的なアウトプットがフィールドワークの評価を左右することになるだろう。実際、筆者が現在かかわっている障害者雇用や障害者就労支援のフィールドではほとんど録画が許可されないので、本書のような研究スタイルを採用するのは難しい。

　　テープレコーダーやヴィデオによる音声や映像の記録は、一見、人々の
　あいだのやりとりの中に含まれているほとんどすべての内容をとらえて記
　録しているかのようにも見えるが、実際には進行中の社会生活の一面を切
　り取って記録するだけに過ぎない。そもそもテープレコーダーやヴィデオ
　で記録される内容は、それらの機械をいつ、どこで、またどのようにセッ
　トしてスイッチを入れたかや、それらの道具がどのような種類の情報を機
　械的にピックアップできるのか、また、記録の対象になった人々が機械が
　セットしてあるという事実にどのように反応したのか、というようなこと
　に依存している。　　　　　　　　　　　（Emerson et al. 1995＝1998：39）

　このように書くと、録音録画機材をフィールドに持ち込んで、柔道整復師と
患者の相互行為についての、「厚い」記述をしていくことはとうてい不可能な
ように思えるが、筆者が本書で行ないたいことはまさにこのことである。次節
ではこのギアツとエマーソンたちの指摘に回答していこう。

4-4　ライルの「厚い」記述とエスノメソドロジー

　ギアツの議論であるが、上記引用文の後半にあるように、「自然のまばたき
と、意図的な目くばせ」を区別して記述することが重要であるという点は筆者
自身も同意できる。しかし引用文の前半については疑問が残る。ライル（Ryle
1971）が述べているのは、目をつぶっているという「画」[*17]だけでは、少年た
ちがまばたきをしているのか目くばせをしているのかわからないといっている
にすぎず、「『現象的』観察からすれば…」とまでは言っていない。そもそも少
年たちが「まばたきする」のも「目くばせする」のも、他者の存在などのまわ
りの環境要因との関係において行為者はどのような活動に参与しているかとい
った、複合的な「現象」の一部分である。こうした「現象」をその場の文脈に
即して詳細に観察することなしに、「自然のまばたき」と「意図的な目くばせ」

　＊17　本研究では実際に、第6、8章において「患者が眼をつぶる」ということが分析対象になって
　　　いる。

を区別することがはたして可能であろうか。

　ここでライルが「厚い／薄い」という、相対的にしか意味するところが決定されない形容詞を持ち出した点を考えてみたい。ギアツ（Geertz 1973＝1987）[18] によればエスノグラフィーの対象とは、薄い記述と厚い記述のあいだにあるものだという。そのあいだにあるものとして、ギアツは「無意識的なまばたき、目くばせ、にせの目くばせ、目くばせの真似、目くばせの真似の練習などが生まれ、知覚され、解釈される意味の構造のヒエラルキー」（Geertz 1973＝1987：10）を想定している。だが、筆者にとってこれは奇妙に聞こえる。「目くばせ」と「まばたき」はそもそも別概念であり、「まばたき」の意味の構造のヒエラルキーのなかに「目くばせ」が組み込まれているわけではない（逆も然り）だろう。このようなことをふまえれば、ギアツの例示した「意味構造のヒエラルキー」はそもそも意味構造のヒエラルキーではなく、目を閉じた人の「画」についての記述のバリエーションである。

　厚い記述と薄い記述の関係について考えてみよう。たとえばある画を見て、それが「まばたき」なのか「目くばせ」なのか A さんと B さんが議論をするとき、「いつ、どこで、どのような状況で、だれがだれに向けた」というように、薄い記述を 1 つひとつ確認していかなければ、いつまでも A さんと B さんの議論が調停されることはない。A さんと B さんが、全く別の現象を想定している可能性があるからだ。道徳についての議論でいえば、薄い記述は「どういう分厚い記述が受け入れ可能かを決定するための出発点としての役割を果たす」（伊勢田 2005：181）という点で重要であり、その連続体として初めて厚い記述に意味がもたらされる。クラブトリーら（Crabtree et al. 2012: 117）によれば、厚い記述とは何かをしていることについての説明可能な（accountable）特徴を分析的に詳説するためのものである。その説明可能性とは哲学的なものでも人類学的なものでもない。ある場面において自然に生じるような説明可能

---

*18　ギアツ（1973＝1987）を読むかぎり、ギアツは「文化」が相当強く人びとの行為を決定すると想定しているようだ。もちろん人びとの行為が文化的に既定される側面があるのは事実だが、ギアツのこうした文化に強く拘束されている人間モデルは、ガーフィンケルが「文化的な判断力喪失者（cultural dope）」と呼んで批判したものにほかならない（この点については第 5 章も参照のこと）。だが警戒すべきは、ギアツ自身の主張というより、「ギアツの厚い記述」の主張を、自らの研究を正当（統）化するためだけの目的で無批判に採用する研究者の態度である。

性であり、そのようなワークをするメンバーにとって説明可能なものである。

　ライル（Ryle 1971: 489-493）自身が「厚い」記述について述べているのは次のようなことだ。現在なされていることについての「厚い」記述として必要とされることは、その時点ではまだなされていないもののこれからなされることを参照することでもある。たとえば、ある行為は他の行為の準備としてなされることがある。咳払いすることは歌うことの準備であったり、自転車のタイヤに空気を入れることは自転車に乗ることの準備であったりする。咳払いしたり自転車に空気を入れるという準備的行為が、「厚い」記述となるために必要なこととは、この時点ではまだ生じていないが意図されていたり予期されている歌うことや自転車に乗ることの参照である。この点については前田（2015）[19]も同様にライルの議論を参照しながらエスノメソドロジー研究との関係もふまえ、説得的に述べている。

> 　ここで注意しておきたいのは、薄い記述がなされているところに、厚い記述を帰属させることができる、ということである。政治家は、自らの7文字の名前を平和条約に署名することのみを行い、それ以外に別のことをしなかったとしても、それによって戦争を終わらせることができる。「戦争を終わらせる」という厚い記述は、「名前を署名する」という薄い記述との関係のもとで、相対的に「厚い」記述と理解することができる。相対的に「厚い」記述には、その記述を支える相対的に「厚い」文脈が必要なのである。　　　　　　　　　　　　　　　　　　　　　　　（前田 2015: 43）

　「依頼」→「応答」という行為の連鎖の下での記述と、「鍵をかりる」という記述は、相互に矛盾しないし、対立もしない。「鍵をかりる」ことは、「緩和ケアにおける投薬治療の準備」である。「薄い記述」があるところに、「厚い記述」を帰属させることができる。さらに、ここでは、「緩和ケアにおける投薬治療の準備」のような「厚い記述」を用いることが、その記述

---

[19]　本章ではこの前田論文（2015）の2節を主に参照しているのだが、前田論文（2015）の3節や加藤（2016）、北田（2016）の方法論の議論についても重要である。本書の第1章についていえば、むしろ後者の議論と呼応する。

から切り離されたところに「医療」という「文脈」を設定し、それによって説明するということではない、ということにも注意しておきたい。「依頼」→「応答」という連鎖自体は、医療「においても」医療「を超えても」起こりうる。この点は、「鍵をかりる」という行為についても同様である。ただし、「オピオイド製剤が保管されている金庫の鍵をリーダー看護師からかりる」は違う。（一つの行為について）複数の記述が可能である、ということは、それぞれの記述とリフレクシブな文脈が複数記述可能である、ということである。薄い記述があるところに、厚い記述を帰属できるのであり、より広い文脈に置き直して再分析することもできる。そしてそれらは、単純に矛盾したりしない。むしろ、記述同士の関係を示すことによってこそ、「文脈」の関連性（レリヴァンス）を入手できるのである。先に述べたように、こうした考え方は、たとえば「医師（／患者）役割」のような概念を用いて、「医師（／患者）だからこのように行為するのだ」というふうに、記述から切り離された「文脈」によって行為の意味を説明する、という考え方とは、だいぶん違った作業を要求することになる。

　エスノメソドロジストたちが主張してきた、それぞれの実践において用いられる方法に固有の適切さを捉えようという問題（「方法に固有の妥当性要請」）は、ここで求められている作業をよく特徴づけている。リンチが指摘するとおり、ここで求められているのは、エスノグラフィー的研究の前提として、（たとえば「医療」といった）対象領域について学ぶべきだ、ということだけではないのである（Lynch1993: 302)。「依頼」を行うことも、「鍵をかりる」ことも、医療に「おいても」医療「を超えても」起こり得る。「緩和ケアの準備を行う」はそうではない。だとしたら、なぜ、「依頼」を行うことが、「緩和ケアの準備を行う」ことでもあり、「病棟内の活動の時間を調整する」ことでもありうるのか、その「方法」を適切に理解できるように示さなければならない。　　　　　　　　　（前田 2015：46-47）

　シャロックとアンダーソン（Sharrock & Anderson1991）によれば、これらの「厚い」記述には行為の意図の有無が問題になっているわけでもなければ、社会学者の間では有名な「行為」と「行動」の区別[20]をしているわけでもない。

岡田はこの点について、「私たちは、意図的にも、そうでなくとも『まばたき』をすることができる。だが、意図なしで『ウインク』することはありそうにない。『ウインク』は意図と強く結びついている」（岡田 2001：36）と述べている。つまりライルのいう「厚い」記述とは、それぞれ本来は独立であるはずの行為や概念の結びつき[21] を見通しよく記述することでもある。ライルの「厚い」記述についての議論は、ギアツの議論にあるような「『現象的』観察からすれば…」ということとは別種の議論であり、ライルのいう「厚い」記述をめざすことと、録音録画機器を使用して人びとの相互行為を分析することは両立する。

　エマーソンたちの議論についてはどうであろうか。この引用文も後半部分は同意できるものの、前半部分については疑問が残る。たしかに、録音録画することで「フィールドの全て」を記録したと調査者が主張するのであれば、エマーソンたちの「進行中の社会生活の一面を切り取って記録するだけに過ぎない」という指摘は有効であろう。録音録画機器とは自然に説明可能な現象を録音録画するツールであって、それ以上でも以下でもなく、映像データの分析における限界については、あらゆる映像データ使用者が自覚的でよい（Jordan & Anderson 1995; Crabtree & Rouncefield & Tolmie 2012 など）。もちろん筆者はここで、録音録画機器を使用して「フィールドの全て」を録画したと主張したい

---

*20　行為の動機についての議論は、ウェーバー（Weber 1913＝1968；1922＝1972）、ミルズ（Mills 1940＝1971）、ガースとミルズ（Garth & Mills 1953＝1970）、スコットとレイマン（Scott & Lyman 1968）、クールター（Coulter 1979＝1998）、井上（1997）の議論を参照のこと。

*21　サックス（Sacks 1972a; 1972b）はそれぞれ、自殺防止センターにかかってくる電話でよく聞かれる「誰も助けてくれる人はいない」という語りが「どのような苦しみの語り」であるのか、あるいは2歳9ヶ月の子どもが語った「赤ちゃんが泣いたの。ママが抱っこしたの」というお話を聞いて、人びとがその「ママ」を他の誰でもない「その赤ちゃんのママ」として聞くとき、その推論がどのようにして可能になるのかをそれぞれ検討している。このような問題を分析していくことで、サックスは人びとが知っている「成員カテゴリー」に関する知識の問題として、誰にでもわかる仕方で公的に存在していることを示した。本章で述べたライルの厚い記述にひきつけていうならば、こうしたカテゴリーについての分析もまた、そのカテゴリーの実際の使用を分析することで「それぞれ本来は独立であるはずの行為や概念の結びつきを見通しよく記述する」ための分析といえよう。成員カテゴリー化装置については、上谷（1996）、サーサス（Psathas 1999＝2000）、山田（2001）、山崎（2004b）、是永（2004）、中村（2006）、是永・酒井（2007）、小宮（2007a; 2011）戸江（2007）、酒井（2010）などを参照のこと。本書でも成員カテゴリーについては、第8章と第10章で部分的に扱っている。

わけではない。そもそも（仮に可能だとして）フィールドの全てを記録したところで、ライルのいう「厚い」記述をしたことにはならない[22]。これについては先ほど議論があったように、少年の「まぶたをとじる」という現象を「まばたき」と記述するのか「目くばせ」と記述するのかという問いに、再び立ち返ってみれば明らかであろう。単なる音声や画像の記録をライルは「薄い」記述と呼んでいるのであり、記録しただけでは「厚い」記述にならない。

4-5　録音録画されたデータをどのように使用するか

　筆者はヴィデオカメラを接骨院というフィールドに持ち込んで録画[23]したが、現在の録音録画技術を考えれば、接骨院での柔道整復師と患者の相互行為における「それぞれ本来は独立であるはずの行為や概念の結びつき」を、筆者（や読者）に最も鮮明に思い出させる手段として、ヴィデオカメラで録画された映像というメディアは、現時点において最適な選択であろう。「概念のリマインダー」としてのデータという考えは、クールター（Coulter 1983: 374）、西阪（2001: 17-22; 221-222）から得ている。クールター（Coulter 1983: 366）によれば、質問—回答、呼びかけ—応答、提案—受容／拒否といった行為の連鎖は、「経験の分布（empirical distribution）というよりむしろ慣習（convention）」であり、したがって分析者にとって必要なのは、慣習を思い出させるデータである。

　他方で、「データとは何らかの仮説を実証するためのものではないのか」という疑義の申し立てが予想される。つまり実証主義的データの取り扱いとはどのように異なるのかという疑問である。これはデータを分析することで、「ど

---

[22]　このようなことを述べると、ダントー（Danto 1985＝1989）の「理想的編年史」についての議論を思い浮かべることがあるかもしれない。ダントーの議論でも全ての歴史的記録（つまり「理想的編年史」）があったところで歴史を物語ることは残されていることを示している。「説明されなければならないのは、出来事相互の関係」（1985＝1989：283　強調は原著者）であり、出来事と出来事を結びつけることの重要性が示唆されている。詳しくはダントー（Danto 1985＝1989）、あるいは野家（2005; 2007）を参照のこと。

[23]　ヴィデオカメラを使用する調査については山崎晶子ら（2004）、南出・秋谷（2013）、藤崎ら（2018）を参照のこと。

のようなことを明らかにしたいのか」を考えればよい。山田の言葉を借りれば「会話分析のシークェンス構造とは、経験的規則というよりはむしろ、私たちがメンバーとしてコミットしなければならない規範的で道徳的な秩序」（山田1995: 132）である。エスノメソドロジー研究や会話分析によって得られる知見が道徳的・規範的含蓄であるならば、エスノメソドロジストや会話分析者が一般化可能性やデータの代表性についてほとんど言及しないのもうなずけることだ。なぜなら道徳的・規範的知見は、研究者が統計処理などによって一般化・普遍化されているものではないし、サンプル数などによって担保されるものでもなく、研究者がそのような統計処理を行なって実証する以前に、すでに人びとが一般的なものとして利用可能なものだからだ。たとえば質問―回答、呼びかけ―応答、提案―受容／拒否といった行為の連鎖は、いわゆる慣習によって可能になっている。つまりエスノメソドロジー研究者や会話分析者は、実証すべき対象をデータとして扱っているわけではなく、データを検討することで人びとの慣習をリマインドし、その慣習から説明可能なものを記述しているのである。

　調査者でもある筆者としては、本研究で分析されている映像データが記録物としての価値もあると思っている。柔道整復師の実際になされている施術の様子を患者との相互行為として映像に記録し、それを紙に転写された書物を筆者は知らない。たとえば柔道整復師養成施設で使用される教科書は、柔道整復の生物医学的知識は書いてあるが、それが患者との相互行為によってなされているということが記載されているわけではない。これは柔道整復師には何ができるのかという点からすれば、それだけで貴重な資料になりうるだろう。この点については、会話分析を始めたサックスが「科学」という観点からも、録音録画された記録の重要性を指摘している。サックスは次のように述べている。「社会学の研究を始めた頃、私は次のように考えた。もし社会学が、実際に生じる詳細な出来事を扱い、しかもそれを形式的に処理することができ、科学が基本的にそうであるように、つまり、他のだれであれ記述されていることが本当にそうであるかを確認することができるように、直接的な方法で実際に生じた出来事についての情報を提供できない限り、真の科学はありえない」（Sacks 1984: 26）。この点においてサックスは、自らの研究がシカゴ学派のエスノグラ

フィーと比較して相対的に具体的かつ厳密であると考えていたようである（Sacks 1992: 27）[24]。たしかに再現性とその精確さという点において[25]、ヴィデオデータは他種のデータ（たとえばフィールドノートから得られるデータ）とは比べものにならないほど高い。たとえば秋谷（2012）は、老人性難聴者と健聴者の会話を分析することによって、「聞き取り」に対する理解が両者にとってどのように経験されているのかを記述している。ここで秋谷は、「修復」（Schegloff et al. 1977 = 2010）と呼ばれる発話トラブルへの対処方法を中心に分析するわけだが、この「修復」は一般に短時間のうちに達成される。このようなとても微細な相互行為を明らかにするには、何度も繰り返し再生できる録音録画装置がなければ困難であっただろう。

4-6　トランスクリプトの表記と分析対象になるデータについて

　撮影された映像で分析に用いるデータは、表4-1に示される記号などを使用して紙に転写される。これらの記号の使用方法については、ジェファーソン（Jefferson 2004a）の貢献が大きい。

　ラーナー（Lerner 2004: 3）によれば、会話分析研究のためにジェファーソンによって開発されたトランスクリプトシステムは、相互行為におけるトークについての相互行為に関連する特徴を転記する（transcribing）ための、「代表的なスタンダード（gold standard）」であると国際的に認識されている。ジェファーソン（Jefferson 2004a）は、オーバーラップや笑いのような相互行為における特徴に注意を向けることで、そのデータが実り豊かなもの（fruitful）になることを示唆している。ジェファーソンは、相互行為における特徴に注意を向けた場合とそうでない場合のトランスクリプトを併置しながら、自身のトランスクリプトシステムの有用性について例証している[26]。

---

[24]　だが会話分析といっても一枚岩ではなく、なかには発見された規則性を集積して体系化を目指す方向性をもつものもおり、こうした一部の会話分析者の科学志向はもともとエスノメソドロジーが批判してきた構えでもある（たとえばリンチ（Lynch 1993 = 2012）、リンチとボーゲン（Lynch & Bogen 1994）などの批判を参照のこと）。

[25]　念のため述べるが、筆者には、この点だけをとらえてヴィデオデータが他種のデータより総合的に優れていると主張する意図はない。

表4-1　本研究のトランスクリプトで使用される記号の凡例一覧

記号	意味
JとP	柔道整復師（Judo Therapist）と患者（Patient）
hh と .hh	呼気音と吸気音
°文字°	「°」で挟まれている「文字」は相対的に小声で発話されている
（秒数）	括弧内の秒数は発話のない時間を示している
(.)	括弧内がコロンのときは、わずかな沈黙を示している
[	同時に発声されたことを意味している
::	声の伸張を示す（「:」の数で相対的な伸張の長さを示している）
（×××）	発話が聞き取れなかったことを示す
↑	上昇のイントネーションを示す
¥---¥	「---」は微笑みながらの発話を示す
↓	音調の下がりを示す
＞文字＜	相対的に早口で話されたことを示す
＜文字＞	相対的にゆっくりと話されたことを示す
=	発話と発話の間に沈黙がないことを意味している
文字	強いアクセントを示す
((ゴシック体))	かこみ内には、そこでなされた動作または参照すべき写真が示されている
MOV02F	ファイル名を示している
0:00:00-0:00:39	ヴィデオクリップのタイムコードを示している

　こうしたジェファーソンの考えを保持しつつ日本語に適したトランスクリプトシステムを提示してきたのが、串田（2006）や西阪ら（2008）の研究であり、筆者もこれらの研究を参考にしながらトランスクリプトを作成した。本書における第5章から第11章[27]のトランスクリプト記号の意味を表4-1に示す。

---

[26]　ジェファーソンはそのためにトランスクリプトが読みにくくなることも認めており、馴染みのない人によっては「悪夢（nightmare）」（2004a: 14）と感じるかもしれないことを認めている。

[27]　第5章から第11章の順番については、接骨院における柔道整復師のワークの成り立ちに寄り添うように並べられている。これについては、詳しくは序章を参照のこと。

4-7 まとめ

本章の目的は、本論文のとりわけ第 5 章から第 11 章でなされる研究の方針として「録音録画機材を接骨院というフィールドに持ち込んで、柔道整復師と患者の相互行為についての（ライルがいうところの）「厚い」記述をめざすこと」と定め、これを擁護することであった。そのために、まずはフィールドワークに録音録画機材を持ち込む意義として、日常生活というものがどのように秩序だっているかの確認を行なった。日常生活は科学的な記述分析が行なわれる以前に、すでにそれ自体の「構造」あるいは「意味のつながり」があり、すでに「秩序立って」いる。そうであるならば、日常生活に直接アクセスし、その秩序を記述していくことは可能であるし、日常生活を直接記録するものとして、現在の録音録画技術を考慮すればヴィデオ機器を用いることは合理的なことのように思われる。また、録音録画することでデータセッションが可能になり、その有用性も述べてきた。

次にフィールドワークに録音録画機材を持ち込むことに否定的な見解に対して反論し、フィールドワークの前提としての日常生活とフィールドワークについての考え方を述べた。ギアツの「厚い」記述についての言及の仕方は、ライルの「厚い」記述の説明としては誤読を招くような説明になっており、筆者には奇妙に聞こえる。そこでライルの「薄い／厚い」記述について、再検討した。また、前田（2015）の議論を引用し、クラブトリーら（2012）の研究を参照することで、「薄い」記述と「厚い」記述の関係や、「厚さ」は自然に生じる説明可能性によって構成されることを示唆した。

グッドウィン（Goodwin, C. 1995）の研究[28] は、録音録画機材をフィールドに持ち込んで「厚い」記述がなされたものである。食べたいものを直接発語できない失語症患者が朝食として食べたいものを注文するという実践は、とても困難なように思えるものの（そして実際にとても困難だとは思うが）、介助者た

---

[28] この研究については細馬（2016）をはじめ、日本の多くのエスノメソドロジストが言及している。

ちとの相互行為によって達成される。つまり一見すると困難に思える課題も、ロブとその介助者である実践者たちは、自覚的か無自覚的という問題はさておき、その解決方法を知っていることになる。あるいはその解決方法を実践することで示しているといってもよいだろう。そのような方法が実践のなかにあるならば、研究者・調査者である筆者は、その方法を記述することによって実践者たちから学ぶことができるだろう。

第Ⅱ部　見立てにおける相互行為

第5章　問診

5-1　目的と方法[*1]

　患者が接骨院を初めて訪れたとき、柔道整復師はまず患者の話を聴く。こうした来院理由や外傷の発生機序、経過、現在の症状などを聴く一連の活動は問診と呼ばれる。本章の目的は、接骨院でなされている問診における、柔道整復師と患者の相互行為を詳細に記述していくことである。とりわけ本章では、「柔道整復師が患者から施術に必要な情報をどのようにして引き出すのか」、「患者は柔道整復師にどのようにして情報を与えるのか」、「引き出された（与えられた）情報はどのように精緻化されていくか」ということに焦点を当てる。問診の目的は「患者から施術に必要な情報を引き出すこと」であり、実際に医療従事者は問診でそのようなことを行っているし、一般に期待されてもいるだろう。したがって問診において、このような活動に焦点化するのは、ある意味問診の核心部分についての考察ともいえる。本章では、情報を「引き出す／与える」という実践に着目し、その相互行為のタイミングや身振りなどから可能な記述を試みる。

　ここで、相互行為を詳細に記述することに何の意味があるのか、簡潔に示す必要があるだろう。筆者が本章の主題としたいのは次のようなことである。たとえば医師である菊地は、慢性腰痛で来院する患者の分類を以下の3つに分類している。

(1)「診断」目的…重篤な疾患でないのなら治療は希望しない

(2)「治療」目的…とにかく痛みを取って欲しい

＊1　本章は、海老田（2011c）に大幅な加筆修正を施したものである。本章のもととなるアイデアは第58回関東社会学会において口頭発表を行った。その際、髙田明氏と川島理恵氏からは有益な質問をいただいた。この場を借りて感謝申し上げる。

(3)「孤独の癒し」目的…受診仲間や医療提供者との語らいによる安らぎを
　求めている　　　　　　　　　　　　　　　　　　（菊地 2010：226-7）

医師が数多くの患者との問診を経験することによって、患者をある種のタイプ
に分類できるようになるのは、実際にここで菊地が示しているように、経験的
に理解できる話ではある。筆者はここで「患者の分類など道徳的にすべきでは
ない」と主張したいわけではなく、この例で言いたいことは次のようなことで
ある。仮に、医療従事者たちの間でこのような分類が可能であれば、患者との
相互行為のなかでどのようにして、どのような方法を用いればこのような分類
が可能になるのか。ここで問いたいことは、たとえば「医師が患者をどのよう
にして分類しているのか」という分類の方法のような「方法の知識」である。
こうした分類は患者との対話を通じてなされるため、その患者との対話ではど
のようなことが実際にはなされているのかが直接問われてもよいだろう。

　本章では、上記のような類型をいったん棚上げし、（ときには微細すぎるとも
思われるような）相互行為の記述に徹する。類型をいったん棚上げする理由は、
本事例の場合でいえば、たとえば患者役割というものをいったん保留し、患者
を「判断力喪失者（judgmental dope）」（Garfinkel 1967＝1995：76）として扱わ
ないためでもある[*2]。むしろ、本章の結論を先取りしていえば、「患者の自分
自身の怪我に対する判断」こそが柔道整復師の問診を可能にする。サックス
（Sacks 1963＝2013：7）によれば、社会学の課題は社会を分類することでも、
それらを記録することでも、それらを批判することでもなく、それらを記述す
ることである。人びとが社会生活を記述することは、ある意味で社会学の仕事
として課せられる他のどの主題よりも、社会学的主題となりうる。本研究でい
えば、柔道整復師と患者との相互行為を詳細に記述することは、社会学におけ
る第一級の主題[*3]となりうることになる。本章における分析で問われるべき

＊2　類型、モデル、理論を前提にして人間の行為を説明しないという態度は、一般には「エスノメ
　　ソドロジー的無関心」と呼ばれる。これについて、詳しくはガーフィンケルとサックス（Gar-
　　finkel & Sacks 1970）を参照のこと。
＊3　詳しくはサックス（Sacks 1963＝2013）を参照のこと。医療コミュニケーションにおける会話
　　分析を用いた研究方法を論じたものとして、岡田・樫田・平（2009）などが挙げられる。

は、小宮（2005：245）の言葉を借りるならば、分析によって示された参与者たちの「志向」のもっともらしさにかかっているといえよう。

5-2 本章のデータについて

本章で分析するデータは、A 接骨院にて、2009 年 10 月に、柔道整復師と患者の相互行為場面を筆者が直接ビデオ撮影した映像データである。本データにみられる患者は別の症例で A 接骨院には来院しているものの、本症例では初見の 50 代男性であり、左膝に痛

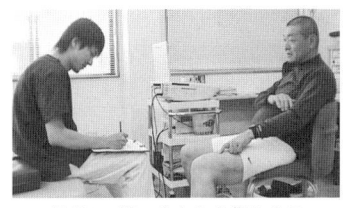

写真 1　膝のあたりを指さす P

みがある。患者は、トランスクリプトを読み進めればわかるが、過去に大きな怪我をしている。フィールドノートによると、本事例の患者は自分で車を運転して接骨院まで来て、駐車場から接骨院までは歩いてきた。特に松葉杖などを利用しているわけではないし、歩行は可能である。この接骨院の院長と患者は長年のつきあいで、この接骨院と取引のある自営業者でもある。A 接骨院における初見の患者は、①受付での問診票の記入→②問診→③触診→④症状に合わせた施術（物理療法・保存療法・手技療法）というプロセスにおおよそ則って施術を受ける。本章のデータは、②の場面である。

5-3 分析と考察

5-3-1 カルテの記入を可能にした患者の判断について

本項と次項においては、「患者の自分自身の怪我に対する判断が、柔道整復師のカルテの記入にどのような影響を与えているか」を中心に記述する。

〈断片 1〉の 004 行目では、P による「怪我」についての語りがある。004 行目で、P が「今日はこの」と言ったあと、P は自分の膝のあたりを指した（写真 1）。そのあとすぐに、1.0 秒の沈黙のところで J はカルテを書き出す準備をし、P が「十字靭帯」という発話をし出したあとで、カルテを書き出した。ここでまず指摘したいのは、P の 004 行目の「十字靭帯がいかれてて」という発

話と、Jの「カルテを書き始める」という行為が接続[*4]していることである。
004行目で、2.5秒の発話のない状態がある。その後、カルテに記入しているJ
の手の動きが止まる。そしてJが顔を上げる（つまりPはJの視線を獲得[*5]し
た）と同時にPの「まあ、切れてるね」という発話が生じる。

〈断片1〉［mov02F 0:00:00-0:00:39］

001 J　こんにちは

002 P　はい　こんにちは

003 J　きょうは↑

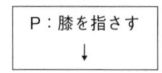

004 P　今日はこの（1.0）十字靭帯がいかれてて（2.5）［まあ　¥°切れてるね°¥

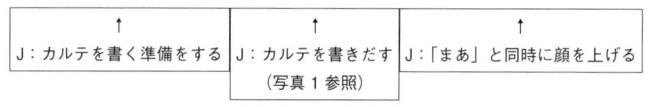

005 J　　　　　　　　　　　　　　　　　　　　　　　　　　　　［はい

006 J　¥切れてます↑¥

```
J：カルテの記入を再開する
P：右方向へ首を捻り、元の位置に戻す
　　　　　　　　↓
```

007 P　　　　¥切れて¥（.）だいぶ前　じゅう∷∷（2.0）°十年経つかな°　それ
　　　　くらい経って　そんとき痛かったんだけど　治って　うん（2.5）で　い
　　　　ままた　痛い

008 J　痛い

009 P　うん、痛い

010 J　何かした覚えはありますか↑

011 P　ない

012 J　何も無い↑

013 P　う∷∷∷∷∷ん　長時間の立ちっぱなしくらい↓だね

---

*4　筆者は「接続」という言葉を文字通り「つながっている」という意味で使用しているが、隣接
　　ペアの第一成分と第二成分のようにつながりの規範性を認めているわけではない。

*5　話し手がどのようにして聞き手の視線を獲得するかについては、グッドウィン（Goodwin, C.
　　1981）を参照のこと。

014 J　ああ＝
015 P　　　＝うん

　ここでは、「J のカルテを書く手が止まった」という現象に注目したい。J は
ペンを持ったままの状態で、カルテを書く手を止めた。これは J が顔を上げる
よりも明らかに前であり、P は J のカルテを書く手が止まるところを見ている。
「カルテを書く J の手が止まった」ということは、「カルテに書くべき情報がな
い」ことの提示と P は理解した。これは筆者の単なる思い付きではない。こ
れについては、J がどの時点でカルテの記入を再開できたのかを見ればよい。
　P は「いかれてて」と発話したあと、「カルテを書く J の手が止まった」こ
とを見て、「切れてるね」という発話をしている。この 007 行目の「切れて」
という P の発話のあと、J はカルテの記入を再開することが可能となっている。
「いかれてて」という表現では、靭帯が伸びているのか、損傷しているのか、
断裂しているのかが明確ではない。「J にとっては明確ではない情報である」、
あるいは「記入されるべき情報として価値がない」と P に判断されるなら、P
は「医療記録に書かれるべき適切な精度をある程度知っている」ということ
（を言い直しにより示したこと）になる[6]。言いかえるならば、P による医学的
記述における適切さの水準の明示を受けて、J はカルテを改めて書き出すこと
が可能となった。ここでは、P による医学的記述についての（医学的・臨床的
診断としては正しくはないかもしれないが）判断を受けて、J はカルテの記入再
開が可能になっている。

5-3-2　患者の「微笑み」と判断について

　004 行目の P の微笑みと 006 行目の J の微笑みが有標的である。この両者の
微笑みは何をしているのだろうか。一般に医療場面で「微笑み」が有標的とな
るのは、医療場面における出会いが、患者が何らかのトラブルを抱えているこ
とを前提としているからにほかならない。つまり、患者の抱える何らかのトラ

---

[6] この分析をはじめ、本章の分析の多くは、草稿をとても丁寧に読んで頂いた方の示唆によると
　ころが大きい。記して感謝の意を示したい。

ブルに対する医療専門職者の「笑い」や「微笑み」は、患者が期待するもので
はない。場合によって不謹慎なものとされることもあるだろう。しかし、ここ
での「微笑み」は、この文脈（特に後続する連鎖）において、とりわけPが不
快感を示していないことから、トラブルをより軽く[7]扱うための、ポジティ
ブに意味づけられた（少なくともネガティブには意味づけられない）「微笑み」で
あるという理解が可能である。004 行目ではPが「切れてるね」という現在時
制を示す発話をしているのに対し、007 行目では「だいぶ前」、「十年経つか
な」という過去時制を示すような発話がなされている。つまり、「微笑み」を
挟んで、Pの語りが「現在の状態（十字靭帯が切れている）」と聞こえてしまう
ような発話から、「過去の病歴に聞こえる」ような発話へと志向しているよう
に聞こえる[8]。

　本事例の場合、Pの微笑みもある種の医学的判断を含んでいるといえるかも
しれない。ここで先に微笑んだのは 004 行目におけるPである。JはPに 006
行目で同調して微笑んでいるという記述が可能であろう。そのため、ここでは
「Jの微笑みは患者のトラブルに向けられた」と記述しがたい。本事例が、「J
の微笑みが不謹慎だ」と指摘しがたいのは、「微笑む順序」がPからJへとな
っているためだといえる。

5-3-3　「問題発見の語り」と患者の判断について

　ハルコウスキー（Halkowski 2006＝2015）[9]は、病気の問題発見の語りの特徴
として、「最初私はXだと思った」という語りと、「気付きの連鎖」の2つを挙
げている。「最初私はXだと思った（ハルコウスキーが挙げていた例は、「最初月
経腹痛だと思った」という患者の語り）」という装置は、生じたことを合理的か
つ説明可能なかたちで理解するための最初の試みを示すために、また、それ自
体ケアする理由があることを示すために使用される。「気付きの連鎖」は、個

＊7　詳しくはジェファーソン（Jefferson 1984）を参照のこと。
＊8　病歴の語りについてはボイドとヘリテッジ（Boyd & Heritage 2006＝2015）の議論も参照のこ
　　と。問診場面における最適化については、ヘリテッジとクレイマン（Heritage & Clayman
　　2010）も参照のこと）。
＊9　ハルコウスキー（Halkowski 2006＝2015）の主張は、ジェファーソン（Jefferson 2004b）の論
　　文にインスピレーションを受けている。

人の領域で突然生じるものとして描かれ、また報告者自身を中立化した対象の報告者とするような仕方で、相互行為の対象者に示される。

この〈断片1〉のケースにおいて鍵となるのは、最初に語られた「十字靱帯断裂」という怪我が、めったになるものではなく、自然治癒するには相当な時間がかかるほどの大怪我であるという医学的事実も関係すると思われる。仮に「十字靱帯断裂」だった場合、人工靱帯を埋め込むなどの外科的な手術が必要とされることがある。なお、本調査協力者であるこの患者は、過去にこの手術を受けている[*10]。したがって、前十字靱帯断裂がどのような外傷なのかPは経験的に知っている。こうした大怪我は、現在受傷しているよりも、過去に受傷している方が、「すでに治癒している」という含意があるぶんだけ望ましい。ここでは007行目で、Pの自らの膝の状態に対する語りが（医学・臨床的に正しいかどうかは別にして）、現在の状態への語りから過去の病歴の語りへと少しずつずらされていることがわかる。

007行目の「切れて」という発話のあと、一瞬発話のない状態があるが、このときPは右方向へ首を捻り、元の位置へ戻す。元の位置に戻ったあとは、全く微笑んでいない。この首の捻りの前は、Pの直観的な現状、つまり007行目の「切れて」という「最初私はXだと思った」についての発話であり、首の捻り[*11]のあとは「過去の外傷歴」についての発話となっている。言いかえるならば、最初の004の「今日は」「切れている」という報告が、首の捻りを境目に現在のものから過去のものへと変更されているように聞こえる。ただし、漠然と変更されているのではなく、「最初思ったこと」、つまり十字靱帯が再断裂して（「切れて」）いる可能性から離れないような仕方で変更されている。

5-3-4 対話相手の身振りに連接された身振り

本節では〈断片1〉の015行目に続く、016行目からの〈断片2〉で示される、JとPの相互行為を分析する。ここではとりわけJとPの身体的振る舞いに着目する。

---

*10 この点についてはフォローアップインタビューで確認済みである。
*11 体の捻りについては、シェグロフ（Schegloff 1998）を参照のこと。

〈断片2〉［mov02F 0:00:40-0:01:34］

016 J　その十字靭帯切れたときって前とか後ろとかそういうのは

> J：右手がカルテから離れる

> J：Jの手の動き
> （写真2参照）

017 P　うん　前　で　だから

> P：うなずき

> P：両手で左膝を掴んで前後へ動
> かす（写真3参照）

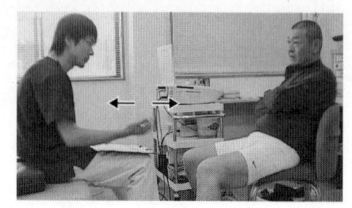

018 J　¥°十字靭帯°¥

019 P　こう　前へ出ちゃう

> P：膝が前に出るという身振り（写真4参照）

写真2　Jの016での手の動き

020 J　前へ出ちゃう

> J：手前へ引くようなわずかな手の動き

021 P　うん

022 J　（5.5）（（カルテに記入））

023 J　いまどういうときに痛いですか

024 P　うん？　上げても痛い

> P：左膝を上げる　P：左膝を下げる

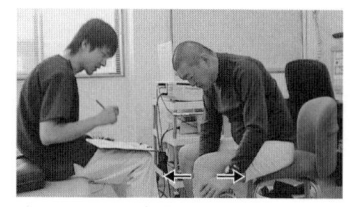

025 J　上げても［ですか

026 P　　　　　　［ん::で:::仰向けに寝られない　こうまっすぐやるといたい

> P：左足を伸ばす　　　　　　　P：左足を戻す

写真3　017での左膝が前に動くことの呈示

027 J　ああ　　動き始めが痛いとかそういうのは　°ありますか°

028 P　¥あるある¥

> P：うなずき

> J：手を上下に2回大きく動かす（写真5参照）

029 J　動いちゃうと　だいぶ平気ですか

030 P　（3.5）　動かない¥hhhhh

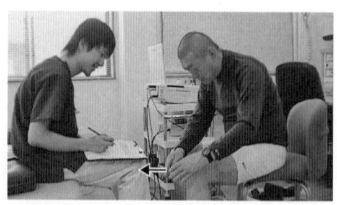

写真4　019でPの膝を前に出す動作

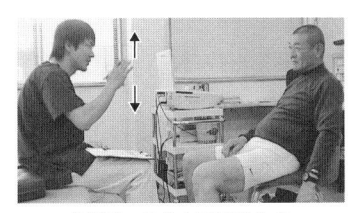

写真5　手を上下に動かす

┌─────────┐
│　　　↑　　│
│　P：うなずき │
└─────────┘

031 J　　¥動かない¥　°[わかりました°

┌─────────┐
│　　　↑　　│
│　J：うなずき │
└─────────┘

032 P　　　　　　　　　　　　[¥痛くて¥

033　　　　(8.0)　((J：カルテに記入→ベッドへ誘導))

034 J　　仰向けで

035 P　　(2.0)　はい

　016 行目で、「十字靭帯切れたときって、前とか後ろとかそういうのは」という過去の症状について、J は P に対して質問している。016 行目の「前とか後ろとか」という発話が J の右手が前後に動く「動作」を伴っている（写真2の矢印参照）。J のこの動作は同期する発話から膝の動きを表象していると記述できる。ここでは、J の「前とか後ろとか」という発話[*12]は、十字靭帯断裂時の膝の「動き」を聞き出そうとしているといえるだろう。

　ここで 017 行目と 019 行目の P の手の動きの質に注意したい。016 行目で J が手を動かしながら（写真2参照）「その十字靭帯切れたときって前とか後ろとかそういうのは」と質問をしたあと、P は 017 行目で、直接左膝を両手で掴むように（写真3の矢印参照）して、前後に3回動かしている。この動作によって、P は膝が「ぐらぐら」することを、より可視的に示している。019 行目の P の手は、自分の膝から離れて、自分の膝を空間に拡張して示しているのがわかる。この動作（写真4の矢印参照）によって、膝が「前へ出る」ことを、具象化[*13]している。つまり、P は膝が「ぐらぐら」（「ぐらぐらしていた」という発話自体はない）し、かつ膝が「前へ出る」ことを手の動きによって可視的に示している。この情報は、016 行目で先行する J の手の動きに接続して引き出された。この膝が「前へ出る」という症状は、「前十字靭帯断裂」の典型的な症状であ

────────────────────────

＊12　古傷が前十字靭帯断裂もしくは後十字靭帯断裂という、「診断名」を聞いているということもありうるが、この場面では J も P も身振りで P の膝の動きを表象していることが説明可能だ。

＊13　自分の理解を具体化して提示することを、ここでは具象化と呼ぶことにする。具象化については第11章の議論も参照のこと。

る。

　015-018 行目に続く、019 行目の P の「こう　前へ出ちゃう」と 020 行目の
J の「前へ出ちゃう」という発話が興味深い。ここでは、P も J も同じ「前へ
出ちゃう」と発話している。019 行目の P の動きに同調して、020 行目でも J
が手を手前へと動かす。このような動作の接続は、少なくとも「他の誰でもな
いその人一人に開かれて*14 いる」ことを示していることを相手に期待させて
しかるべき身振りであるとまではいえるだろう。西阪（2008b：71-4）は、身振
りと発言と環境の構造とが互いに近接されることにより、この身振りと発言と
の意味が構成されるようなプラクティスを「環境に連接された身振り」とよん
だ。ここでは、発話が同じ「前へ出ちゃう」で、かつ身振りも同様の動きを J
は P の身振りに連接して行うことから、「対話相手の身振りに連接された身振
り」としておこう。こうした「対話相手の身振りに連接された身振り」を通じ
て、J は P から前十字靱帯断裂についての受傷時の膝の動き方を再度聞きだし、
その引き出した情報を「前」から「こう前へ出ちゃう」へと具象化している。

　対照的なのが 029 と 030 行目の発話である。029 行目で J は手を上下に動か
しながら（写真5参照）、現状の怪我の症状について「動いちゃうと　だいぶ平
気ですか」と質問している。これに対しライン 030 で、P は 3.5 秒の発話のな
い状態でうなずきつつも、（非優先的な仕方で）「動かない」と回答した。

　うなずきのあとに非同意的な回答をしていることが興味深い。ここでのうな
ずきはあくまで問診の進行を促すものであって、必ずしも質問に対する肯定を
示すものではないことがわかる。ここでは、「動かない」という非同意的な回
答であった。このとき、J は手を動かしていたにもかかわらず、P の手の動き
は見られなかった。つまり非同意的な回答がなされたここでは、「対話相手の
身振りに連接された身振り」は確認することができなかった。

---

*14　ケンドン（Kendon 1990: 114）からの引用。動作の接続的発生という現象についてはケンドン
　　（Kendon 1990）が大変示唆的である。

5-4 本章のまとめ

　本章の目的は、柔道整復師が患者から施術するために必要な情報を聞き出すなかで、柔道整復師と患者の間でどのような相互行為がなされているかを、とりわけその中でも、情報はどのように引き出され、もしくは与えられ、その引き出された情報がどのように精緻化されていく過程のなかで、患者自身の身体に関する医学的判断が問診のなかで、どのように関係付けることができるかを詳しく記述することであった。本章で扱った映像データのなかで、「柔道整復師のカルテを書く手が止まった」という現象、接骨院における「微笑み」、「過去の怪我についての語り方」、「（対話）相手の身振りに連接の身振り」などに焦点化して分析した。

　「柔道整復師のカルテを書く手が止まった」ことに後続する患者の発話は、医学的記述として適切な形（「いかれる」→「切れている」）に言い換えられている。少なくとも、その言い換えの後、柔道整復師はカルテの記入の再開が可能になったくらいには適切な言い換えである。これら一連の相互行為は、患者が医療記録に書き込まれるべき精度を患者が言い換えることで示したように見える。もし筆者が患者を全くの「判断力喪失者」として扱っていたならば、このような記述はありえなかったであろう。

　また、接骨院における「微笑み」の意味について検討した。ここでは、「Jの微笑みが何に対して向けられているのか」について考察した。本データにおいては、患者が先に微笑み、柔道整復師がそれに同調するという相互行為の順序が確認された。つまり、ここにも自らの膝の症状に対する患者の微笑みが表れるくらいには楽観的な医学的判断が示されているようにみえる。「過去の怪我についての語り」については、ハルコウスキー（Halkowski 2006＝2015）やジェファーソン（Jefferson 2004b）の報告を参考にも見てとることができよう。本データにおいては、「過去の怪我についての語り」は、最初に思った（「切れてる」という）ことから離れないような仕方でなされた。同時に、ここでも患者による、自分自身の膝の症状に対する医学的判断が示されているように思える。

　本データにおいては、柔道整復師が身振りを使って質問がなされたとき、患者は身振りを使って回答した。こうした身振りの使用は、痛みのある箇所がどのように動くのかを可視化する。接骨院において柔道整復師が患者から過去の怪我の症状を聞き出したり、その情報を具象化するうえで、「身振り」を使用した相互行為がなされていた。

　柔道整復師と患者の相互行為を描くときに、柔道整復師と患者の役割というパースペクティブから描いたり、患者の分類をそのまま当てはめるように描くことは、どのような帰結をもたらすのだろうか。患者という「役割」に当てはめたり、もしくはいくつに分類することによって、本来丁寧に見れば医療実践に見られる柔道整復師や患者の方法や手段、とりわけ患者の理解や判断などが見失われるように思える。本章はガーフィンケルの言葉を借りるならば、患者を「判断力喪失者」として扱わない試みでもある。本データから記述可能なように、柔道整復師と患者の相互行為の詳細をよく見れば、1つの言い直し、1つの微笑み、1つの手の動きの中に、患者の自分自身の身体についての理解や医学的判断が説明可能となっており、こうした患者自らの身体状態についての理解や医学的判断こそが、柔道整復師の問診を可能にしている。

第6章　触診

6-1　目的

　本章[*1] の目的は、柔道整復師が患者の患部を特定するときになされる柔道整復師と患者の相互行為を記述することである。本節では、数多くある柔道整復術の実践のなかでも「患部を特定する実践」を取り上げた理由について説明する。6-1-2 では、柔道整復師による触診[*2] 場面を研究する方法として、数多くある研究方法のなかでもヴィデオデータを使用して相互行為を分析する理由について論じる。次にデータについての説明を行い、6-2 では柔道整復師による、患部を特定する実践の記述をしていきたい。

6-1-1　患部を特定する実践を取り上げる意義について

　柔道整復師はX線写真を撮影することが禁じられている。X線写真を撮影したい場合は、近くの整形外科などを患者に紹介し、そこで撮影されたX線写真を借り出すなどの手続きを踏まなければならない。しかし実際の診断においては骨折や脱臼などの症例が疑われる場合を除き、こうした外部医療機関へX線写真の撮影を依頼することはまれで、外傷における皮下の状態は、そのほ

---

　*1　本章は海老田（2011b）に加筆修正したものである。本章のもととなるアイデアは第36回日本保健医療社会学会で口頭発表をおこなった。大会当日は質問をいただいたが、その意図がよくわからず、その場で適切な回答をすることができなかった。本章がその回答になっていれば幸いである。

　*2　柔道整復師は医学的診断を下すことができない。法律上医学的診断を下すことができるのは医師（歯科医師）のみである。（実際に本章においても「診断」という用語は誤解を招くことがあるため、できるかぎり使用していない。）しかし、柔道整復師が触診すること自体は禁止されているわけではない。柔道整復師が行う触診・問診・視診はあくまで施術をするための判断をする際の資源であって、医学的診断を下すためのものではない。柔道整復師は診断証明書を書くことは法律上できないが、施術証明書を書くことはできる。施術証明書とは、「施術を行った」証明書である。そこには症状についての診断を下すことはできず、症状名については「〜についての疑いあり」とのみ記される。

とんどが柔道整復師の触診によって調べられる。つまり柔道整復師にとって、触診こそが皮下の患部を詳細に特定するために、または患部の状態を調べるために、最も多く使用される方法である。柔道整復師が指先で感じたことは、そのまま施術に直結する。したがって、柔道整復師にとって触診とは、妥当な施術を行ううえでとても重要である。柔道整復師にとって重要であるならば、柔道整復術のやり方を記述しようとしている筆者にとっても重要であろう。柔道整復師の触診実践における方法の固有性を理解するためには、筆者もその固有性にアクセスして分析する必要がある。

　柔道整復師が患部を特定するとき、鍵となるのは患者の「痛み」とその痛む場所である。この患者の「痛み」と患部とはかなり密接なつながりがある。つまり、患者の患部とは、患者の「痛み」がある場所であることが多く、患者の痛みがある場所を患部と呼ぶことが多い。もちろん、たとえば肩が痛い感じがするといっても、その原因は「眼」にあることもある。しかし、患者が痛みを訴える場所に病原がなかったとしても、患者の「痛む」場所を特定したり、患部の状態を確かめることは、X線写真を撮影することができない柔道整復師にとっては、最重要課題であるといえよう。患部やその「痛み」の状態などがわからなければ、妥当な施術や患部についての推論はできないからだ。

　ここで問題となるのが、患者の「痛み」である。柔道整復師は患者の「痛み」を理解することができるのだろうか。人が「痛み」を感じるという現象は、大いに主観的現象である。確かに私は私の「痛み」を感じることができる。私以外の他の誰かが私の「痛み」を自分の「痛み」として感じることはできない。しかし、だからといって、私たちは他者の「痛み」を知ることはできないと主張する必要はない。というのも、これから記述していくことだが、柔道整復師たちは他者の「痛み」を、かなり精確かつ具体的に知ることができるし、理解することもできる。そもそも医療現場や介護現場で、治療する側の人間やケアをする側の人間が、患者の「痛み」を知ることや理解することができないとしたら、医療行為やケア行為そのものが成り立たなくなってしまう。つまり、私たちは、自分たちの「痛み」を感じるという大いに内省的な現象を経験しているが、しかし他方、治療する側の人間、ケアをする側の人間は、患者の「痛み」を知らなければならないし、理解しなければならないし、実はかなり精確

に知ることもできる。

　こうした「痛み」についての哲学的議論は、ウィトゲンシュタイン（Wittgenstein 1958＝1976：§243-318）やその支持者たち（たとえばハッカー(Hacker 1993)、黒崎(2000)、鬼界(2003)　など）がいたるところで展開している。ウィトゲンシュタインのアイデアを社会学分野で展開したものとして、ウィンチ（Winch 1958＝1977)、クールター（Coulter 1979＝1998)、日本では西阪(1997a)、前田(2008)　などの研究が挙げられる。クールターによれば、「『痛み』という概念は、そのつどのコンテキストに応じて一定の内面的な感覚にたいし反応したりそれにたじろいだりすることと、緊密に関係して」(Coulter 1979＝1998：134)　おり、「痛みが反応と現に結びついている以上、痛みが完全に私的な現象であるなどということ」(Coulter 1979＝1998：134)　は、もはや不可能である。クールターが指摘したことを別の言い方にすれば、他者の痛みというものは「公的」なものになりうるし、「公的」なものである以上、説明可能であり記述可能であるということだ。粗い言い方になるが、「ウィトゲンシュタインのアイデアを社会学分野で展開した」[*3]　とは、こうした説明可能性であり記述可能性を説得的に明示したということであろう。

　本章では、こうした哲学的議論を哲学的議論で終わらせず、柔道整復師と患者とのやりとりを撮影したヴィデオデータの中で検討していきたい。柔道整復師が患者の患部を特定する実践を記述する試みは、「痛み」についての哲学的議論を経験的研究として検討する試み[*4]でもある。

6-1-2　ヴィデオデータを使用して相互行為分析する意義について

　次節で詳しく記述していくことではあるが、「患部を特定する実践」は柔道

[*3]　このような研究方針を示した先駆者として挙げられるのはウィンチ（Winch 1958＝1977）であろう。本章では「トークのない数秒間の間」についての分析を行なったりするが、「身ぶりの（または間の）意味とは、会話の場合と全く同様に、それが先行する状況に対してもつ内在的関係にかかっている」(Winch 1958＝1977：160)　とあるように、こうした「トークのない数秒間の間」は接骨院における触診という状況との内在的関係によって理解可能となることを、本章では示す。

[*4]　たとえばフランシス（Francis 2005）を参照のこと。またヒース（Heath 1989）はヴィデオを使用して、医療場面における痛みのトークに焦点化した分析を行なっている。

整復師と患者の相互行為によって達成される。柔道整復師は患者の反応をモニターしながら、触り方や触る個所を変えつつ、文字通り手探りで患部を特定していく。樫田は、「質的なものを質的なまま（文脈情報を十全に残したまま）」（樫田 2004a: 35）研究することや、「文脈としては確定していないけれども、文脈を想定し、文脈を作ろうとする人々の振るまい、その現れとしての片言隻句に注目」（樫田 2004a: 40）することを推奨している。樫田は「不確定の文脈、けれどもひとびとが実際に言及しあってつくりあっている文脈というものを込みにして秩序現象を記述していくことなしには現実の豊かさを記述していくことはできないだろう」（樫田 2004a: 40）と述べている。

　ヘリテッジとメイナードは、医療診療所のような場面における相互行為に着目するとき、そのようなフィールドは要約すると下記のような基礎となる前提と強く結びついていることを指摘した。

(1)　社会的相互行為には「相互行為秩序」がある。
(2)　ジェスチャーや発話、トークのターンなどは、認識可能な行為としてなされ、双方ともに文脈を形成しつつ文脈を刷新する。
(3)　(1) と (2) は、とても細かい相互行為としてなされる。
(4)　会話の連鎖組織を明らかにすることは、日常的なトークについての分析を、通常の（normal）社会科学用語でいうところの「信頼性」及び「妥当性」ある分析にするという、重要な方法論的前進を意味するであろう。
　　　　　　　　　　　　　　　　　　（Heritage & Maynard 2006＝2015: 9）

　柔道整復術に限ったことではないが、おおよそ全ての医療（類似）行為や対人援助行為は、専門職者とその患者やクライアントとの相互行為によってなしとげられる。本章では、柔道整復師と患者の相互行為を記述していくことにこだわる。こうした記述は、患部を特定する実践がどのように組織化されているのかの検討そのものでもある。

　本章でヴィデオデータを扱うことについても、理由を述べておきたい。前田は、『心の文法』（2008）のとりわけ2章において、ウィトゲンシュタインなどが展開した「痛み」についての哲学的議論を検討したうえで、歯科診療におけ

る「痛み」の表出についての分析を行い、「痛み」という感覚言語の論理文法を明らかにした。前田（2008: 52）によれば、私的経験として論じられることの多い、「痛み」を感じたり、訴えたり、訴えに応じるといった私たちの実践は、概念の連関（たとえば「痛み」は「場所」と連関している）の理解可能性に依拠している。この概念の連関の理解可能性は、経験が記述されることに、論理的に先行している。こうした前田の主張は、歯科診療場面の実践を記述することで裏付けられていく（前田 2008：63-79）。前田の実践の記述を筆者なりにまとめるならば、歯科診療場面でなされている実践とは、「痛み」を感じることについての非対称性（つまり患者は痛みを感じることができるのに対し、歯科医師は感じることができない）と歯の症状と痛みについての知識に関する非対称性（つまり歯科医師は歯の症状と痛みについての知識が相対的に多く、患者は少ない）という、二重の非対称性のうえに成り立っており、そこでは患者の「痛み」の表出や不在に対する歯科医師の判断があったり（2008: 71-74）、「「痛み」と「歯の状態」との結びつきを当てにした」（2008: 74）歯科医師の主張がある。こうした記述を幾重にも積み重ねることで、前田は「さまざまな形で反復される懐疑論」（2008: 78）と手を切り、私的経験の理解可能性を示唆していった。

　西村と前田（2011）の研究は、本章と問題関心がとても近い。西村と前田は、ある呼吸器・循環器内科病棟で働く看護師からの報告をもとに、看護師たちのワークの記述を試みている。西村と前田（2011: 68-69）によれば、調査協力者である看護師の一人は、患者の痛みの「表情の見え方」について、ほかの看護師たちと共有されているかどうかはわからないものの、「その看護師たちの報告は、申し送りにおいて重要な事項」であると報告しているという。また、西村と前田は、「患者の痛みやしびれがそれとして『わかる』という感覚は、他者からの『情報』として知り得たこととは別の、相手の顔（表情）そのものを『痛み』として見て取ること、それ自体を『何とかしたい』と否応なく応じていこうとする行為、あるいは、大変そうだったから薬を『飲んでもらった』という具体的な対応までをも内包する経験として成り立っていた」（2011: 69）と分析している。西村と前田（2011）の調査協力者であるこの看護師の話は示唆的である。臨床現場によっては、看護師たちは患者からの「情報」以外にも、患者の表情などをもとに患者の「痛み」やしびれの程度を判断しているという。

　西村と前田は、「『大変そう』な『痛み』は、本人にしかわからない私秘的なことではなく、即座に応じられる、他者にも開かれた感覚的経験として理解されている」(2011: 68) と述べている。

　これらの先行研究に対し、本章ではヴィデオデータから観察可能な実践の記述にこだわる。より具体的には、柔道整復師の施術実践における「痛み」をうったえる患者の、表情や呼吸によってあらわれる患者の反応と、それに接続される柔道整復師の触診や牽引施術を記述する。別な言い方をすれば、本章では、撮影したヴィデオデータをもとに柔道整復師と患者の触診実践を記述することによって、私的経験の観察可能性とその理解可能性を示していきたい。柔道整復師の触り方が変化することによって、患者はさまざまな反応を表出する。私たちはたとえば「直接患者の痛みを経験できない」という理由で、患者の痛みが理解できないと断じる必要はない。多くの場合、柔道整復師にとって（そしておそらくは第三者にとっても）患者の痛みは観察可能で理解可能である。触診における柔道整復師と患者の相互行為を記述していくことで、このことが示されるだろう。

　本章で分析されるデータは、関東地方のA接骨院にて、2009年12月某日に、柔道整復師と患者の相互行為場面を筆者が直接ヴィデオ撮影した映像データである。

6-2　分析及び考察

　本節で分析された映像データは、柔道整復師がある患者の首の「痛いところ」を触診によって特定していく場面である。この患者は初診ではないが、前回の訪問よりは少し時間が経ち、「痛み」が再発してしまったため、来院してきた。この患者の「痛み」があるのは腰部や頸部といった体幹部分である。本章でのデータは患者の腰部の施術を行ったあとの場面で、これから首の触診を行おうとしている場面である。ここまでの文脈は、Pが首に痛みを感じるようになったので、自分で首などをよく捻ってみるというPの報告に対して、Jは、「首はすんごい繊細なんで無理はしない方が良いですよ」などと助言を与え終えた直後の場面[*5]である。本章で使用される写真は、ヴィデオ映像のキャプ

チャー写真であり、柔道整復師と患者の相互行為についての理解を助ける目的
で、3枚ほど掲載した。

6-2-1　相互行為における志向の焦点と触診

〈断片1〉［mov008 0:06:03-0:06:15］

006　　（7.0）

007 P　ん hh

008　　（4.0）（（この発話のない4.0秒のうち、1.5秒経過してからPの眉間にしわ
　　　　　　が寄り始める））（写真1）

009 J　このへんが-hh 痛そうですね

010 P　はい

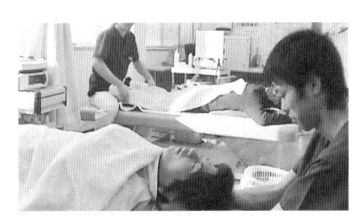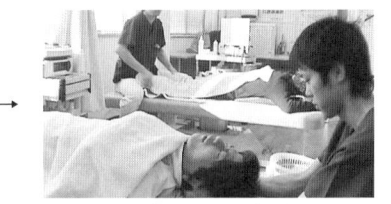

写真1　006から008時点におけるPの表情の変化（Pの眉間に注目）

　さて、ここで最初に検討したいことは、この発話のない状態のときの、Jと
Pの志向の焦点についてである。つまり、この相互行為の中で、柔道整復師と
患者の志向の焦点がどこにあるかという問題だ。

　結論からいえば、この触診中、JとPの志向の焦点は、Pの身体に触れてい
るJの指先の周辺にある。なぜ両者の志向の焦点が、「Pの身体に触れている
Jの指先の周辺にある」とわかるかというと、009行目のJの「このへんが痛
そうですね」という発話と010行目のPの「はい」という発話からわかる。
触診中、Jは目を開けているのだが、Pはずっと目を閉じたまま[6]である。つ

---

*5　このようなやりとりも大変興味深い。しかし分析の焦点を絞り込むために割愛した。なお、本
　　章のトランスクリプトのラインナンバーが006から始まっているのも、同様の理由による。ま
　　た、本データは2010年4月24日に成城大学で行われたヴィデオデータセッションに提供した
　　データでもある。そこではセッションに参加していたみなさまから多数の有益なコメントを受
　　けた。記して感謝の意を表す。

*6　この点に関連することとして、西阪の背面への志向に関する分析（2010: 41-2）が示唆的であ
　　る。

まり、Pにとっては、視覚情報はない。「このへん」[*7]という場所を特定するための資源は、Pにとっては、触覚情報と聴覚情報のみである。実は、Jも眼こそ開けているが、自分の指先で触っている場所は、Jの眼の位置からは直接見ることができない（写真1参照）。つまり、Jにとっても「このへん」という場所を特定するための資源は、Pと同様に、触覚情報と聴覚情報のみである。これは「指差し行為」などの直示行為によって、観察可能なかたちで009行目の「このへん」の共通理解を示している場面ではないことを意味する。

　この場面においては、009行目の「このへん」は、Pの首の後ろのJが触っているところ以外にはありえないことがわかるだろう。「このへん」という指示語は「場所」を示すものであり、この場合は発話者の周辺という漠然とした空間スペースを示すこともありうるが、ここで重要なのは、「このへん」が「痛み」と結びつけられて語られていることである。この結びつきによって、「このへん」とは痛むことが可能な場所であることがわかる。発話者の周辺という漠然とした空間スペース（たとえば「施術室」や「接骨院のある土地」）が「痛む」ことはできないからである。したがって「このへん」とは漠然とした空間スペースではなく、痛むことができる「身体の一部」の場所を指示することがわかる。009行目でJは「このへんが痛そうですね」という発話をしている。これに対し010行目で、Pは「はい」と肯定している。この「はい」の肯定する内容は「痛み」があるという知覚だけではなく、「このへん」にも及んでいる。この場面では、JがPに触ることによって生じた触覚をめぐって「確認―承認」を行っていることが、相互行為の中で説明可能な形で達成されている。ここでは、Jが触っている、Pにとっては触られている首の後ろの箇所がJとPの相互行為における焦点となっていることが、説明可能である。

　006から008行目まで、およそ13.0秒の発話の無い状態が続く。007行目で、Pは大きく息を吐いていることが映像データ及び音声から確認できる。最初に

---

　*7　高木によれば、「『これ』『それ』『あれ』などの直示表現は、受け手に対してその発話を取り囲む状況にある何かに注目するように促すが、このときの発話者の視線や指差しなどの指し示しが、その注目すべきものを探索する際の手引き」（2008a: 94　強調は原著者）になると述べている。このデータの場合、Jは指し示すことをしているわけではないが、「Pの首の後ろを指で触る」ということをしており、これが指し示すことの代替となっている。

指摘しておかなければならないのは、相互行為においておよそ 13.0 秒の発話のない状態（007 行目でPは息を大きく吐いているが、発話しているわけではない）というのは、かなり長い時間であるということである。この点についても検討しておきたい。

本章では触診場面を取り上げたのだが、本データがなぜ「触診」と呼びうるかを問うてもよいはずである。実際、本場面はJがマッサージをしている場面であるといえなくもない。なぜなら、柔道整復師はPの痛いところを探すと同時に「揉む」ということもしているからである。したがって、本場面を「マッサージ場面」と記述することも「触診場面」と記述することも可能である。

このとき上述したように、相互行為において志向の焦点を明示することは、その回答の1つになる。たとえば、ある2人がお互いにテレビに志向してテレビを観ている場合、つまり両者の焦点がテレビにある場合、その相互行為は会話をしているという記述よりも、テレビを観ているという記述の方が妥当であり、発話のない状態の方がむしろ一般的な状態であるように思われる。約 13.0 秒の発話のない状態が許容される理由は、まさに触診という、触る者と触られる者がおりなす活動の特徴にある。2人の行為者の対面しているときの焦点がお互いの発話にあるとしたら、このような長い発話のない状態が許容されることはないし、このような状態があるとしたらならば居心地の悪いものになる。

さらに重要なこととして、この場面ではJが触っている／Pが触られているポイントに志向の焦点があり、このような施術が（次節で示すように）「痛い」ところを探す活動や首の牽引療法と接続していることが挙げられる。これら一連の活動の結びつきは、「マッサージ場面」という記述よりも「触診場面」という記述を導き、その「触診場面」という記述がJの一連の活動を「触診」と関連付けるというように、相互反映的[8]であるといえるだろう。

6-2-2 患者の「痛い」ところを探す

〈断片1〉の 007 行目で、Pは、通常の呼吸よりも大きく深く息を吐き出すこと[9]が認められる。007 行目の大きく深い呼気は、008 行目の発話のないと

---

[8] これについては第11章の議論も参照のこと。

きに生じた眉間に皺が寄るという表情の変化と結びついて、「痛み」の表出と
J により認識された。なぜ J が P の「痛み」の表出と認識したとわかるのかと
いうと、それは後続する 009 行目の J の発話からわかる。もしくは、009 行目
の位置で、なぜ J は「このへんが痛そうですね」という発話が可能であったか
を考えてみてもよい。009 行目の直前には P の表情の変化と呼吸の変化以外に
P に関する観察可能な現象はない。J は、009 行目で「このへん*10 が痛そうで
すね」と P に対して確認し、「はい」という承認の返事をもらうことによって、
J は P が実際に「痛み」を感じており、同時に「痛み」のある位置が「このへ
ん」であることを知ることができたと理解可能だ。P の表情の変化と呼吸の変
化は、P の身体上の「痛み」のある位置を J が特定するための資源となってい
ることがわかる。

〈断片 2〉［mov008 0:06:12-0:06:29〕（009 と 010 は断片 1 と重複）

```
009 J  このへんが-hh 痛そうですね
010 P  はい
011    (1.0)
012 J  強さは大丈夫です ［か
013 P              ［大丈夫です
014         (5.0)
015 P  °ん hhhhhhhh°
016       (7.0) ((この発話のない 7.0 秒のうち、5 秒経過した時点で、P の表
          情がわずかに変化する。J は指の動かし方を変える。))
017 J  上の方が＝
018 P       ＝はい＝
019 J             ＝痛みが強そう ［ですね
020 P                       ［はい
```

*9 　人びとは呼吸をする際にも息を吐いている。この P ももちろんそうだ。しかし「大きく息を吐
　　き出す」と記述が可能なのは、息の吐き出し方の大きさが有標的だからであろう。そして J は
　　患者が有標的な大きく深く息を吐き出すことに意味を認めている。

*10 　西阪は「現在位置標示－その承認」という連鎖（西阪 2008a: 78-81）についての分析を行って
　　いる。

　次に 012 行目の J の「強さは大丈夫ですか」という発話と 013 行目の P の「大丈夫です」という発話について分析する。ここでは触診の継続ないし進行が可能かどうかの確認を J は行っているという理解が可能である。つまり、P の感じている「痛み」が、触診を継続ないし進行する上で、許容できる範囲の「痛み」であるかどうかという意味での「強さ」である。これに対し、P は「大丈夫」と承認する。そして触診は続くことから、このような記述は妥当な記述であるように思う。

　ただし、2 点ほど気になる点がある。1 つは、009 行目の「このへんが痛そうですね」という発話が、012 行目の「強さは大丈夫ですか」というという発話よりも先になされていることである。許容できる範囲の「痛み」であるかどうかを P に聞くということは、そこには一般的には配慮ともいうべきことがなされているといえるだろう。しかしこの発話の順序だと、痛みに対する配慮というよりは、もう少し別なことをしているようにも思える。つまり、「痛みに対する配慮をしている」と言うためには、「強さは大丈夫ですか」という発話が「このへんが痛そうですね」という発話よりも先になされてよいはずである。もう 1 つはこの後で記述していくことだが、後続する行為は、さらなる患部特定の精緻化である。単なる触診の継続ではなく、そこまでの行為とは別のフェーズの行為がこの後なされていくことを考えれば、013 行目の時点である種の 1 つの行為の達成が示されているようにも思える。

　したがって、この 012 と 013 行目の発話に関しては、別様の記述も可能であろう。P の「痛み」といっても、これが J の強く押しすぎたことによって生じる「痛み」であっては、この場合の「痛み」は「患部」という概念とは結びつかない。つまり、「痛みを感じるはずがない」程度の「強さ」で触診されたにもかかわらず、P が「痛み」を感じたということでなければ、「患部」の特定にはつながらない。したがって 012 行目の J の発話は、P の「痛み」が、単に J の強く揉みすぎたという行為による「痛み」ではないかという可能性を、P に確認している行為だともいえるだろう。この強く揉みすぎているという可能性が 013 行目で P に否定されたため、つまりは強く触りすぎていないにもかかわらずある程度の「痛み」はあるため、J は触診の継続が可能になったと同時に、さらなる患部特定の精緻化へとすすめることになる。

　009 行目の J の「このへん」という発話からもわかるとおり、「このへん」というのはあくまで「周辺」概念であり、「ここ」のようなピンポイントの位置ではない。ここでは、前の断片に続く形で、さらなる患部特定の精緻化がなされていく。なぜ精緻化という記述が可能かというと、後続の 017 行目で J は「上のほう」という発話からわかる。これは「このへん」の中でもさらに「上のほう」というように、さらに「痛み」のある範囲を絞りこむような発話がなされていると理解可能だからだ。

　014 行目では、およそ 5 秒の発話のない状態をはさんで、P はまた大きく深く呼吸を吐き出した。さらに P のわずかな表情の変化があったあと、J は一瞬揉み方を変えていることが映像より確認できる。つまり、015 行目の P の呼気と 016 行目の P の表情の変化は、J の「触り方の変化」と接続している。016 行目に見られる J の触診箇所の移動は、映像からも確認できるし、017 行目の「上の方が」という J の発話からもわかる。

　逆に「なぜ 014 行目で J は「上の方が」と発話できたのか」と問うのもよいかもしれない。016 行目では少なくとも 7.0 秒の発話のない状態が続く。この 7 秒の間でいつでも（つまり 1 秒目、2 秒目、3 秒目…）「上の方が」と発話することは可能なのだ。7 秒目で発話することの合理性は、触診そのものの適切さと関係があるだろう。柔道整復師は触診をする際、患者が求める水準で患者の痛いところを当て、適切な触診がなされたことを P に示すことが期待される。ここでは、触診の（速さよりも）精確さが優先されていることがわかる。この場合、016 行目での 5 秒を経過したあたりで P の表情が変わり、その変化が J の痛みを当てる活動においての判断材料として使われていることがわかる。

6-2-3　患者の呼吸と発話の順番交代

　ここでは、P の呼気 [11] が、後続の行為もしくは発話とどのように接続しているかを示す。021 行目で、J は立ち上がって P の首の牽引 [12] を行おうとし

---

[11]　樫田（2004b）は、ラジオスタジオにおけるアナウンサーとゲストとの相互行為において、アナウンサーの息を吸う音と間によって、トラブルなくゲストの発話権を自発的に委譲させることを成功させているという場面の観察に基づき、「息を吸うこと」は社会性を帯びていると指摘している。

ている。それに対して、Pは022行目で一度大きく息を吐き出している。023
行目では、Jは左手で患部を、右手の掌で患者のあごをおさえ始める。そのと
き、024行目で、Pは、再び息を大きく吐き出している。Pが息を吐き終える
のを待って、Jは牽引し始める。それと同時に025行目で、JはPに対して耐
えられない「痛み」がないか、施術の継続が可能かどうかの確認にもなってい
る。このJの確認に対し、Pは小さい声ではあるが、「はい」と回答している。

〈断片3〉［mov008 0:06:29-0:06:59〕

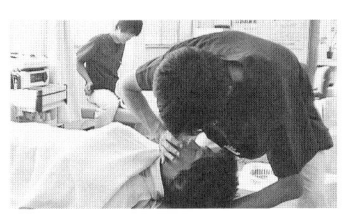

写真2　首の牽引をするJ

```
021 J　(5.0)（（この時点でJは立ち上がる））
　　　　（写真2）
022 P　んhhh
023 J　(2.0)（（左手で患部を押さえ、右手の掌
　　　　で患者のあごを押さえる））
024 P　んhh
025 J　大丈夫ですか（（右手の掌で患者のあご
　　　　をおさえ始める）） ＝
026 P　　　　　　　　　　　＝°はい°
027 J　(16.0)（（この間、Jは首の牽引を行っている））
028 J　°どうぞ°
```

　ここでポイントとなるのは、Pの呼気である。ここでは、Pの呼気がJの後
続の行為と接続していることがわかる。この022と024行目の呼気が、それぞ
れ「施術を受ける準備」が整ったという意味に、Jに受けとられていることが、
Jの後続の行為からわかる。この場面において、呼吸をはき出すタイミングは、
「痛み」[13]をこらえたり、これから来ることが予想される「痛み」を待ち受け

＊12　頸部捻挫もしくは頸部軟部組織損傷の場合、牽引療法が有効なことが多い。この場合、筋肉や
　　　筋膜に由来する痛みや、頸椎症性変化によって引き起こされる痛みやしびれを緩和させること
　　　が期待される。詳しくは社団法人全国柔道整復学校協会編集の標準教科書（2009: 171）を参
　　　照のこと。
＊13　患者の「痛み」を特定するための触診や、頸部の牽引には「痛み」を伴うことがありうる。患
　　　者はこの「痛み」に耐えなければ、Jは触診や施術を進行することができない。このとき、筋
　　　肉を硬直させたり、呼吸を止めて「痛み」をこらえ、あるタイミングで呼吸をはき出すといっ

る準備をするなど、何らかの形で J は呼気を P の感じている「痛み」とつなげて理解していることが観察可能である。たとえば、J は、P が息を吐き終えるのを待って施術を進めていることがヴィデオデータから確認できる。

　P の呼吸と発話の順番交代の関係についていえば、実は〈断片 1〉からすでに、P の呼気が相互行為におけるシークエンスに組み込まれているのが観察可能である。〈断片 1〉の 007 では、P が大きく息を吐き出す。その直後に、008 では、眉間に皺を寄せるという、それまでには見られなかった「痛み」の表出が見られる。この表情の変化は P に対して許容できるかどうかを問うべき「痛み」の表出であると J は認識する。これは J の後続の 009 の J の「このへんが痛そうですね」という発話によりわかる。この発話への P の回答によって、柔道整復師は触診しているあたりが患部であることを認識する。015 でも、P による大きな息の吐出しがある。J は、P が息を吐き終わったあとで、それまでとはちがった手の動かし方をし、わずかに触り方を変える。このように、P による、大きくて深い息の吐き出しは、後続する J の何らかの行為と接続している。別な言い方をすれば、大きな息の吐き出しがあるとき、J は P の息の吐き終わりを待ってから、何らかの施術を開始していることが観察可能である。

6-3　まとめ

　本章は始めに、患部を特定する実践を取り上げる意義、ヴィデオデータを相互行為分析する意義について、それぞれ述べた。次に、柔道整復師が患者の患部を特定するとき、どのような相互行為がなされているかを記述していった。

　6-2-1 では、相互行為における 13 秒の発話のない状態のとき、柔道整復師と患者の志向の焦点がどこにあるかを考察した。柔道整復者が患者の首の後ろを触っているとき、患者は目を閉じており、柔道整復師は自分の指先を直接目で確認することはできない。そういった状況の中で、「このへんが痛そうですね」という柔道整復師の問いに対し、患者は「はい」と回答している。こうした発話を分析することによって、柔道整復師と患者の志向の焦点が「柔道整復

たことは、経験的には理解可能である。

師の触っているところ」であり、「患者にとっては触られているところ」であることを示した。また、こうした相互行為上の志向の焦点を示すことによって、本章で検討している場面を「触診」と呼びうる、1つの根拠を示した。

6-2-2では、柔道整復師と患者の「痛み」についての発話上におけるやりとり、柔道整復師による患者の表情や呼吸のモニタリング、柔道整復師の指先による触診とその触診の後に続く会話の連鎖などを分析し、柔道整復師が患者の痛むところを特定していく、つまりは柔道整復師の触診の記述を試みた。柔道整復師は、患部特定を精緻化するため、触り方を変化させたり、患者と会話することによって、患部を探り当てていった。

6-2-3では、とりわけ患者の呼吸と柔道整復師の行う行為の接続について考察した。触り方が変化するときも、牽引療法がなされるときも、それらは無秩序なタイミングでなされるのではなく、柔道整復師は患者の呼吸をモニタリングしていることが、観察可能なかたちで組織化されている。柔道整復師は、患者の表情をモニターしたり、大きく深い呼気の吐き出しを確認し、それに接続するようなタイミングで後続する行為がなされた。ここでは、柔道整復師の触診が、患者の大きく深い呼気の吐き出しを契機にした、秩序だったやり方でなされていることを示した。そういった意味で、本データを通じて鍵となったのは、柔道整復師と患者の会話はもちろんのことなのだが、「痛み」の表出と結び付く、映像データから観察可能な患者の表情と呼吸であった。

柔道整復師による触診は、会話のなかで生じる、患者の表情の変化や大きく深い呼気の吐き出しと接続するようにしてなされた。本章では、映像データを記述していくことによって、接骨院でなされる触診が、柔道整復師と患者の相互行為によってなしとげられていることを示した。

第7章　プロフェッショナル・ヴィジョン

7-1　柔道整復師の静止画を見る方法

　柔道整復師は、初めて接骨院に来院した患者に対して患部の見立てを説明し、これからなされる施術やリハビリテーションについての情報を提供し、それらについての同意を患者から得ていくというプロセスを経ることがある。本章では、まさにそのような場面の映像データを分析し、柔道整復師の「プロフェッショナル・ヴィジョン（専門職に宿るものの見方）」（Goodwin 1994＝2010）とワークプレイスの関係を検討する。

　本章[1]の問いの1つは、「柔道整復師が患者に対して、超音波画像観察装置を使用[2]して切りとった静止画（写真1参照）の見方[3]を、どのように患者に教

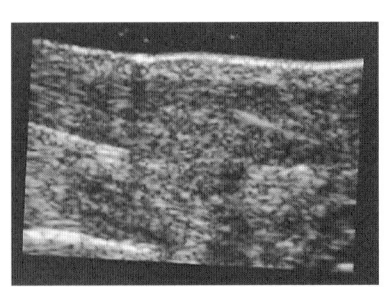

写真1　超音波画像観察装置を使用して切りとった静止画

＊1　本章のアイディアは、2010年11月8日に京都大学稲盛財団記念館大会議室で催されたエスノメソドロジー・会話分析研究会秋の研究大会で報告している。本章は海老田（2013a）の第7章に論文化して収録し、海老田（2017）向けにリライトしたものをさらに加筆修正している。『ワークプレイス・スタディーズ』収録の際のリライトにあたり、水川喜文氏からは、たいへん貴重な助言をいただいた。水川氏と再録の許可をいただいたハーベスト社の小林達也氏には記して感謝の意を表す。

＊2　柔道整復師の超音波画像観察装置の使用については、厚生労働省医政局医事課発の「施術所における柔道整復師による超音波画像診断装置の使用について（回答）」（2003（平成15）年9月9日　医政医発第0909001号）や、「施術所における柔道整復師による超音波画像診断装置の使用について」（2010（平成22）年12月15日　事務連絡）、あるいは髙橋他（2010）を参照のこと。

＊3　「見る」ことは、エスノメソドロジー研究の中心的な関心事の一つである（Coulter & Parsons 1991；前田 2002a; 2007）。プロフェッショナル・ヴィジョンのアイデアをマーモグラフィの使用実践におけるワークの研究として展開したものに、スラック（Slack et. al 2007）がある。

えるか」である。この画像は、柔道整復師から見れば、患者のアキレス腱が「まだ腱になっていない」ことを示す写真である。他方、患者は初見ではそのようなことを示す写真として見ることができていない。両者の相互行為の中に、この写真の見方の非対称性が表れる。そして、患者が感じているアキレス腱の違和感は、「この画像をどのように見るべきか」についての教示を通して説明される。この場面については、7-2 で論じる。

　もう1つの問いが、今後のリハビリテーションの方針についての同意を、どのようにして柔道整復師は得ていくかである。患者の腱についての疑問に対して、柔道整復師は、患者の筋肉に触れながらその筋肉について説明をし、この説明が今後のリハビリテーションに関連付けられていく。こうした場面での柔道整復師と患者との相互行為は、「行為者が参与しているワークプレイスのなかでどのように『見る』という達成をしているか？」、「どのように『〜として見る』という説明をしているか？」と深く関連している。その内実を記述することによって、どのようにして「インフォームド・コンセント」が達成されたかを示す。これについては、7-3 で論じる。

　これら2つの問いの発生には、患者と柔道整復師のあいだにある、ヴィジョンの違いが関わっている。見ている対象（写真1）は同じでも、見方が異なるのだ。柔道整復師にとって、写真1は「アキレス腱になっていない」ことを示す写真である。つまり、写真1が無秩序な縞模様ではなく、構造化されて見えている。結論を先取りして言うならば、柔道整復師のプロフェッショナル・ヴィジョンとは、柔道整復師が写真1を「アキレス腱になっていない写真として見る（あるいは患者に説明する）」というような、「〜として見る」[*4] 実践そのものである。しかしながらこのような結論自体にそれほど意味はない。本章で示したいのは、「〜として見る」実践の内実である。「〜として見る」ことを人び

---

*4　「見る」と「〜として見る」の違いについて、前者は「なにかが見えている以上、それはすでに達成されたこと」（西阪 1997：139）であり、後者は「『わたくしはそれをいま……として見ている』と言っているひとは、わたくしに何事を伝えているのか。このような伝達がどのような帰結を生ずるのか。わたくしはそれによって何をやりはじめることができるのか」（Wittgenstein 1958＝1976：402）とあるように、ある種の説明（アカウント）を要するものとしてしばしば理解される。西阪（1997）によれば、「〜として見る」ことは論理文法の違反であるが、違反であるがゆえに説明が求められる行為であるとも言えるかもしれない。

との単なる認知的・知覚的活動としてとらえるのではなく、「行為者が参与している」ワークプレイスのなかでどのようにどのように『見る』という達成をしているか？」、「どのように『〜として見る』ための説明をしているか？」という問いを立て、柔道整復師と患者の、写真1の見方をめぐる相互行為を検討し、柔道整復師のプロフェッショナル・ヴィジョンの構成の一部を明らかにする。

7-1-1 グッドウィンによる「プロフェッショナル・ヴィジョン」

グッドウィン（1994 = 2010）は、考古学のフィールドワークにおける焦点化（highlighting）*5 の考察や、1991 年アメリカ・ロサンゼルスで起きたロドニー・キング事件の、裁判で証拠として取り上げられたビデオ映像の使用方法の分析することで、「プロフェッショナル・ヴィジョン」の例示をしている。

グッドウィンによれば、この考古学のフィールドワークにおいて、発掘された化石の検討対象となる領域を「地と図」へと区分けし、その領域が化石発掘活動に関連あることを際立たせるということがなされていた。検討対象となる化石を焦点化することによって、「地と図」の構造を浮かび上がらせ、自己の知覚を形づくる（自分がわかる／みえる）のみならず、他者の知覚をも形成する（他人もわかる／見える）ことが可能になる。この焦点化の例でいえば、考古学の指導者と学生が相互に意見を展開し、精緻化し合っている。すなわちこ

---

*5 グッドウィン（Goodwin, C. 1994 = 2010）は、考古学のフィールドワークにおいてなされた焦点化についての考察を行っている。そこでは、探求の対象となる領域を「地と図」へと区分けして、その時の活動にとって関連性のあることを際だたせるということがなされていた。「地と図」の構成プロセスを人間の頭の中に位置づけるだけではなく、外部に存在する現象に対する可視的な操作として位置づけることは、一連の重要な帰結を導くことになる。こうした実践は、物的環境における関連性構造を際だたせることにより、自己の知覚を形づくるのみならず、他者の知覚をも形成する方法ともなるのである。考古学者の焦点化の例でいえば、ドキュメンタリー的解釈方法、つまり、考古学の指導者と学生の相互に展開し精緻化し合うようにして用いられていた。「柱痕」というカテゴリーが、異なる色を帯びた土を1つの整合的な対象へと統合するような理解の文脈を与えると同時に、今度は、これらの異なる色の土が、この「柱痕」というカテゴリーによって提起された対象物の存在を示す証拠を提供することになる。焦点化そのものが行っていることは、(1) 参与者たちの志向の指示（Goodwin, C. 2000）と (2)「選択知覚（selective perception）」（Lynch 1998）の2つであろう。リンチ（Lynch 1998）は、「選択知覚」について、① 「フィルター化（filtering）」、② 「均一化（uniforming）」、③ 「格上げ化（明確化）（upgrading）」、④ 「定義づけ（defining）」の4つに分類して説明している。これについての解説としては前田（2007）を参照のこと。

の焦点化の実践では、両者によってガーフィンケル（1967）のいう「解釈のド
キュメンタリー的方法」*6 によって形成される知覚が用いられていた。たとえ
ば、専門用語である「柱痕（post mold）」*7 というカテゴリーが、異なる色を
帯びた土を1つの整合的な対象へと統合するような理解の文脈を与えると同時
に、これらの異なる色の土がこの「柱痕」というカテゴリーによって提起され
た対象物の存在を示す証拠を提供した。

　グッドウィンによれば、ある専門職の社会的・認知的編成の中心にあるのは、
その専門職の探求領域における出来事を、その専門職にとって有意味な現象や
対象として定式化しうる能力なのである。この能力とは、少量の土色の変化に
考古学的な意味を持つ柱跡などの現象を見出し、それによって図を描く能力や、
人間の身体の動きの中に、法的に意味のある攻撃性や協調性の現われを見出す
ことができる能力のことである。この論文は「考古学の発掘調査」と「法廷」
という2つの専門職における、実際に生じている条件変化の影響を受けやすい
ワークを通して達成される活動場面で、プロフェッショナル・ヴィジョンを達
成するために使われる実践（たとえば焦点化など）について検討されたもので
ある。プロフェッショナル・ヴィジョンをこのように考えるならば、意味ある
事象を見出す能力は、個人の心の中にではなく、専門職としての能力をもった
実践者たちのコミュニティやワーク、相互行為にこそ宿っていることになる。

---

*6　「解釈のドキュメンタリー的方法」とは、相手の発話や行為によって、その受け手の解釈枠組み
　　が変更される方法、つまり過去の認知を未来から書き換える方法である。ガーフィンケル
　　（1967）は、人びとが日々の生活のなかで、「解釈のドキュメンタリー的方法」を用いて相互行
　　為していることを示すために、ある有名な実験を行った。大学生を集め、カウンセラーの見習
　　いを相手に、音声のみで相談してくれと依頼する。しかしながら、大学生には伏せられている
　　のだが、カウンセラーの見習いは「イエス」「ノー」の二通りの答えしか言わない設定になって
　　いる。しかも、「イエス」「ノー」は相談内容とは無関係に発せられる。すると大学生は、ラン
　　ダムに返答される「イエス」「ノー」に対して、何らかの思考方法を読みとろうとする。自分の
　　相談への回答が、会話が進むに従って矛盾してきたとしても、解釈枠組みを更新したり、その
　　回答には真意があるのではないかと深読みを始める。単なる偶然でしかないのだが、予想通り
　　の返答があれば、大学生は返答がランダムであるとはもちろん疑わない。いずれにしても大学
　　生は、返答の背後に、整合性のある事情を読みとろうとし、解釈を生み出すことをした。
*7　柱の穴の痕跡のこと。

7-1-2 接骨院における「出会い」

　本章で使用するデータは、2010 年 3 月に、関東地方の B 接骨院にて、筆者によって撮影されたものである。患者は、孫と遊んでいてアキレス腱断裂し、ある整形外科で手術を受けたが、2 ヵ月以上経っても違和感があり、初めて B 接骨院に来た 60 代女性であった。

〈断片 0〉（P：患者、J：柔道整復師）
```
201 P　だって　あと　こういうの見せていただいたりしてない［から
202 J                                                        ［あ　そう＝
203 P　＝わかんないです
204 J　そう
205 P　¥そう：：：なんですよ ¥
```

　ここであらかじめ指摘しておきたいことは、患者はここでの「出会い」*8 でいわゆるセカンドオピニオンを求めているということだ。患者は整形外科*9 で手術を受けているのだから、そのアキレス腱の調子が悪いのであれば、手術を受けた整形外科に診てもらえばよい。しかし、この患者はスポーツ外傷のケアについての B 接骨院の評判を聞きつけ、B 接骨院に来院している。断片 1 の 201 行目「こういうの」が指示している対象は、写真 1 である超音波画像観察装置の静止画のことである。患者は 203 行目の発話からもわかるように、手術を執刀した整形外科医からの説明では超音波画像なども示されていないため、自分のアキレス腱がどのように手術されたのかが「わかんない」と述べている。こうした、P の「こういうの見せていただいたりしてないから」「わかんないです」という表明は、執刀医の説明不足への不満にも聞こえるし、この出会いがセカンドオピニオンを求めているものとも理解できる。もしそうであるなら

---

*8　ゴフマン（Goffman 1962＝1985：4）のいう「出会い」とは、人びとが互いに相手と身体的に直接居合わせることであり、注意を視覚的および認知的な単一の焦点に集中すること、言語的コミュニケーションにおいて自分を相手に対して相互的かつ優先的に開放しておくこと、行為の相互関連を強化すること、参加者が相互に観察しあっていることを、各参加者に目と目によって充分に知らせるような生態学的な群れかたをすること、などのような特徴がある。

*9　柔道整復術と整形外科の関係について、詳しくは海老田（2012、2013）を参照のこと。

ば、患者がこの接骨院に来院した理由説明にもなり得るだろう。

　本データの症例では、柔道整復師が患者から聞きとりを行い、アキレス腱がどのように断裂したか、アキレス腱の手術、術後の様子などについて聴きとりをしている。患者のニーズとして、「自転車に乗りたいが恐くてまだ乗れない」という話がなされた。また問診、視診、触診時に、「まだ筋肉ができていないんだ」という発話が柔道整復師によってなされている。

　超音波画像観察装置を使用する前には、ゴムボールの上に乗ってバランスをとる（写真2）、メジャーを用いたふくらはぎまわりの計測（写真3）、角度計を用いた足関節の関節可動域の計測（写真4）、デジタルカメラによる患部の撮影などが行われた。これらの計測で明らかになったことは、おおよそ以下の3点である。

(1)　左足（健側*10）の指の筋肉は使えていて、右足（患側）の指の筋肉は使えていないこと
(2)　患側の筋肉が健側と比較して細いこと
(3)　患側の足首の関節可動域が健側の足首と比較して狭いこと

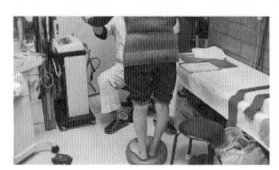

写真2　足の指の筋肉の使い方の観察

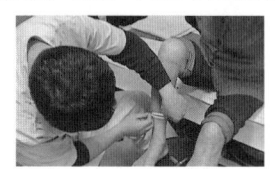

写真3　足首周りの計測

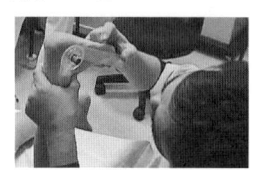

写真4　関節可動域の計測

超音波画像観察装置は、上記3点の要因と考えられる患部の皮下を可視化する装置として使用されている。

---

*10　人間の身体を左右に分けた場合、患側とは病気や怪我のある側で、健側とは病気や怪我がない側である。臨床では手や足を比較するときに使用されることが多い。これについては第10、11章も参照のこと。

7-2 分析と考察

7-2-1 超音波画像観察装置に映し出された静止画を見る

まず、柔道整復師（以下 J）は、超音波で腱の状態を調べると言って、超音波画像観察装置を準備し、患者（以下 P）の患部にプローブを当てて調べていく。

〈断片1〉[11] 〈超音波画像観察装置の導入〉

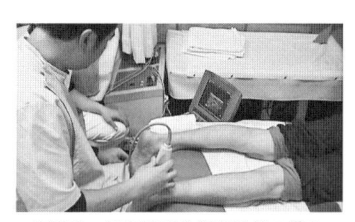

写真5 超音波画像観察装置の導入

```
001 J  え：：：今度ね　超音波で腱の状態を調
        べます
002 P  はい
003 J  (1.0)
004 J  最近調べてないでしょ
005 P  ええ
006 J  ねっ
007    (5.0)（（超音波画像観察装置の準備））
008 J  よし：：：：hh
009 J  (45.0)（（写真6参照））
010 P  まだねえ　腱になってないんだよ
011    (2.0)
012 P  え↑
013    (20.0)
014 J  清水さんね　つながってはいるんですけど　きちんと腱になってないんで
        す
015 P  °はあ：：：°＝
016 J      ＝うんみてみて
```

その後、断片1の010、014行目でJが「腱になっていない」[12]（注11）と述

---

*11　本章のトランスクリプトのタイムコードは、「MOV066」の 0:07:14-0:14:24 である。
*12　この発話はある種の予示的指標（prospective indexical）といえるかもしれない。予示的指標については主にグッドウィン（Goodwin, C. 1996）を参照のこと。

べている。また、「腱になっていない」という発話が写真1の画像を見てなされることから、Jが写真1を「腱になっていない」ことを可視化した画像として扱っていることがわかる。016行目で、Jは患者（以下P）に対して、起きあがって画像を見ることを促す。Pはうつ伏せの体勢から起きあがり、モニターを見るための体勢を調整する。

7-2-2　画像を焦点化する

〈断片3：画像の焦点化〉

025 J　こっち踵の骨寄り
　　　　ね

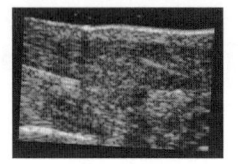
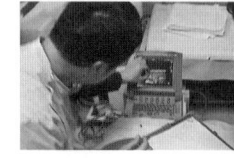

026　　（2.0）

027 J　踵の骨寄り

写真1（再掲）　　　　写真5　ハイライトするJ

028 P　あ　はい

029 J　こっちがあの：：：膝寄りね

030 P　（×××）

031 J　あのね　超音波で見たときに　これが腱なんです（（写真5及び6参照））

032 P　はい

033 J　腱ってね　あの：：　線維の層と

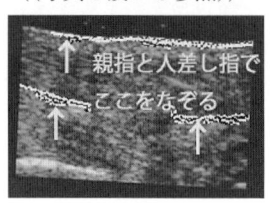

034　　（1.0）

035 J　さい-腱の細胞の層とってかさねがさねにね

036 P　うん

037 J　明るいとこ暗いとこって見える　のが　そう
　　　　なってるでしょ　この幅が　ほら

写真6　焦点化の軌跡

038 P　あ　はい

039 J　ねこれ：：ちゃんとした腱なんです（（写真6参照））

040 P　うん

041 J　うん　ね

042 P　うん

043 J　こっちのほう　も　な-ちゃんとなってるで
　　　　しょ

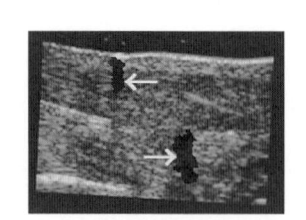

044 P　ふ：：[：ん

045 J　　　[こ-ここが縫い口なのよ（（写真7参照））

046 P　はい

写真7　縫い口

047 J　これ　い - 糸が残ってるところ　これ
048　　(1.0)
049 P　それは糸です［か
050 J　　　　　　　［そうそうそう
051 P　°ああ　そうですか°

　断片 3 の 025、027、029 行目で、「こっち踵の骨寄り」、「こっちがあの：：：膝寄り」というように、画面（写真 1）の左右が、どこと結びつけられて見るべきかを J は指示している。この J の説明によれば、向かって画面の右側が踵寄りで、左側が膝寄りということになる。

　037 と 039 行目では、「腱」が「線維の層と腱の細胞の層」とから構成され、「明るいとこ暗いとこ」と見えることを示している。実際に写真 1 と写真 4 を比較すればわかりやすいが、J が親指と人差し指の 2 本の指でなぞった箇所は、はっきりと白く見える箇所である。ここで柔道整復師は、2 つの仕方で超音波画像観察装置の静止画を説明している。

　1 つはこの静止画（写真 1）における画面の中心部分と、画面の左側および右側の比較である。これは 039 や 043 行目の J による「ちゃんとした」という発話から明らかなように、画面右側と左側は、アキレス腱の健全な部分であり、そのような意味で規範的な「あるべき状態」として扱われている。もう 1 つの説明の仕方は、031 行目で J は左手の親指と人差し指を使用した画面のなぞり（写真 5 及び 6 参照）である。J は 2 本の指でなぞることで、注目すべき箇所を焦点化し、「ちゃんとした腱」は「層化」して見えることを示している。2 本の白く見える間を単なる隙間とは見ず、「ちゃんとした腱」として見ることを J は P に教示している。

　045-051 行目で、P が手術を受けたとき、アキレス腱のどの部分で縫合されたかについて説明している。ここでも J は画面をなぞることで焦点化（写真 7 で黒く見えるところ）[13] を行うのだが、J の指の使い方は先ほどの層化を示すときの仕方と異なり、左手の中指のみを使用する。さらに、これも腱の焦点化と

---

*13　読者が見やすいように加工してある。

は対照的に、静止画面のとりわけ黒く見えるところ（写真1と7を比較するとわかりやすい）をなぞっている。

7-2-3 「だんご」の比喩はどのように使用されているか

〈断片4：「だんご」という比喩の使用〉

```
051 P  °ああ  そう［ですか°
052 J         ［ここみて  だんごになってるでしょ（（写真8参照））
053 P  はい  ［うん::↑↑::::
054 J  これ  ［だんごになっているところがこういうふうになってないでしょう
055 P  ふ:↓ん
056 J  うん  これまだねえ  はんこんっていう線維だけなの
057 P  ふ:::::::ん  はh=
058 J            =だけじゃないんだけど  あの:::  腱の細胞の生えぎ
             悪い
059 P  ふう:::::ん=
060 J         =うん
```

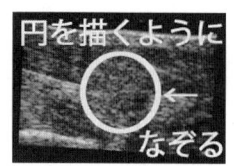

写真8　だんごの比喩

　ここで最初に検討したいことは、「だんご」という比喩のJによる使われ方である。本来、「だんご」という比喩が意味するものは多様なはずである。「だんご」という比喩から味や食感を連想することも可能であるし、三連の串団子のような形状を連想することも可能である。

　しかし、断片3の052行目「だんご」の比喩の意味がここでは「だんご」は球状（もしくは円状）という形状を意味するものになっているし、Jによってそのように指示されている。このような記述が可能である理由を2点挙げる。1つは、052行目のJの「だんご」という発話と同時になされる「なぞり」（写真8；Jがなぞった軌跡は太い白線で示している）が、円を描いていることである。2つめとしては、「層になっていない」＝「腱になっていない」こととの関連が指摘できるだろう。054行目でJが述べている「こういうふうに」とは、画面左側の層化している箇所である。ここではJによって「こういうふうになっていない」＝「層になっていない」＝「腱になっていない」というように、「静止画像の見方」から「症状の理解の仕方」がJによって導かれている。〈断

片4〉を参照すれば、層は縫い口で分断され、「だんご」になっていることがわかる。球や円を連想させる形状の「だんご」は、縫い口を境にして複数の直線を連想させる「層」と対比的に用いられている。Jはその「層」が分断されている箇所を、「だんご」という比喩を用いながら静止画上に円をなぞっている。

Jは、052行目と054行目で、「だんご」、056行目では瘢痕（はんこん）*14という術語を使用している。言いかえるならば、「だんご」という日常的に使用される語から「瘢痕」という解剖組織学の術語へと置き換えるような仕方で、058行目で「腱の細胞」が再生しきれていないことを示している。

7-3 インフォームド・コンセント*15場面

ここまでのJの静止画の見方についての説明の意義は、後続する場面を検討することによって、さらに明確になるだろう。本節では、柔道整復師の言うインフォームド・コンセント場面*16における、JとPの相互行為を記述することによって、「具体的にはどのような種類の知識が非対称なのか」を明らかにし、ここでも柔道整復師のプロフェッショナル・ヴィジョンについての一例を

---

*14 瘢痕は、皮膚や軟部組織が損傷されたさいに、治癒の過程で形成される。

*15 ロビラードら（Robillard et al. 1983）は、問診場面における撮影の許可についてのインフォームド・コンセントについて分析し、患者に対する書類へのサインの依頼、および患者の同意の仕方などを分析している。

*16 本場面を「インフォームド・コンセント場面」と呼ぶことに抵抗ある読者がいるかもしれないが、これら一連の場面を柔道整復師自らが「インフォームド・コンセント場面」と呼んでいる。柔道整復師がこの場面を「インフォームド・コンセント場面」と呼んだ根拠については、次のようにまとめられるだろう。この場面は、患者がセカンドオピニオンを求めて来院した出会いである。つまり、アキレス腱の手術から2ヵ月余り経過した今の状態についての「説明」を、患者はあらかじめ期待していた出会いであったといえる。これに対し、柔道整復師は様々な計測方法を駆使しながらアキレス腱の状態について、患者に対し「説明」した。超音波画像観察装置の使用は、その一つの手段であった。こうした様々な測定によって明らかになった患部の知見や、これからなされるリハビリテーションの仕方を伝達するとき、その柔道整復師の説明の説得力を担保したのが、超音波画像観察装置によって映し出された画像であり、その画像を「まだ腱になっていない」証拠として見る柔道整復師のプロフェッショナル・ヴィジョンであった。本場面とは、こうした柔道整復師の「説明」に対し、今後なされていくリハビリテーションの方針に患者が「同意」していく場面であった。

提示する。そもそも、インフォームド・コンセントは「説明と同意（承諾）」と日本語に訳されることが多いが、この訳語には役割期待が先取り的に埋め込まれている。つまり、インフォームド・コンセントは「専門職者側の説明」と「患者や利用者側の同意」によって構成されるというように。他方で、医療場面において専門職者が非専門職者に「何かを説明する」ということは、説明する側とされる側の知識の非対称を前提としてよいだろう。この知識の非対称性についても本節で検討する。

7-3-1　関節可動域の計測結果と皮下の状態をどのように整合させるか

　〈断片5〉に続く場面で、Jは超音波画像から手術時にアキレス腱を縫合したときのアキレス腱の整形手術の仕方を推測し、Pに対して図を描きながら説明を行っている。Jの説明によれば、092-094行目からわかるように、手術を行った医師は「腱を少し短くし」て、アキレス腱を「丈夫に」縫い合わせている。Jによれば、アキレス腱を短くした分だけアキレス腱が伸びず、「だんご」になってしまったという。さて問題は、このような説明について、どのような説得力の高め方をしているかである。

〈断片6：アキレス腱の縫合の仕方を説明する〉
　092 J　うん　だから　腱を少し短くしてるんです
　093 P　はあ
　094 J　で　引っ張って
　095 P　ええ
　096 J　丈夫に縫い合わせてるから＝
　097 P　　　　　　　　　　　　　　＝ええ

　皮下の状態は直接見ることができない。メスで切れば皮下の状態を確認することも可能であるが、確認のためだけに、もしくは確認するたびに皮膚を切っていたのでは、あまりに患者の身体にかかる負担が大きい。そのようなときに、皮膚を切らずに皮下の状態を可視化するために使用されるのが、この場面でも活用されている超音波画像観察装置である。このような医療機器の使用目的は、

Jの使用実践にこそよく表れている。

〈断片7：関節可動域の計測結果と皮下の状態の整合性〉

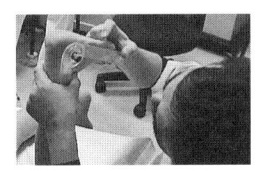

写真4　関節可動域の計測
（再掲）

　104 J　うん
　105　　（1.5）
　106 J　それが膝を伸ばしたところ
　107 P　はお
　108 J　緩めたところ
　109 P　うん
　110 J　で足首の角度（（写真4参照））
　111 P　うん
　112 J　比べたでしょ
　113 P　うん
　114 J　で　見てみた (.) の（（写真1参照））と一致してるんですよね
　115 P　ふ∷∷ん＝
　116 J　　　　＝う：：ん
　117　　（3.0）
　118 J　この結果と

　104-118行目では、足首の関節可動域についての事前になされた（写真7参照）計測結果と、超音波画像観察装置を使用して得られた皮下のアキレス腱の状態との整合性について述べている。たとえば110-112行目の「足首の角度」を「比べる」というのは、関節可動域の計測（写真7参照）を指している。数値化された計測結果（足首まわりの太さは何センチか、関節可動域は何度か）と、超音波画像観察装置を使用して可視化された皮下のアキレス腱の状態を整合させることによって、Pのアキレス腱の状態について、その説明の信頼性や説得力を上げているという理解が可能である。

7-3-2　腱と筋についての知識の非対称性

〈断片8：筋と腱についての知識〉
　103 P　そうするとやわらかくなるとそれは伸びるんですか
　104 J　うん

105 P　必要なところまで

106 J　う::ん　それは筋肉が鍛えられないと　ええ　腱も鍛えられないんですよ

107 P　はあ:::　そういうこと［ですか

108 J　　　　　　　　　　　　　［うん　筋肉は鍛えてばっかだと縮むから

109 P　うん

110 J　硬くなるからね

111 P　うん

112 J　硬くなっちゃうとアキレス腱に負担かけるから　このこんど (.) 縫ってな
　　　いところでまた切れちゃう

113 P　え ¥hhh

114 J　うん (.) で　また今度はバランスをしっかりとれるように

115 P　ええ　ええ

116 J　踏ん張れるように

117 P　ええ　ええ

118 J　さっきの指を使うっていうのは　そのアキレス腱を作る　筋肉 (1.0) ね

〈断片 8〉の 103 行目と 105 行目の P の質問に対して、J は直接回答をしていない。P の質問に対して J が肯定的に回答しないのは、この場面ではここが初めてである。ここに、腱と筋についての J と P の知識の相違を見ることができる。P の「伸びる」、「必要なところまで」という発話から、P は手術で短くなったアキレス腱について問題にしていることが推測できる。これらの質問から、P が想定しているトラブルは、「短くなったアキレス腱が伸びていないこと」だということが理解可能である。また、P はアキレス腱が必要なところまで伸びていないことを、手術後のアキレス腱の状態が良くない原因の一つと結びつけていることがわかる。簡潔にいえば、手術後のアキレス腱の状態不良は「腱」単独の問題であると P は考えていることがわかる。

　これは単なる筆者（観察者）の主観的理解ではない。P の「腱」についての質問に対し、J は「筋」を持ち出している。しかも、「筋」は「鍛えて」ばかりだと「縮む」、「固くなる」、「また切れちゃう」（このときの 113 の P の笑いが有標的である）といったように、単に「鍛える」というよりむしろ、「バランスをとる」、「ふんばる」といった代替案が J によって提示され、そのような方法でリハビリテーションがなされることを予示している。これらの語りから、J

は「筋」と「腱」が独立しているわけではないと考えていることが明らかになる。もしそうでないならば、「腱」がトラブルを抱えているとPが考えているにもかかわらず、「筋」についての説明を行う関連性・合理性が指摘できない。別な言い方をすれば、JはPのアキレス腱の問題を、「腱」単独の問題ではなく、複数の「筋」と連続する問題であると考えている。しかもアキレス腱と直接関係する腓腹筋とヒラメ筋だけを鍛えればよいというものではなく、長指屈筋や長母指屈筋[*17]といった足の指を曲げるときに使用するような「筋」を鍛えることの重要性を示唆している。これは先ほど述べたように、Pが「腱」単独の問題であると考えていることと比較すると対照的である。これらの知見の相違はJとPの解剖学的知識の非対称性に、そのまま結びついているといえるだろう。

〈断片9：筋肉を鍛える意義〉
　144 J　足の指を握る筋肉[*18]をね　鍛えて［あげると
　145 P　　　　　　　　　　　　　　　　［うんあげ
　　　　　　　　　　　　　　　　　　　　れば＝

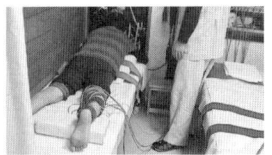

写真10　電気療法

　146 J　＝今使えてない　使えてないからね
　147 P　うん
　148 J　そうすると　アキレス腱の負担は減るんです
　149 P　あ　そうですか：＝
　150 J　　　　　　　　＝プラス　バランスもよくなる

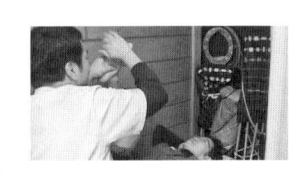

写真11　ストレッチング

　断片9の144-146では足の指を握る筋肉、つまり長指屈筋や長母指屈筋が使えていないことを示している。これは超音波画像観察装置を使用する前に、ゴム状のクッションの上に患者を立たせることで確認されている。ここでこれらの筋肉が「使えてない」と言うことで、筋肉が使えるようにリハビリテ

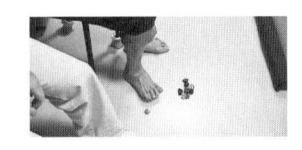

写真12　中指と薬指を使って
石を掴む練習

---

　*17　手の指と区別するため長趾屈筋・長母趾屈筋と表記する場合もある。この2つの筋はいわゆるインナーマッスルであり、皮膚の上から触ることができない。
　*18　長指（趾）屈筋や長母指（趾）屈筋のこと。この会話の直前に出てくる。

ーションを行うことが予示されている。このインフ
ォームド・コンセント後になされた施術やリハビリ
テーションは次の通りである。

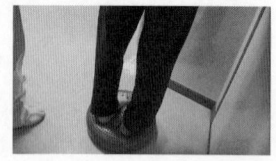

写真13　バランスをとる練習

(1) 物理療法（電気療法）
(2) ストレッチング
(3) 患側の中指と薬指を使って石を掴む練習
(4) 棒に捕まり、ゴム製のクッションの上に乗ってバランスをとる練習

7-4　柔道整復師のプロフェッショナル・ヴィジョンとワークプレイス

　柔道整復師のプロフェッショナル・ヴィジョンとは、ここまで示してきたよ
うに、柔道整復師個人の頭の中にある内的知覚というよりもむしろ、施術実践
の中に現れる焦点化などを通じて説明可能なもので、患者と共有可能なもので
ある。柔道整復師に期待されるプロフェッショナル・ヴィジョンは、柔道整復
師が専門職者になるために、もしくは専門職者として獲得すべきものを見る方
法であり、また、こうしたものを見る方法を習得したものを専門職者とよぶ。
同時に、プロフェッショナル・ヴィジョンは静的な固定された見方などではな
く、問題となっている探求領域における言語実践などによって構成される
（Goodwin 1994＝2010：70）。というのも、他に何の情報も与えないまま別の医
師や柔道整復師に対し、本論で問題になっている写真を見せたところで、この
静止画が何を意味しているのかわからないということはあり得るし、画像が何
のために撮られ、どのように利用されるのかといった、施術実践における意味
はわからないだろう。

　そして、プロフェッショナル・ヴィジョンは焦点化などを駆使して説明可能
なものであるがゆえに、医療従事者が患者に対して説明を行うための資源とし
ても使用できる。つまりは、プロフェッショナル・ヴィジョンの説明実践が、
そのままインフォームド（説明）・コンセント（同意）場面の、とりわけインフ
ォームド（説明）場面を構成することになる。

　本章のインフォームド・コンセントとは、行岡（2012）のいう「正しいと確

信する判断」についての「納得を確かめ合う言語ゲーム」の具体的場面である。たとえば、「医師の指導性が問われるのは『コンセント』のところではなく、むしろ『インフォームド』つまり、患者が『十分な情報を得て理解している』という状態をつくりあげるところ」（池永 1997：81）である。本章では特に、インフォームド・コンセント場面における、Jが使用した2つの説明戦略、つまり「計測結果と皮下の状態の整合性」を示す戦略と「腱と筋についての知識」から導ける適切なリハビリテーション方法を説明する戦略に着目した。前者については、超音波画像観察装置が皮下の状態を可視化するのに有効な装置であったことが明らかであり、その可視化された皮下の状態を、Pのアキレス腱の現状を事前に計測した結果と結び付けることで、説明の説得力を高めるような戦略が用いられていた。後者においては、筋と腱の関係について、専門的な解剖学的知識を用いて説明することで、Jが提案するリハビリテーション方法の適切さについての説得力を高めるような戦略が用いられていた。

　本章で問題になった写真が「まだ腱になっていない」ことを可視化している写真として意味を持ちうるのは、インフォームド（説明）場面においてということも指摘しうるだろう。つまりJのプロフェッショナル・ヴィジョンは、Jのワークプレイスでのインフォームド（説明）場面を構成すると同時に、ワークプレイスでのインフォームド（説明）場面がJのプロフェッショナル・ヴィジョンをPへの説明可能なものとして意味づけているという、相互反映的な関係を構成していたと言えよう。

第Ⅲ部　施術における相互行為

第8章　身体に電気を流す

8-1　はじめに

> 「柔道整復術」とは、運動器に加わる急性、亜急性の原因によって発生する各種損傷に対する施術のことであり、損傷に対して評価、整復、固定、後 療 法（手技・運動・物理療法）、指導管理を行い、人間の持つ自然治癒力を最大限に生かす環境作りを行う。
> （社団法人全国柔道整復学校協会・教科書委員会 2009：12　傍点は引用者による）

　柔道整復術の後療法に物理療法というものがある。物理療法とは「電気、光、温熱、冷却、音波、水などの物理的エネルギーを生体に作用させ、生体機能の正常化を図り、恒常性維持機能を高めることを目的とする後療法の一手段」（社団法人全国柔道整復学校協会・教科書委員会 2009：106）である。その物理療法の1つとして、電気療法がある。本章[1]の目的は、接骨院[2]でのフィールドワーク[3]をもとに、電気療法実践がどのように組織化されているかを、柔道整復師と患者の相互行為を中心に記述することである。

　電気療法では、電気をどの程度流すか、あらかじめ数値化されているわけではない。柔道整復師は患者の身体に電気を流すことはできるが、流した電気を感じることはできない。他方で、患者は自らの身体を流れる電気を感じること

---

[1]　本章は、2011年6月18日に明治大学駿河台キャンパスで開催された、第59回関東社会学会大会の口頭発表原稿を大幅に改稿したものである。また学会発表に先立ち、2011年1月8日には成城大学にてデータセッションが行なわれた。また、本章で使用したデータをもとに2013IIEMCAでも酒井信一郎氏と共同で研究発表を行っている。そのときの議論が本稿の改稿にたいへん有益であった。
[2]　接骨院の実践を取り上げる意義については、海老田（2011b）及び序章、第2、4章が詳しい。
[3]　フィールドワークのあり方については、池谷他（2004）、山田（2011）などを参照のこと。

はできるが、その電気刺激を調整することはできない。つまり、この両者は協働して患者の身体に流れる電気刺激を調整しなければならないという実践上の問題がある。これが、柔道整復師と患者によってどのように達成されたかを記述する。

　ただし、本節では柔道整復師と患者の相互行為についての分析に先立ち、「どのような方法で分析したか」、「データをどのように収集したか」、「電気療法とはどのような療法か」について述べる。とりわけ 3 つめについては、読者が電気療法には精通していないことを想定し、電気療法とはどのような療法であるかについて説明する。

8-1-1　方法論の検討

　本章でも柔道整復師と患者の相互行為を施術実践から切り離すことなく記述する[*4]。これは、繰り返すようだが筆者が「相互行為の記述」を好むという研究者としての趣向の帰結ではない。後に出てくるデータを先取りして読めばわかることだが、本章で扱う柔道整復師と患者のトークは、「おちついてきました？」、「はい」といった、片言の発話で進行していく。「いつ」「どこで」「だれの」「何が」「どのように」、おちついてきたのか一切説明はない。これらの発話だけを電気療法における相互行為の文脈から取り出したならば、その意味するところは決定的に曖昧なはずだ。

　こうした発話を文脈から取り出して、何らかのかたちでコーディングし（たとえば Roter & Larson 2002: 243-51；石川 2009：53-82）（別な言い方をするならば言葉や行為のインデックス性を修正[*5]し）、しかるべき仮説を統計的検定によって検証する研究方法もありうるだろう。しかし、たとえばある発話にたいして「はい」と応答するとき、この「はい」の意味するところは、「同意」や「理解」とコーディング可能（石川 2009：57）であろうか。本章の 2 節で分析する断片に、以下のような柔道整復師と患者のトークがある。

---

*4　本書の研究方針については第 3、4 章で検討しているが、本章では相互行為を実践から切り離さずに記述する意義について、ローターら（Roter & Larson 2002）の提示するようなコーディングを要する研究方法と比較しながら再び論じる。
*5　この点については序章の議論も参照のこと。

〈断片1より抜粋〉（J2：柔道整復師、P：患者、A：助手）

　019 J2 おちついてきました↑

　020 A （（タオルを引っ込める））

　021 P 　はい

　022 J2 はい

　023 A （（タオルをPにかける））

　024 J2 はい

　021、022、024行目にそれぞれ「はい」が出てくるが、これら3つの「はい」は本章2節の分析をみればわかるとおり、いずれも「同意」ではない。「理解」ということであれば、むしろ（録音データには反映されない）020、023行目の助手（A）の「タオルを引っ込め」たり「タオルをPにかける」行動の方が、明らかにある種の理解を示している。

　こうした一見すると曖昧な発話や行為も、電気療法場面という文脈に埋め戻せば、柔道整復師と患者の相互行為は第三者にとっても理解可能なやり方でなしとげられる。理解可能であるなら説明可能であり記述可能である。柔道整復師と患者が協働して患者の身体に流れる電気刺激を調整するという実践は、まさにこうした相互行為によってなしとげられる。本章では、ガーフィンケルが繰り返し言及していた「その現象自体で発見可能な秩序*6現象」について、接骨院における電気療法の映像データをもとに、「トークや行為のインデック

6　「秩序」についてガーフィンケルは次のように述べている。

　　　私はアスタリスクつきの秩序*を、論理、目的、理由、合理的行為、証拠、アイデンティティ、証明、意味、方法、意識など、これまでの学問の歴史の中で語られてきた無数のトピックスを位置づける標識として使う。秩序*という標識が代用するトピックスは、以下のような添え字をつけて読まれるべきだ。すなわち、日常的社会の作動において／から成るものとして（in-and-as-of-the-workings-of-ordinary-society）（の秩序*）というように。そのとき、秩序*というトピックは、秩序*現象、つまりは実践的達成として理解されるだろう。
　　　　　　　　　　　　　　　　　　　　　　　　　　　　（1991: 18　強調は原文）

　　簡潔にまとめれば、アスタリスクなしの「秩序」を成り立たせるための論理、目的、理由、合理的行為、証拠、アイデンティティ、証明、意味、方法、意識などを、実践に即して検討せよという示唆が「秩序*」という標識にはこめられている。これについては、ガーフィンケルとウィーダー（Garfinkel & Wieder 1992: 202-3）もしくはガーフィンケル（Garfinkel 2002: 118）も参照のこと。

ス性」を可能なかぎり修正することなく（詳しくは Garfinkel 1967: 10-11；西阪 1996 を参照）記述する。

　他方で、一般に人びとが何らかのワークを行うとき、さまざまな実践に従事している。本章に関していえば、柔道整復師は大きく分けて2つの実践、つまり患者とのトークの進行（トークをどのように始めて、どのように発話順番を交代し、どのようにトークを終わらせるかなど）についての実践、および電気療法における施術行為についての実践に従事している。ここで思い出したいのは、本書第3章で引用したテンハヴ（ten Have 1995: 255）の警句である。本章では、「局所的に産出されるそれ自体で自然に説明可能な秩序現象として秩序*のトピックスを理解すべきである」というガーフィンケル（Garfinkel 2002: 118）の言葉に従い、トークの実践と施術行為実践という2つの実践について、接骨院における電気療法の固有の方法についての、可能な記述を試みる。

8-1-2　データについて

　本論文で使用するデータは、2010 年 2 月から 3 月、関東地方の A 接骨院と B 接骨院にて、筆者が直接撮影した映像データである。本章では3つのデータを分析する。1つは A 接骨院の柔道整復師（以下 J1）による、A 接骨院で使用している電気療法のための医療機器の説明を録画したものである。2つめは、B 接骨院における柔道整復師（以下 J2）による電気療法の施術実践場面であり、3つめは J2 自身による、患者の症状やなされた施術実践場面についての説明を録画したものである。

8-1-3　電気療法についての知識

　電気療法とは、物理療法（何らかの医療機器を使用して行う療法）の一種であり、物理療法としては他にも温熱療法や冷却療法などがある。数ある物理療法の中でも、なぜ筆者が電気療法を取り上げるかというと、他の物理療法よりも、電気療法を用いて施術を行う柔道整復師、電気療法が行える医療機器を備えつけている接骨院が圧倒的に多いからである。もちろん、A 接骨院でも B 接骨院でも電気療法は行われていた。

　さて、ここで「人間の体内に電気を流すことが、なぜ施術になるのか」とい

表1 総合刺激装置 ES-530 における電気刺激モードと期待される効果

モード	期待される効果
①micro current	骨や筋の損傷の治癒
②立体動態波	3箇所からの干渉波による治癒
③hi voltage	神経ブロックと同様の痛み緩和の効果
④EMS	筋肉トレーニングと同じ効果

う素朴な疑問が挙げられよう。電気療法の有効性は、「①ある種の疼痛を緩解するのに有効であり、痛みのために機能が制限されているときの付随的療法として有効である。②外傷などにより最大収縮ができない筋肉の筋力改善には有効である。③軟部組織障害の治癒を促進するか否かはいまだ科学的根拠はない。」（『柔道整復学　理論編』：107)[7] と述べられている。

　筆者はフィールドワークの一環として、柔道整復師に医療機器を説明してもらい、「医療機器の使用はどのような施術効果を期待しているのか」について聴き取りを行った。本調査では、A 接骨院で実際に使用されている伊藤超短波株式会社製の総合刺激装置 ES-530 の使用法と、その期待される効果について、J1 にインタビューを行った。J1 によれば、A 接骨院で使用頻繁の多いモードは、表1で示した四つである。電気刺激にはさまざまなモードがあり、そのモードによって「鎮痛」、「筋の増強」、「筋などの治癒」というように、期待される治療効果が異なる。

　J1 の説明によれば、①マイクロカレント（micro current）モードで流れる電流は「微弱電流」で、「人間が産まれ持っている体の傷を治すときと同じ電気」である。体内を流れる微弱電流は、「アミノ酸のタンパク合成[8]」を促進して

＊7　他にも川村（1995)、白石（1997）などを参照のこと。

＊8　この点については科学哲学的・医療社会学的に重要な論点を含んでいる。伊勢田（2003: 153）は代替医療の特徴の一つとして、「自然な治癒力の信頼」を挙げており、その発想は「最終的に治すのは本人だ」という志向があり、西洋医学的な「薬で治す」という発想と対置される。他方で、柔道整復師は法律的・制度的に薬を処方したり投薬できないため、西洋医学的な「薬で治す」という発想は採用できないという事情もある。ここからどのような問題が生じるのか。一つは積極的に自然治癒力を活用するにせよ、消極的に自然治癒力を活用せざるを得ないにせよ、西洋医学的観点からはその「自然な治癒力の信頼」にもとづく治療が EBM（Evidence Based Medicine）かどうかが問われることになり、さらにはこの点が医療保険の扱いを考える際に問題になる。実際、接骨院をめぐる社会的考察を行った研究は、医療保険の扱いをめぐるものが多い（加藤 1989；濱西 2011 など）。科学的に効果が証明されきれていないものに保険を適用してもよいかどうかというわけだ。もう1つは、自然治癒力自体、われわれは誰しも経験

傷を治すが、それと同じ効果を J1 はこの医療機器に期待していることがわかる。

8-2　電気療法実践の分析

8-2-1　許容可能な痛み

　本項では、B 接骨院で撮影された、腰に痛みがある 60 代の男性患者（以下 P）に対する、柔道整復師（以下 J2）の電気療法を分析する。この P は、重い荷物を運ぶことを生業としており、過去に五番目の腰椎を圧迫骨折した。それ以降、B 接骨院に通っている。〈断片 1〉より前の場面では、干渉波端末のパッドが患者の身体に取り付けられた。

〈断片 1〉[*9]
```
001 J2    まだこのままでお願いします（（J は P を寝かせた状態で膝を持ち上げさ
          せる））
002       (10.0)
003 P     ((持ち上げていた足を下ろそうとする))
004 J2    はい　まだまだ
005 J2    (1.0) はいオッケーです↓::　((J は P の足をゆっくり下ろす))
006 J2    よっし::よっし::引っ張られていますか↑
((写真 1 参照))
007 P     はい
008 J2    は::い
```

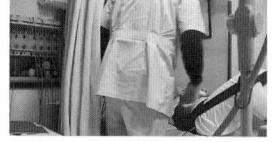

写真 1　膝を牽引されながら電
気療法を受ける P

001 行目で、J2 は P を仰向けに寝かせ、膝を持ち

　することであり、この力については西洋医学側も認めているものの、西洋医学側からは「代替医療の主張が（西洋医学側からも認められるような）そういう穏健なものからかなり極端で「いかがわしい」ものまで連続的につながっていて、穏健な主張がいかがわしい主張を正当化するために使われがちだという点」（伊勢田 2003：154、引用部分の丸括弧内は引用者が補足）を攻撃される。代替医療における穏健な主張といかがわしい主張の線引き問題が、人びとの健康にとってどのように作用するかという点で、場合によっては社会問題に発展するケースもある。
*9　断片 1 と 2 のファイル名とタイムコードは［MOV075　0:03:33-0:04:14］である。

上げた状態のまま青いゴムバンドで腰と膝をくくった（写真1参照）。ここで理解が難しいのは、青いゴムバンドでPの腰と膝をくくった目的である。実際、調査者でもある筆者はこの場にいて、何のためにゴムバンドで膝をくくったのか理解できなかった。006行目でJ2は「引っ張られていますか」と述べているため、電気療法を行うと同時にストレッチングを行っているのではないかという印象を受けた。この点については後述する。

009行目から024行目では、「電気刺激による痛み」を巡るJ2とPの相互行為がなされている。電気療法では、できる限り強く電気をかけたほうが、治療効果が出やすいといわれている。他方、電気刺激を感じることができるのはPのみであり、許容できる電気刺激というのは、個人によって異なってくる。J2はできるだけ強く電気を流したいが、しかしそれはPの我慢できる許容量を超えない範囲で調整されなければならない。このことが、J2とPの相互行為によってなされる。

〈断片2〉

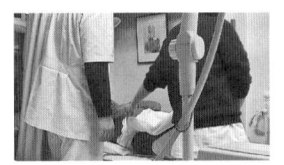

写真2 タオルをかけるA

```
009 J2    (3.0) ではスイッチはいりま::す
010       (6.0)
011 P     ((目をつぶる))
012 J2    つよい↑
013 P     ((小さくうなずく))
014 J2    いたい↑
015 P     °うん hhhh°
016 J2    (2.0) いたい↑
017 P     (5.0) ((小さく腰を動かす)) いや　だいぶ
018 A     ((タオルをPにかけようとする))
019 J2    おちついてきました↑
020 A     ((タオルを引っ込める))
021 P     はい
022 J2    はい
023 A     ((タオルをPにかける　写真2参照))
024 J2    はい
```

　009 行目の J2 による「スイッチはいります」という発話は、これから P の身体に電気が流れることの予告になっている。011 行目から 022 行目の間に、J2 は左手で、電気の流れる量を調整しようとしている。J2 へのフォローアッププインタビューによれば、「電流を調整している間、調整するためのつまみから手を離すことはない」という。電流の調整作業はとても微妙なためだ。他方で、J2 が左手でつまみを握り続けることで、「いつでも P の反応を電流の調整にフィードバックできる態勢であること」を示しているともいえるだろう。

　さて、010 行目では 6 秒の発話のない状態がある。その発話のない状態は 012 行目の J2 の「つよい↑」という発話で破られる。なぜこの時点で J2 は「つよい↑」と発話できたのであろうか。009 行目でスイッチを入れてから 2 秒後でも 3 秒後でも J2 は発話可能であったはずだ。この 6 秒間で、唯一観察可能な P の身体的変化は 011 行目の「目をつぶる」という行為だ。そのように考えると、012 行目の J2 の「つよい↑」という発話は、011 行目に見られる P の「目をつぶる」ことに接続しているといえるだろう。J2 はこの P が目をつぶったということを見て「つよい↑」と質問しており、P が電気刺激を「『つよい』と感じている」と J は理解していることがわかる。これに対し P は 013 行目でうなずいており、J2 の理解が正しかったことを認めている。

8-2-2　慢性的な痛みと調整可能な痛み

　この J2 と P の相互行為は、P の身体を流れる電気そのものが J2 と P には観察可能でないにもかかわらず、P の身体を流れる電気刺激の実在を示している。言いかえるならば、J2 と P は直接観察不可能なものについてそれぞれ言及しているが、電気の実在は P の身体を媒介して、J2 や第三者にとって理解可能となっている。P が「目をつぶる」[10] ということを、J2 は「P の身体を流

---

[10]　あるいは筆者自身の「目をつぶる」という記述自体も、分析対象にしてよいかもしれない。というのも、私たちは「まばたき」をすることで、2、3 秒に一度は目をつぶっている。しかしまばたきによって目をつぶることを私たちは「目をつぶる」とは記述しない。この場合には「まばたきをする」と記述する。つまり、このデータの場面では、「まばたき」とは明らかに別の仕方で P は「目をつぶっている」のであり、電気刺激の調整中に P が「目をつぶる」と記述可能な現象に接続して J2 は「つよい↑」と質問をしている。こうした議論はライル（Ryle 1971）の「目くばせ」についての議論を連想させる。詳しくは第 2 章を参照のこと。

れる電気の実在性や電気刺激の強さ」と強く結びつけていることがわかる。

　Pの身体を流れる電気刺激の実在については、この相互行為のなかで「何が省略されているのか」、「何を省略しても相互行為が可能になっているのか」を考えてもよいだろう。012行目の「つよい↑」や014行目の「いたい↑」というJ2の質問に対して、Pは同意を示すものの、016行目の「いたい↑」というJ2の質問に対して、Pの回答は遅延している。しかし、017行目で5秒の間があるが、ここでは単に回答が不在なだけではない。Pはこの間、あごに手をあて続け、小さく腰を動かしていることが映像データから観察可能である。J2の012行目の「つよい↑」や014行目の「いたい↑」という発話は、その言及対象が省略されている。017行目でもPは「だいぶ」とだけ発話し、「だいぶ『何がどうなのか』」までは言及していない。にもかかわらず、019行目でJ2は、「おちついてきました」と述べることが可能になっている。ここでも「『何が』おちついてきた」までは述べていない。つまりここでは、PもJ2もお互いに言及している対象については省略しており、さらには言及対象を省略してもPとJ2の相互行為は成立していることがわかる。この相互行為連鎖が009行目のJ2による「スイッチはいります」という発話から始まっていることを考えれば、両者にとって「Pの身体内の電気刺激」の実在が共有されていることや、両者とも電気刺激の調整プロセスに志向していることが、言及対象を省略しても相互行為が成り立つことで示されている。016行目までのPとJ2のトークがPの身体内の電気刺激についてであり、Pが腰部を小さく動かしていることから、017行目での5秒の間に「Pの腰部周辺の電気刺激の知覚をモニターする／モニターさせる」といったことがなされているといってよさそうである。

　019行目でJ2は、「おちついてきました」と発話することによって、質問・確認をし、021行目でPは「はい」と応答・承認をしている。この隣接ペア[11]について、012、014、016行目で「つよい」、「いたい」と発話してなされた質問とその応答と、並置しながら検討していきたい。012、014では、J2

　＊11　隣接ペア、発話の第一成分、第二成分については、シェグロフとサックス（Schegloff & Sacks 1973＝1995：185-90）、シェグロフ（Schegloff 2007: 13-21）を参照のこと。

の流した電気刺激が「つよい」ことを懸念した質問であるのに対し、Pは013、015行目で応答するわけだが、「つよい」、「いたい」という質問・確認に対して肯定的な応答をすることは、その後のJ2の調整行為を、電気刺激を弱めるように方向づける。016行目でもJ2は「いたい↑」と質問しているが、ここでPは5秒の間をあけたあと、「いや」と否定的な応答をする。この応答は、電気刺激を弱める必要がないことの承認になりうる。つまり、019行目のJ2の「おちついてきました」という質問は、電気刺激を弱める必要がないことの承認に続いていることになる。

　「おちつく」とは何がおちつくのであろうか。この場合電気刺激の強さそのものでないことは明らかだ。電気刺激の強さはJ2が調整するためのつまみを握っており、電気刺激の強さをおちつかせるかどうかはJ2単独でも調整可能である。この場合、「おちつく」のは電気刺激の強さそのものではなく、電気刺激の強さに対するPの身体感覚であろう。電気療法における電気刺激は、低周波・中周波といわれるように、「波」がある。つまり、電気は一定の強さで流れ続けるのではなく、刺激が感じられるときとそうでないときが交互にやってくる。つまり、第1波あるいは第2波の電気刺激については、「つよく」感じることがあったり「いたく」感じることがあるが、これが第3波、第4波、第5波…と続くと、その電気刺激に対してPがある程度慣れてきたり、耐性がつくことがある。この「慣れ」もしくは「耐性」という概念は「おちついてきました」という質問と結びつく。「施術効果を考えたときにJ2はできるだけ強く電気を流したい」が、「Pの我慢できる許容量を超えない範囲」で「調整する」活動において、「慣れ」もしくは「耐性」という概念はとても重要な概念であるように思える。なぜなら、Pの身体に流れた電気が最初は許容量を超えるものだと感じたとしても、その刺激に「慣れ」たり「耐性」がつくことで許容できる知覚経験になるならば、まさにその経験している電気刺激こそが「Pの我慢できる許容量を超えない範囲」における「最も強い電気刺激」を示すラインにふさわしいと思われるからだ。そして実際にこの時点で、柔道整復師と患者の電気刺激を調整する相互行為は終了することになる。

8-2-3 電気刺激の調整相互行為の終了点を第三者はどのようにして理解したか[*12]

〈断片2〉にみられる相互行為について、もう少しだけ指摘しておきたいことがある。それは助手(以下A)の行動についてである。ここでの助手の行動を分析する意味は2つある。1つは「電気刺激を調整する相互行為に関して当事者ではない第三者にとっても、この相互行為の終了点を観察可能であり理解可能である」ことを、Aはタオルをかける(写真2参照)ことによって示している点である。

詳しく見てみよう。Aは電気刺激を調整することもなければ、電気刺激を感じることもしていない。つまりAは、J2とPの電気刺激をめぐる調整相互行為に直接かかわってはいない。Aはこの両者の相互の調整行為に対しては第三者的立場にいる。Aには、「電気刺激の調整後にPへタオルをかける」というインストラクションが、あらかじめJ2によって与えられている[*13]。これは、J2が電気を流しているとき、Pの身体の細部、たとえばPの端末を当てている筋肉付近の動きを観察するためである。つまり、実践上AがPにタオルをかけることができるのは、電気刺激の調整行為が終了したときだけである。〈断片1〉では、Aは017行目のPの「いや　だいぶ」という応答を受けて、018行目の時点でタオルをかけようとする。Aは、018行目の時点が調整行為の可能な終了点であると理解したのだ。しかしAはPにタオルをかけようとするものの、019行目のJ2の発話を聞いて、タオルを引っ込めてしまう。つまり、「電気刺激の調整行為連鎖が実際には終了してなかった」というAの理解を、Aはタオルを引っ込めることで示している。

助手の行動を分析する2つ目の意味は、「Aは終了時点を知る際に、誰のどのような発話に対してセンシティブであったのか」という点を明らかにすることである[*14]。017から024行目の行為連鎖を詳しくみていこう。019行目でJ2

[*12] 本項の分析については、第59回関東社会学会大会の口頭発表後、酒井信一郎氏と秋谷直矩氏からの助言によるところが大きい。両氏には記して感謝の意を表す。

[*13] Aの役割やタオルをかけるタイミングなどについての事前のB院長によるインストラクションは、フォローアップインタビューで確認済みである。

[*14] 「助手であるとはいかなることか」という問いを立てたとき、「助手」という記述そのものから検討するという方法もありうる。筆者はこの「女性」を「助手」と記述しているが、なぜ「女

は、「おちついてきました」と発話することによって質問・確認をし、021 行
目で P は「はい」と応答・承認をしている。020 行目で A は、かけようとし
たタオルを引っ込める。019 行目の J2 の発話を聞くことで、調整行為は終了
していなかったという A の理解が、A の 020 行目の行動に示されているとい
ってよいだろう。

　行為の連鎖という観点から記述をしてみよう。A が、019 行目の J2 の「お
ちついてきました」という発話を、質問もしくは確認という隣接ペアの第一成
分（FPP）となる行為と理解したとすれば、A は、隣接ペアの第二成分（SPP）
として P の応答もしくは承認の存在を予期することができる。つまり、020 行
目で A がかけようとしたタオルを引っ込めるという動作は、隣接ペアの SPP
を構成する P の応答もしくは承認／非承認の存在を予期したものであろう（と
りわけ P によって非承認されたときは調整行為を終了できない）。つまり、019 行
目の J2 の FPP を構成する質問あるいは確認という行為に続く、P の SPP を
構成する応答もしくは承認／非承認が予期可能であるために「調整行為連鎖の
終了点ではない」という理解を示しているという記述が可能になる。

　この行為連鎖の FPP が 019 行目の J2 の質問・確認であり、SPP が 021 行目
の P の応答・承認／非承認であるとすると、022 行目の J2 の「はい」は、021
行目の P の応答・承諾の受け入れであり、同時にこの一連の行為連鎖の終了
時点[15] を示している。これは筆者が行為連鎖の終了時点であると勝手に思い

性」や「母親」という言葉で（正しいにもかかわらず）記述せずに「助手」と記述できるのだ
ろうか。答えは、「助手であることをしているから」であり、「助手」という記述がこの場面に
おいては最も関連があるからである。では、「助手であることをする」とはどのようなことを
すれば、「助手であることをしている」ことになるのであろうか。助手の役割が（この場合）
柔道整復師の指示を受けて、その手助けをすることであり、それがデータから認められれば、
「助手であることをしている」と呼んでもよさそうである。だがこの場面では、「柔道整復師の
手助けをすること」については、「P にタオルをかけること」が該当しそうであるものの、「タ
オルをかけてください」というような柔道整復師の指示を示す発話がない。しかし、この場面
については、「電気刺激の調整行為が終了したときにタオルをかける」というインストラクシ
ョンが、あらかじめ J2 から A に与えられているので、「（患者ではなく）柔道整復師によって
調整行為が終了した」と示されたまさにそのときに、A が P にタオルをかけることができれば、
「助手であることをしている」といえそうである。

[15]　ここでの J2 の「はい」は、シェグロフ（Schegloff 2007: 120-3）が述べた「Okey（Alright）」
に近い「はい」のように思われる。これはシェグロフが「行為連鎖を終了させる第三成分（se-
quence closing third）」と呼ぶものの一種である。これについては第 11 章も参照のこと。

込んでいるわけではない。この022行目のJ2の「はい」に接続するように（調整相互行為の第三者的立場である）AはPにタオルをかけている。つまりAは、Pにタオルをかけることで、一連の調整行為の終了点についての理解を示したともいえる。さらにいえば、024行目でJ2は「はい」と発話しているが、これはAのPにタオルをかけるという動作に接続している。つまり、Aは正しい時点でPにタオルをかけることができたことへ、言い換えるならば「Aが調整行為の終了時点を正しく理解できたこと」への、J2のアセスメント・承認であるという理解が可能である。

　この一連の相互行為をまとめると、Aは、隣接ペアのSPPである017行目のPの応答・承認に対して一旦はタオルをかけようとしたものの、019行目のJ2の発話を聞いて撤回し、行為連鎖を終了させる第三成分である022行目のJ2の発話に接続する形でPにタオルをかけた。つまり、AはPの発話に対してもセンシティブではあったものの、最終的には（Pではなく）J2の発話に接続してタオルをかけ、調整行為の終了を示した。

8-2-4　電気療法を効果的に行う工夫──脊椎骨盤模型を使用した柔道整復師による説明

　本節では、柔道整復師による患者の身体の見方や、電気療法を行うときの環境作りについての柔道整復師の考え方を、より明確にするための若干の補足を行う。8-2-1、8-2-2で分析をした電気療法が終了した直後、J2はこの患者の症状について、J2自らが調査者（筆者、以下R）に対して（Rから依頼したのではなく自発的に）説明した。そのとき、J2は脊椎骨盤模型を取りだした。この患者が過去に「五番目の腰椎（写真3）を圧迫骨折したことがある」ことを、脊椎骨盤模型を使ってRとカメラに向かって示した。

　〈断片1〉の場面における謎の1つは、001行目から008行目までになされたPの膝を曲げたり、その膝をゴムバンドでくくったりと、一見すれば電気療法とは無関係な施術がなされていたということだ。実際に、腰痛時には仰向けで寝て、膝を抱えるストレッチをすることがあるため、Rである筆者はこの

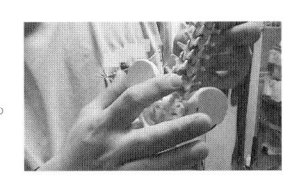

写真3　五番目の腰椎

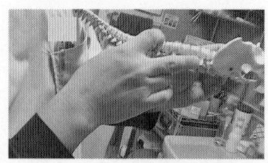

写真4　腰椎と骨盤の間をあける

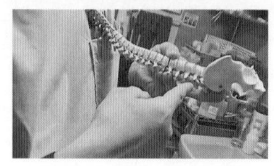

写真5　腰椎と骨盤の間

場面でも、そのようなストレッチングと電気療法の2つの施術を同時に行っているものだと思っていた。しかし、J2の説明によれば、膝を持ち上げてゴムバンドでくくることは、（ストレッチングによる効用も同時に期待しているのかもしれないが）効率よく電気療法を行うための環境作りの一環である。つまり、Pの膝を持ち上げることで自然と骨盤は開き（写真4）、そこをさらにゴムバンドでくくるなどして引っ張ることで、さらに腰椎と骨盤の間が拡げ、そのことで電気刺激が神経に届きやすくなり、その間（写真5）に電気刺激を与えることで、より大きな鎮痛効果を生もうとしていることが、J2の説明により明らかになった。

　J2が脊椎骨盤模型を真っ先に取りだしたことの意味を3つほど指摘しておく。1つは、脊椎骨盤模型が、J2が取り出したいときにすぐに取り出せる位置に配置してあるという点である。こうした道具へのアクセスの良さは、その道具の使用頻度が高いことをうかがわせる。

　2つめは、実際には患者の骨は直接観察不可能であるにもかかわらず、説明実践においては骨模型が使用され、そのことによって説明が可能になっているという点である。これは直接見ることができない骨格を、直接見ることができる骨模型に置き換えることが可能であることを示しており、人間の身体を「筋や骨の集合」として見る、柔道整復師という「専門職に宿るものの見方」[16]をうかがわせる。

　3つ目は、図版ではなく模型という点である。接骨院には、骨を精確に描いた解剖図や解剖書が、壁に張ってあったり、置いてあることが多い。これはA接骨院にもB接骨院にも共通して観察されたことでもある。骨の位置や様子を示すだけであれば、こうした図版や書物でも十分であるように思わせるし、費用もはるかに安い（図や図書が千円から6千円程度なのに対し、脊柱骨盤模型は、3万円から8万円程度）。にもかかわらず、このB接骨院をはじめとするほとん

＊16　これについては第7章や第9章を参照のこと。

どの接骨院においては、腰椎の説明に使用する道具として脊椎骨盤模型が選択される。「図版や書物による説明」と、「脊椎骨盤模型を用いた説明」の違いについて、考えられる点を2点ほど指摘しておく。1点目は、「平面」か「立体」かの違いである。解剖学を学ぶときにわかることではあるが、平面で骨を学習するのと立体で骨を学ぶのとでは、一般的には後者の方が、学習効率という点ではるかに効率が良い。図面での学習では、どうしても骨の立体構造を学習しづらい。2点目は、「静的」か「動的」かの違いである。脊椎骨盤模型だと細かく動かしながら説明をすることができる。実際ここでJ2は、Pの腰椎と骨盤の様子を、脊椎骨盤模型を動かしながら説明している。J2の説明によれば、圧迫骨折によってPの神経が骨盤や腰椎などによってはさまれてしまったため、Pには痛みが生じている。このときの「はさまれる」動きを、可動性のある脊椎骨盤模型では表象することができるし、実際にJ2は動かしながら説明している。神経をはさんでしまっている腰椎と骨盤の間を「あける」という動き（写真4）も、可動性のある脊椎骨盤模型では表象することが可能で、実際にJ2は動かしながら説明している。

8-3 まとめ

　本章の目的は、フィールドワークを行い、そこで撮影されたデータを分析することで、発話や行為を文脈から切り離してコーディングし、一般化されたモデルを提示するのではなく、接骨院で電気療法がどのように組織化されているかを記述することであった。とりわけ「患者の身体に流す電気刺激をどのように調整するか」が分析記述の中心であった。

　「柔道整復師の電気療法に関する知識」は、柔道整復師によるマイクロカレントモードの期待される効果についての説明や、自ら行った電気療法についての説明のなかによく表れていたと思う。人間の産まれもった体内を流れるのと同じ「微弱電流」を流すことによって、「アミノ酸のタンパク合成を促進」するというJ1の説明や、電気が流れやすいように患者の身体を事前に操作するというJ2の説明は、「人間の自然治癒力を最大限に生かす環境づくり」と強く結びつく仕方でなされたように思う。

「患者の身体に流す電気刺激」は柔道整復師と患者の相互行為によって調整された。このとき、直接観察することができない患者の身体を流れる電気刺激について、患者自身がどのように感じているかの理解可能性は開かれていた。たとえば柔道整復師は、患者が「目をつぶる」ということを、「患者の身体を流れる電気の実在性」や「その電気刺激の強さ」と強く結びつけて理解していることがわかる。患者自身がどのように電気刺激を感じているかの理解可能性は、患者の身体を媒介することによって開かれている。そのような理解可能性をもとに柔道整復師と患者は電気刺激を調整していった。その調整は、電気刺激への「慣れ」や「耐性」といった概念が一つの鍵となっていた。患者の身体に流れた電気が最初は許容量を超える刺激だと感じても、その刺激に「慣れ」たり「耐性」がつくことで、その電気刺激が許容できるものになるならば、まさにこの境界線こそが「Pの我慢できる許容量を超えない範囲」における「最も強い電気刺激」を示すラインとなりうる。また、電気刺激を調整する相互行為連鎖そのものの終了点は、第三者からでも理解可能であることが、この場面では「（一度引っ込めることにはなるものの）助手が患者にタオルをかける」という行動によって示された。

第9章　身体を固定する

9-1　柔道整復師による保存療法とその専門性

　医師の行う手術治療を観血的治療と呼ぶことがあるのに対し、柔道整復師が行う施術は一般に保存療法と呼ばれる。この保存療法として、柔道整復師は患者の症状によっては身体の一部を固定することがある。この施術は一般に固定法と呼ばれる。他方で、部分的であるにせよ身体を固定されることによって、患者の日常生活には何らかの支障をきたすことが予想される。つまり、柔道整復師による患者の「身体を固定する」という実践には、治癒を目的としつつも、日常生活への支障を最小化することが求められる。また、患者は若年者から高齢者までさまざまな年齢層にまたがっており、体型もライフスタイルも怪我の症状も患部もさまざまである。患者や症状、あるいは固定を行う柔道整復師が異なれば、固定方法もわずかに異なってくる。全てのケースにおいて理想的な固定と「厳密に全く同じ固定」を再現することは不可能である。他方で、患部を固定するための道具や方法が無秩序に存在するわけではなく、とりわけ柔道整復師にとっては説明可能なやり方で、患者の身体を固定する実践は組織化されているようにもみえる。

　本章[*1]の目的は、固定具作成の実践、固定具を使用した固定の実践について、それぞれの場面の映像データを分析することで、柔道整復師が患者の身体を固定するときの、その方法を明らかにすることである。「柔道整復師が患者の身体を固定するときの、その方法を明らかにする」というとき、何を示すことができればよいのだろうか。

　ここで少し考えたいのは、柔道整復師の保存療法における専門性である。パ

---

　*1　本章は、2011 年 10 月 16 日に開催された EMCA 研究会秋の研究大会（成城大学）での報告原稿に大幅な加筆修正をしたものである。

ーソンズ（Parsons 1951＝1974 たとえば 90-122：429-434 を参照のこと）によれば、その職業が専門職かどうかを判断する軸として、「業績主義／属性主義」、「普遍主義／個別主義」、「限定的役割／無限定的役割」、「感情中立性／感情性」、「集合体志向／自我志向」（いずれも左側が専門職的特性）の5つを挙げることができる。つまり専門職とは「業績主義」、「普遍主義」、「限定的役割」、「感情中立性」、「集合体志向」の特性をもつものである。これらの特性は、ある職業が専門職であるための規範性を示してはいるものの、こうした特性が経験的に必ずしも示されているわけではない[*2]。

　他方でベッカーら（Becker et. al 1961）による医療教育の研究によれば、医学生の行動と教員たちの要求には衝突するところもある一方で、共有可能な二つの価値もある。その二つの価値とは「医療責任（medical responsibility）」と「臨床経験（clinical experience）」である。ここでいわれている「医療責任」とは「臨床医が患者の将来をその手に握っており、患者の生死は臨床医に依存すること」（1961: 224）に伴う責任であり、「臨床経験」とは「教科書での学習」と極をなす用語で、「患者をうまく治療するのに必要な知識は臨床経験によって得られる」（1961: 231）という含意がある。こうした価値をその全ての専門職者が共有可能かどうかというのは、その専門職が「専門性」を有するかどうかの、一つの判断基準になりうるかもしれない。ただし、この二つの価値を共有したからといってただちにその職業の専門性を有するというわけでもない。たとえばこの二つの価値を理解した学生を「医師としての専門性を有している」と評価することが可能かどうか、あるいはこの二つの価値を共有している他の医療系職業とはどのような専門性の区別化を図れるのだろうか、といったことを考えてみればよい。そう考えれば、医療職における専門性を主張するた

---

*2　この点については野口（2005: 154-7）を参照のこと。たとえば「業績主義／属性主義」についていえば、医師になるためのコストを考えれば一般的に給与取得の高い医師の息女が医師になる典型例はいくらでも挙げられる。医師たちが EBM（Evidence Based Medicine:（科学的）証拠に基づいた医療）による「普遍主義」を志向しているとはいえ、患者の疾病の診断に経験的な勘が全く排除されていると断言することは難しいだろう。「限定的役割」「感情中立性」についても「病を診て人を見ず」という言葉が示すように、いくら病気を治すことに優れた医師でも、患者の気持ちを察することができない医師、共感的態度を示すことができない医師を規範的とみなすことには抵抗がある。

めには、経験に裏打ちされた知識や技術の習熟や、他の医療系職業との区別化可能性というものが要請される。

　吉岡（2011a, b）は、看護職や介護職といった医師たちの医療行為のサポートや患者を直接ケアしたり、医師たちの医療行為と隣接するような領域における専門性について、看護職者や介護職者自らがどのように自分たちの専門性を特定しているのか、その語りをもとにそれぞれの職種の専門性を図式化している。専門職者自身が自分たちの仕事にどのような専門性を見出すかという視点は、その職業アイデンティティにも関わることであり大変興味深いものだが、それではその職業の専門性は、その専門職者以外の人間には特定できないものなのであろうか。

　こうした先行研究に対して筆者は、柔道整復師の専門性が保存療法実践において観察可能であるならば、その観察可能な専門性を記述していく構えをとる。医療目的で患者の身体を固定する他職種といった場合、最も有力な専門職者は整形外科医[*3] であろう。整形外科医は、X 線撮影から外科的手術、投薬、固定まで行うことができる、筋や骨の損傷を治療するスペシャリストである。整形外科医との精確な比較を行うことはさまざまな意味で困難であるが、何らかのかたちで整形外科医と柔道整復師の固定に対する志向の相違を示すことができればよいと思う。本章では医療技術の知識や専門的な考え方についての領域にも踏み込み、柔道整復師の保存療法がどのように秩序づけられているかを記述する。

　本章でははじめに、「柔道整復師に期待される固定法に関する知識」につい

---

*3　柔道整復術が「代替・補完医療」（第 1、3 章の議論も参照のこと）といわれる場合、何に対する「代替・補完」なのか。その最有力候補となるのが整形外科である。柔道整復師と整形外科医の間にはある種の緊張関係があり、その緊張関係には歴史がある。1914（大正 3）年 2 月 23 日付の帝国議会衆議院請願委員会会議録によれば、脱臼・関節の挫傷・骨折の専門家としては「整形外科」があり医師法で認められているが、「接骨」を医師と同様に認めるということは、政府として同意できない旨が記録されている。つまり柔道整復術は「接骨」と呼ばれていた時代から整形外科の比較対象になっており、この緊張関係が現在では解消されているとは言いがたい。ちなみにデータセッション（第 4 章を参照のこと）に参加した柔道整復師は、次のように述べていた。柔道整復師ならば『足の関節は固定で治せるが、それで足りるのか？』という問いが常にあるべきで、たとえば『明日修学旅行なんだけど、明日部活で試合なんだけど、といった患者の懇願に対して、固定による治癒と固定をどの程度にするかという問題との妥協点を探す』ことこそが整形外科医の治療との最大の違いである、と。

ての簡単なレビューを行う。そうすることで、柔道整復師の固定法における施術行為がどのような点で役に立つのかの見通しをよくしたい。次に、「固定具作成の実践」、「固定具を使用した固定の実践」を分析する。固定具をどのように作成するか、固定具を使用して患者の身体をどのように固定するか、絆創膏（テーピング）の切り方や巻き方、そこでの柔道整復師と患者の相互行為を分析することで、「柔道整復師が患者の身体を固定するときの、その方法」を明らかにする。

9-2　柔道整復師に期待される保存療法についての知識[4]

9-2-1　固定の目的

　『柔道整復学　理論編』（2009: 98）によれば固定法は、「一定期間患部をある肢位に保持して、運動を制限することにより、外傷の治癒を企図するもの」で、「患部の可動域を制限し、損傷組織の良好な治癒環境の確保」、「変形防止と矯正」などを目的としている。これらは「患者の痛めた身体を固定することでどのような治癒効果が得られるか」という視点から固定法が述べられている。ここで示されているような固定法の目的を本章では仮に「治癒に志向した固定」としておこう。他方で、『柔道整復学　理論編』の同じ頁には「もっとも大切なのは患部の安静保持、早期社会復帰への指標、QOL（quality of life）を満たす固定法でなければならない」とあり、「患者の痛めた身体を固定することで社会復帰が可能になるか、日常生活に支障をきたすことがないか」という視点から固定法が述べられている。これらの固定法の目的をここでは仮に「生活に志向した固定」としておこう。つまり、固定法の目的別に分類すれば「治癒に志向した固定」と「生活に志向した固定」の二つに大別できることがわかる。

9-2-2　固定の肢位（position）

　患者の痛めた身体の治癒を目的とするならば、患者の身体をどのような肢位で固定しても良いというわけでもない。しかしそうかといって、患者の症状に

---

[4]　本節は主に『柔道整復学　理論編』の98頁から101頁を参照している。

先行してあらかじめ固定肢位が決定されているわけでもない。基本的には患部の症状や部位、患部の治癒の経過状況や患者の社会生活状況などによって決定される。

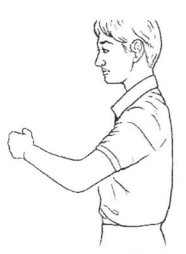

図1 上肢の機能的肢位

  (1) 骨折の場合は最初整復位に固定し、修復状況に従って固定肢位を変えていく
  (2) 固定の理想的な肢位は機能的肢位（≒良肢位、便宜肢位）

整復位とは整復動作の完了の肢位であり、治癒を促進するための肢位である。骨折の例がわかりやすいだろう。「骨には再生能力がある。例えば骨折が起こると一定時間のうちに骨折部に新しい骨（仮骨 callus）が生じて、修復されることが知られている。これは（中略）組織再生による修復である」（石井・平澤：28）ため、固定して新しい骨が再生されるのを一定期間待つ必要がある[*5]。このとき、最も骨が再生しやすいとされる肢位が整復位

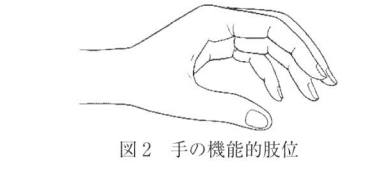

図2 手の機能的肢位

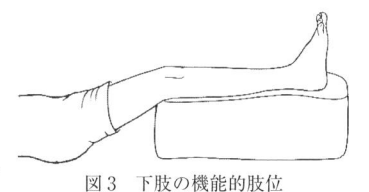

図3 下肢の機能的肢位

である。他方で、整復位と対になって使用されるのが機能的肢位（良肢位）である。機能的肢位とは、それぞれの関節について可動制限をきたしても、生活上比較的機能障害の少ない肢位（加藤他　1996: 25 あるいは 259）である。つまり、機能的肢位とは日常生活において最も支障のないとされる肢位である（図1から3を参照）[*6]。

---

 *5 怪我が自然と治るという経験は、その人自身のもつ自然治癒力に特別問題がない限り（骨折のような重症事例ではないにしても）だれしも経験することだろう。柔道整復師の保存療法とは、この自然治癒力の促進を最大化する施術である。
 *6 図1から3は加藤他（1996）の 259 頁から引用している。

9-2-3　固定の期間、範囲

　固定する期間も損傷の程度、部位、年齢、健康状態によって異なる。たとえば表1に示される「グルトの骨癒合期間[*7]」（表1）などが骨折についての固定期間として参照される。このような基準がエビデンス[*8]のあるものだとしても、厳密にこの期間を参照して固定期間が決定されるわけではなく、患者の患部の症状などによって決定される。つまり、目安よりも現状が優先される。

　接骨院と整形外科の違いでよく話題に出るのが患者の通院の頻度である。一般的に接骨院は「患者には毎日でも来院してもらってかまわない」という姿勢であるのに対し、整形外科は固定を施すと1週間から2週間の期間をあける。これは経済的な問題（たとえば「毎日来院してもらえば利益が出る」など）や仕事量（たとえば「整形外科医のほうが仕事が多い」など）の問題とは独立に、この固定というものに対する考え方の違いとしてみることもできる。フィールドワークやこのときのデータセッションにおける柔道整復師の語り、他の患者の施術のデータなどによってわかることだが、毎日のように来院して保存療法を施されている患者に対し、柔道整復師は毎回再固定をする。具体的には、一度固定を外し、お湯などで洗って清拭したあと、電気療法や触診を兼ねた手技療法を行い、再固定するのである。こうした施術は患部を清潔に保持したり、固定していない筋肉の「疲労具合、張り」などについて測定する。たとえば足首（足関節）を固定すれば、「足関節が使えなくなるので、膝関節に負担がかかる」、「足関節を固定したときにはふくらはぎの筋肉に張りがくる」、「張りがきびしければ、固定具を緩めることを視野にいれなければならない」など、実際に固定していた部分以外の触診もおこなう。ほかには、足の

表1　グルトの骨癒合期間

骨	骨癒合期間
中手骨	2週間
肋骨	3週間
鎖骨	4週間
前腕骨（橈骨・尺骨）	5週間
腓骨	5週間
上腕骨骨幹部	6週間
脛骨	7週間
下腿両骨	8週間
大腿骨骨幹部	8週間
大腿骨頸部	12週間

＊骨が硬化する日数の目安。機能回復にはさらに多くの日数を必要とする。（『柔道整復学　理論編』：42）

　[*7]　19世紀のドイツの外科医であるグルドが統計的に調査研究し、提示した。
　[*8]　医学・保健医療分野において「エビデンス」というときは、科学的・統計的根拠を指す。

指の血行などを見たり硬直具合を触診する。緩んだ固定を再固定したり、あるいは治癒状況によっては固定そのものを見直す。一般的にいって、一度固定しても一日ごとにその固定を見直したいのが柔道整復師であり、固定したら一定期間は徹底して固定するのが整形外科医である。

9-2-4 固定材料の選択

固定材料は主にギプスや副木などの硬性材料と、包帯やテープ（絆創膏）などの軟性材料の二つに大別される。何によって固定されるかは患者のそのときの症状や部位などによって異なる。他方で、固定材を選択するための基準が全くないわけでもない。基本的には下記のような判断基準によって決定される。

(1) 軽量なほど良い
(2) 固定力があるほど良い
(3) 安価なものほど良い
(4) 衛生的な素材ほど良い
(5) 治癒機序を評価しながら固定を変更するのが良い
(6) QOL を考慮に入れて材料を選択する

具体的な固定材料は以下のとおりである。素材や固定力によって、おおよそ硬性材料と軟性材料の二つに大別される。あるいは軟性材料を下地として巻いてから硬性材料をかぶせるというように、併用されることもある。「吸水硬化性キャスト材」は、水を吸わせることで固くなる（硬化時間は製品によるが4分から8分くらい）固定材である。「熱可塑性プラスチック材」は（ものによって異なるのだが）、一般的には約70℃のお湯に入れ、柔らかくしてから患部に当て、型をとることができる。温度が冷えるにつれ固化し固定する。つまり、この二つの固定材は患者の身体の大小にかかわらず、また部位にかかわらず、患者の身体の形態に合わせて作成することができる[9]。

---

[9] このような固定材は利便性が高い反面、他の固定材に比べて一般に高価である。

表 2　固定材料の種類

硬性材料	軟性材料
金属副子（クラーメル、アルミ副子）	巻軸帯（いわゆる包帯）
副木	三角巾、ガーゼ
合成樹脂副子	絆創膏（いわゆるテーピング）
・吸水硬化性キャスト材	・非伸縮性と伸縮性がある
・熱可塑性プラスチック材	綿花
厚紙副子	・吸水性のあるもの（脱脂綿）
ギプス	・非吸水性（布団綿）
	サポーター

（『柔道整復学　理論編』：99-101）

9-3　固定具作成の実践

9-3-1　調査について

　本節で取り上げるデータについての調査協力者は、B 接骨院の院長と 20 代前半の女性である。右手の小指の軟部組織損傷の症例である[*10]。本データの分析について重要なのは、データセッション[*11] を行った際に調査協力者とは別の柔道整復師を招いてセッションを行ったことだ。こうした分析のやり方は、いわゆる「方法に固有の適切性要請」に応える一つの方法と言えるだろう。筆者は柔道整復師ではないが、柔道整復師にデータセッションへ参加してもらうことで、筆者が見逃しているようなポイントでも、柔道整復師に拾い上げてもらうことが期待できるからだ。また、筆者が柔道整復術について何かよくわからないことがあってもすぐに質問できるのも良い点である。このデータセッション自体も、参加者たちからの同意を得て録音してある。

9-3-2　道具の規範的な構造

　J は 001 で「わしづかみ」と言いながら、道具のつかみかたを実演している（写真 1）。その後、J がつかんでみせた道具を P に手渡しするのだが、J は P

---

*10　データについては、第 4 章を参照のこと。

*11　本データについてのデータセッションは、2011 年 10 月 1 日に成城大学で開催された。ここでも多くの参加者から有益な示唆を受けた。また本データについては、別途上越教育大学五十嵐素子研究室（当時）にてデータセッションを行い、貴重な助言を受けた。

に対して道具を単に手渡しているわけではない。Jは道具の向きを整え、Pの手の下のポジションからPの掌の中に入れるようにPへ渡している（写真2：手の動きは矢印で示してある）ことが映像から確認できる。つまり、この道具はどのようにつかんでもよいものではない。つかませる道具には掌側と指先側などの構造があり、しかもPには道具をどのように握ればよいのか考えなくてもよいように、つまり、Pはつかむ方向などを気にせず、つかむだけでよいような仕方で手渡している（写真2）。このことからわかるのは、この道具には「この道具の構造に沿った規範的なつかみかた」があるということだ。この道具の構造に沿った規範的なつかみかたでこの道具をつかむと、「どんな人でも手はほぼ同一の形」になる。

〈断片1〉*12　道具をつかむ
　001 J　わしづかみ（（道具をつかんでみせ、その道具をPに手渡す））
　002 P　（（道具をつかむ））
　003 J　＞そうそう↓そうそう＜　°オッケ-オッケ::°
　004　　（3.5）
　005 J　おいていいよ
　006　　（19.5）

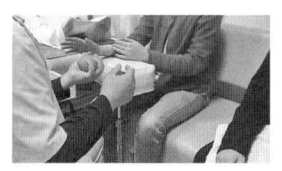

写真1　Jによる「わしづかみ」の実演

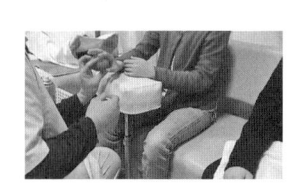

写真2　Pに道具を握らせるJ

　ここで気になるのは、「この道具は何にのっとった構造をしているのか？」、「手は何と同一の形になるのか？」ということである。これは『手の機能的肢位（良肢位）（写真3と図2を比較のこと）という肢位をとっている』ことになるという*13。JはPに道具を握らせることで、Pは自然と機能的肢位をとることになり、機能的肢位＝固定肢位となる。つまりPはこの肢位で固定される。この固定肢位そ

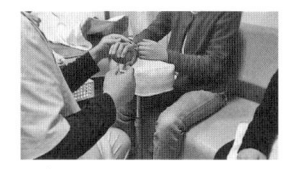

写真3　002におけるPによる「わしづかみ」

*12　断片1と断片2のタイムコードは［Mov080 00:00:20-00:01:46］である。
*13　データセッション時の柔道整復師からの指摘は、二重鍵括弧で示される（注3や以下の二重鍵括弧についても同様）

のものである機能的肢位*14 の構造に「生活への志向」がみてとれる。

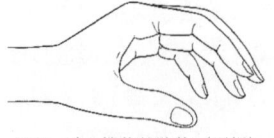

図2 手の機能的肢位（再掲）

ところで、機能的肢位をPにとらせたいだけであれば、機能的肢位をJが示すだけで十分であるようにも思える。ではなぜPに道具をつかませたのであろうか。この疑問にはPに道具をつかませたあと、Jが何を行ったのか分析すればよいだろう。Jは熱可塑性のある固定材をPの患部に押し付けている。つまり、Pが道具をつかんでいれば、型をとるために固定材を指に押さえつけても肢位が崩れないのだ。この道具は、実際に固定具を使用して固定する段階では取り外される。この道具はあくまで固定具作成実践のために必要なのであって、絆創膏（テーピング）で固定する実践においては不要であることがわかる。

9-3-3 冷却して固定具の型を固める

ここではJはPに固定具に対して冷却スプレーをかけさせる。つまり施術を受ける側に施術に関する作業を行わせている。それではJは何をしているかというと、この間Jは固定材をおさえている（写真4）。おさえていないと固定材が『いかのようにひっくり返って』しまい、せっかく型をとった意味がなくなってしまうからだ。特に患者を正面にしてJの『右手側をしっかりおさえることが重要』なのである。Jの右手側とは患者の小指が薬指と接する内側の面である。つまり、固定具は極力（怪我をしているわけではない）薬指に当たらない工夫がなされている。

〈断片2〉 固定具を冷却する
　007 J　つるさわさんさ::(.) これお願い
　008 P　°はい°
　009 J　ここふいて　((固定具を右人差し指でなぞる))
　010　　(2.0)

---

*14　小指を固定する方法は他にもある。たとえば『まっすぐに小指を伸ばして薬指と一緒に固定する』やり方や、固定材として安価な金属副子を使用するなどである。これらの方法は『関節が安定するため整形外科では好まれる』ということだ。

011 J　　°んん°　〔うんうん　＞そうそう＜上手
012 P　　　　　　〔hhh
013 P　°いい°＝
014 J　　　　　＝hん　いいよ
015 P　（（コールドスプレーを固定具に向けてかける））

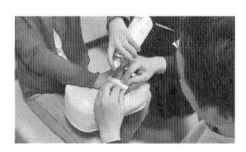

写真4　冷却スプレーを吹くかけるP

016 J　オッケ::オッケ::オッケ::　サンキュ::もう大丈夫
017 J　¥hhh¥
018　（1.5）
019 J　当院は治療のすべてがセルフサービスhすってなったらどうする
020 P　hh

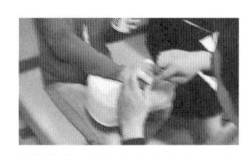

写真5　009の「ここふいて」

021 J　やばいよね　もう来ないよね　ん:¥hhh¥
022 J　（（コールドスプレーを固定具に向けてかける））
023 J　よし:::
024　（5.0）
025 J　うん　＞まだまだ＜
026 J　（（固定具の枠どりを行う））

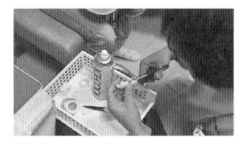

写真6　はさみで固定具を切るJ

　さらにいえばこのデータから、冷却すればよいというものではないことがわかる。つまり、適切な冷却の方法があるということだ。たとえば009でJは「ここふいて」と、自らの指で冷却スプレーをかける場所を焦点化する（写真5；Jの指の動きは白線で示してある）。ここからわかるのは、固定材のすべての箇所を冷却するというのではなく、「冷却すべき箇所」があるということだ。ここでは固定材の縁までは冷却しない。そして016でJは「オッケ::オッケ::オッケ::　サンキュ::もう大丈夫」と述べている。これは直前（015）になされたPの冷却スプレーの噴射による固定材の冷却（写真4）への評価であろう。この評価には冷却の十分さが示されている。なぜ固定材の縁までは冷却しないかといえば、この後にこの固定材を切って形を整えるための『ハサミで切るための柔らかさ』（写真6）が必要だからである。実際に、この後Jは026以降でハサミを使用し、固定材の縁をきれいに切り取る作業を行う。

9-3-4　固定具の型をとって切りとる

〈断片3〉[*15]　　固定具の触り心地の確認

027 P　((固定具をなでるように触る))

028 J　きもちいいでしょ

029 P　うん

030 J　ね-

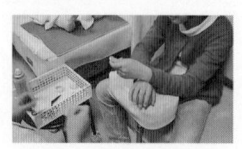

写真7　さわり心地を確
かめるP

　028でJは、固定材の縁を切り取って丸みを帯びさせ、その触り心地がなめらかであることをPに確認させている（写真7）。これに対し029でPは「うん」と承認している。「治癒へ志向した固定」だけを考えるならば、このようなハサミで固定材の端を切り取り、触り心地をなめらかにする作業をしなくてもよい。また、Jは内側の方をより大きく切っていることが観察可能だ。つまり固定材の切り取り方が内側と外側で非対称であることが確認できる。これは『内側を大きく切り取ることで、固定しない薬指に固定具がぶつからないようにしているため』で、ここでも「生活への志向」がなされている。

9-4　固定具を使用した固定の実践

　本節で注目するのは、実際に柔道整復師が患者の身体の一部を固定するときの、その「固定の方法」である。たとえば柔道整復師は患者の身体に包帯を巻くことがあるが、ただ巻くわけではない。「強く（弱く）巻きすぎてはいないか」、「すぐにほどけないようになっているか」、「適切な肢位で固定されているか」といったように、そこには適切とされる包帯の巻き方のための基準がある。

しかし、適切さの基準があるからといって、たとえば使用される包帯の太さやテーピングの長さが患者の身体の大きさや固定する部位と独立して、あらかじめ決まっているわけではない。つまり、適切な固定に使用する包帯の太さやテーピングの長さは、患者の身体の

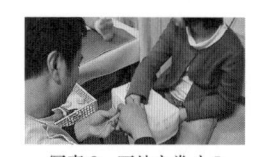

写真8　下地を巻くJ

*15　断片3と4のタイムコードは［Mov080 00:03:03-00:06:41］である。

大きさや固定する部位、求められる固定の強度によって相対的に決定される。
　固定具を使用した固定に先立ち、Jは伸縮性絆創膏と脱脂綿を使って、固定
具を使用して固定をする前の下地を巻く（写真8）。この下地そのものが固定で
もあるのだが、固定具が患者の肌に直接当たってしまうと患者は痛いために、
下地が巻かれる。『腫れが引くと隙間ができて』固定が緩くなるので、この下
地は厚めに巻かれることが多い。この下地は軟性の固定材料で巻かれる。

9-4-1　絆創膏（テーピング）の切り方

〈断片4〉　固定具を利用した固定
　031 J　（（他の患者との会話））
　032 J　（（助手との会話））
　033 J　（59.0）（（伸縮性絆創膏を巻く））
　034 J　よし∷
　035　（13.0）
　036 J　よし:°つるさわさんの（.）ぶんを°
　037 A　　はい
　038　（13.0）
　039 J　よし∷
　040 J　（119.0）（（絆創膏を切る：絆創膏を巻く））
　041 J　これ　こすれないかな
　042 P　うん
　043 J　ちっと　やってみて
　044　（1.5）
　045 J　痛くな↑い　こっちが‐こっちの指が
　046 P　痛くない
　047 J　しばらくこうやってて

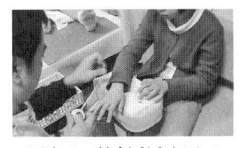

写真9　絆創膏を切るJ

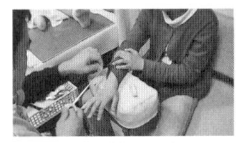

写真10　袖をまくるP

　033の59秒間、Jは発話することなく、Pの小指を固定する。まずJが行う
ことは、固定に使用する絆創膏（テーピング）を切るという作業だ。データを
見る限り、JはPの身体をメジャーにして、適切な長さを測りながら絆創膏を
切っているように見える（写真9）。この点について詳しく検討してみよう。絆
創膏の長さを測るのであれば、たとえばメジャーを使って測るというように、

数値化して絆創膏を切るという方法もあり得る。このような方法ならば必要とされる正確な長さの絆創膏を準備できる。しかし、そのような絆創膏の切り方は時間がかかるので非能率的であろう[16]。さらには、絆創膏の適切な長さは、一般的にいって患者の身体に相対的に決定される。つまりここでは、Ｐの身体は絆創膏の長さを測定するメジャーとして機能している。ここで、ＪはＰの手首あたりを目安に切っている[17]。これは筆者の思い込みではなく、少なくともＰには、Ｊが手首あたりを目安にしていることがわかっている。それは、「服をまくる」という行為によって理解可能である（写真10）。手首のあたりを露出させるという行動がＪの絆創膏を測るという作業に接続してなされている。ちなみにＪは絆創膏を2種類の長さに切っている。短いほうの絆創膏はＰの小指の付け根のあたりを目安に切られたものであり、長いほうの絆創膏は手首のあたりを目安に切られたものである。絆創膏の長さの適切さは何に依存する適切さなのか。この点については次項の、Ｊによるテーピングの巻き方を分析することで明らかになる。

9-4-2　絆創膏（テーピング）の巻き方

　Ｊは非伸縮性絆創膏でアンカーテープを巻く。アンカーテープとは、「ここからここまで」絆創膏を巻くというラインを示すものである。アンカーを巻くという作業は絆創膏による固定の場合、全ての施術でなされる。Ｊはそれと同時に「固定具の端をとめる」ということも行っている。固定具の端を固定するとき、どちらから固定具を固定してもよいものではない。固定具の端を固定す

---

[16]　このような作業を観察すると、次のような発想を思い出されるかもしれない。ビーチ（Beach 1988）は、バーテンダーの仕事と記憶についての研究を行った。ビーチによれば、バーテンダーの記憶方略は2つあるという。一つは言語的な記憶方略で、カクテルのつくり方を言語的にリハーサルする。もう一つは実物にもとづいた記憶方略であり、注文を受けるとカクテルごとにグラスを並べ、そのグラスを手がかりに注がれる材料を思い出すというものだ。熟練したバーテンダーほど後者の記憶方略を採用している。これは、行うべき作業についての記憶が状況に埋め込まれているという発想である。ただし、このような記憶方略は直観的に十分ありうると思うが、本研究はこうした記憶方略のみを分析の対象としているわけではないことも付言しておく。

[17]　こうした実践を観察していた柔道整復師は、この絆創膏の切り方について『経験によるところが大きい』と述べていた。

るときは『根元から固定する』（写真 11）。『指先は多
少出ても問題ないが、根元は固定具が手にぶつかって
しまうので生活に支障をきたす』というわけである。
絆創膏を巻く方向にしても、どのように巻いても良い
ものではない。指の内側から絆創膏を巻くことで、絆
創膏の端が内側にこないように巻いている。このとき
わかることだが、短いほうの絆創膏の長さの適切さは、
指の内側から絆創膏を巻いて、絆創膏の端が内側に来
ない程度の長さである。絆創膏の端が P の指の内側
にきてしまうと薬指と固定部が接触したときにほつれ

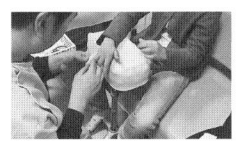

写真 11　絆創膏を巻く J

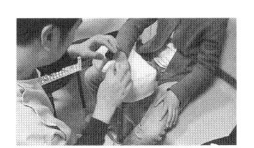

写真 12　小指と薬指の間
を確認する J

やすくなってしまう。この事実に照準してここでは絆創膏の適切な長さ、適切
な巻き方が決定されている。この照準の仕方は J の絆創膏を巻き終わったあと
の確認作業からわかる。長いほうの絆創膏を使って、『指の関節の真ん中を固
定具と同じように丸い肢位で固定』する。『（下ではなく）上をクロスさせて関
節の手前と指の先を巻き、曲げさせて固定する』。長いほうの絆創膏の長さの
適切さは、この巻き方が完結し、かつ余らない程度の長さであることがわかる。
　固定後に優先される確認事項として、断片 4 の 041-046 行目で、J は P の固
定した指と隣の指とのこすれ具合を確認する（写真 12）。動きやすさなどにつ
いても、隣の指との関係を気にしている[18]。他にも（きつくないか、緩くない
かなど）確認すべきことはあるが、ここで優先されるのは固定した指とそうで
ない指とのこすれ具合が確認され、一連の保存療法に関する施術は終了する。

9-5　柔道整復師による固定の方法とその志向

　柔道整復師には整形外科、形成外科と比較して医療実践に関するさまざまな
点で法的・制度的制約がある。柔道整復師法の第 16 条には「柔道整復師は、
外科手術を行ない、又は薬品を投与し、若しくはその指示をする等の行為をし

---

[18]『小指は力の入り易い指なので、（再固定の際）治ってくるにつれて、かえって強く巻くこと』
　　があるという。小指を固定することは、他の指とは異なる独特の難しさがある。

てはならない」とあるし、第 17 条には「柔道整復師は、医師の同意を得た場合のほか、脱臼又は骨折の患部に施術をしてはならない。ただし、応急手当をする場合は、この限りでない」とある。こうした制約によって骨折患者が接骨院を来院しても、外科的手術が必要とされるような重症の場合は整形外科医を紹介されることになる。あるいは、柔道整復師が X 線写真や MRI を使用することはできないが、こうした制約は患者の皮下の状態を可視化することができないという意味では、柔道整復師たちの施術にとって不都合なようにみえる。他方で、このような制約こそが柔道整復師の専門性を確立しているようにもみえる[19]。皮下の可視化装置の使用に制限がある以上、とりわけ触診や視診などの指先の感覚は研ぎ澄まされたものでなければならず、患部の場所や状態を指先で「知る」ことができなければならない[20]。あるいは、その症状が外科的手術を要するかどうかの判断についても、見ただけでできなければならない。

　本データにみられるような保存療法の場合、その柔道整復師の専門性というものはどのようなかたちで観察することができたのか。柔道整復師の保存療法のなかでも固定法の実践を分析すれば、固定肢位＝機能的肢位そのものが生活に志向した肢位であることがわかる。たとえば、「固定具の端を切りとる」という作業は「固定による治癒への志向」があるわけではない。固定具の端を切り取らなくても固定は可能であるし、そうであれば固定による治癒の目的は達せられることになる。患者に対して固定具の触感や装着感覚を認識させるような柔道整復師の発話、固定されないとなりの指や関節へのケアに関する発話は、患者の日常生活への配慮そのものである。固定具作成の実践を分析すれば、患者が固定される肢位そのものに「生活への志向」がある。さらには、患者の身体をメジャーとして利用していた絆創膏の切り方や、患者の日常生活を考慮した巻き方そのものにも、柔道整復師の熟練した技術や専門性がみてとれたように思う。つまり、柔道整復師と患者の相互行為には、固定によって生じる不便

---

[19]　パーソンズは専門職の特性として「限定的役割」を挙げているが、そもそも「専門性」という概念にはその扱う範囲が狭ければ狭いほど（あるいは制約が厳しければ厳しいほど）高まるという論理文法があるのかもしれない。たとえば内科医というよりも消化器医と呼んだほうが、たとえ同一人物を指示していたとしても（内科医であることと消化器医であることは両立する）、医療的専門性は高い印象を受ける。

[20]　触診については第 6 章を参照のこと。

さを最小化するような固定実践や、患者の身体をメジャーにすることで、適切なテーピングの長さを測るというやテーピングを切る速さの両方が顕著に観察された。柔道整復師の固定法は固定による治癒を志向しているが、それはむしろ、固定法そのものにすでに内在している志向であり、固定法の前提のようなものだ。固定法の施術時に、患者とのトークが常になされるわけではない[21]。患者とのトークが生じるのは、主に「生活に支障をきたさないかどうか」の確認時であった。相互行為の水準で優先的に確認されていたことは、「生活に志向した固定」の方法についてであった。固定具作成の実践、絆創膏の切り方や巻き方の1つ1つに「生活に志向した固定」が理解可能なやり方でなされており、ここに外科手術や投薬が禁止されている柔道整復師の、受肉化された技術に裏打ちされた専門性を見ることができる。

---

[21] 固定実践そのものに高い集中が求められるということもあるだろう。

第10章　ストレッチング

10-1　目的と方法

　セルフケアに関する面接場面のエスノメソドロジー・会話分析研究として、ピルニックらの研究（Pilnick eds. 2010）など興味深い研究が数多くなされてきた。人びとの健康は、病院だけで医師のみによって支えられているわけでもなければ、問診だけで病気や外傷の状態が理解されるわけでもない。患者の自覚だけが健康であるかどうかの基準になるわけでもなく、専門職者の評価だけでその健康観が決定されるわけでもない。そういった意味において本章は、人びとの健康観と関係する、いわゆる「補完・代替医療」領域や、身体的接触[*1]を伴う医療（類似）行為のエスノメソドロジー的研究[*2]と位置づけることができるだろう。本章[*3]では、健康観の相互的構築や身体的接触を重要なファクターとして含む場ないしワークの例として、接骨院というセッティングを取り上げ、柔道整復師と患者の相互行為についての映像データを分析することで、高齢である患者の健康観がどのように構築されていくかを記述する。柔道整復師と患者のトークや相互行為によって、行為者の実践上の問いは解決されていく。本章ではこうした記述によって、実践上の問いがいかにして解消されるか

---

*1　トゥイッグら（Twigg et al. 2011）は、有償でなされる身体ワーク（body work）の概念化を試みている。

*2　本章と近いパースペクティブをもつ、日本語で読める会話分析的研究には、須永（2015）、坂井（2017）などがある。

*3　本章は、（2013b）に加筆修正を加えた論考である。本章のもととなるアイデアについては、2011年5月22日、大阪大学豊中キャンパスで開催された第37回日本保健医療社会学会大会におけるラウンドテーブルディスカッション（この趣旨については前田（2011: 77）を参照のこと）「対人援助職の実践を記述する―ヘルスコミュニケーションのエスノメソドロジー」で、筆者が話題提供をした。本発表及びその予行演習として発表させていただいたデータセッション（2011年1月8日、成城大学）では、参加されたみなさまより多数の有益なコメントを受けた。とりわけ理学療法士の吉井智晴氏からはストレッチングについての解説を受けた。記して感謝の意を表したい。

を明らかにする。

　本章で実践上の問いに着目するのには理由がある。これは本章の方法とも直接関係する。本章では映像データを分析するのだが、ある一つの映像データを記述しようとすれば、どのようにも記述することが可能である。グッドウィン（Goodwin 1994＝2010）がその論考で取り上げたように、ロドニー・キングの裁判では、検察側も弁護側も同じ映像データを証拠として採用している。一方では、あるアフリカ系アメリカ人の男性への凄惨な暴力の証拠として。一方では、あるアフリカ系アメリカ人の男性に対して警察官がいかに正しい対応をしたかの証拠として。映像データを分析する際には、こうした複数の記述可能性を常に考慮する必要がある。映像データを分析するための軸として、本章では、「柔道整復師と患者との実践上の問いがどのように解決されるか」に着目して分析を進める。

　こうした着想はガーフィンケル（Garfinkel 1967: 7-18）の議論によるところが大きい。たとえばガーフィンケル（Garfinkel 1967: 9）は、実践のなかで抱える「成員の問いは、成員が分析する場面構成の特性である。同様に、成員の問いは、『全ての実践目的のための適切さ』として成員に対し、認識可能にする」と述べている。実践上の問いとはその場の行為者たちによって直接明文化されるような質問ではなく、むしろ行為者たちには「関心がない」もののようにも見える。しかしガーフィンケル（Garfinkel 1967: 9）によれば、「成員たちが『関心を持たない』ものが、合理的な実践、もっともらしい主張、合理的な発見と関係がある。それは『実践目的に適合的な説明可能性』を発見可能なもの」と関係がある。実践上の問いは、映像データに映し出される語りや相互行為の理解や分析を可能にする貴重なリソースでもあるのだ。

　筆者のいう「実践上の問い」とは、具体的には次のような問いを指している。上田（1995: 13）は、119番通報における、電話の「掛け手と受け手の双方が協働してトラブルの発生場所を特定する活動」を分析している。この場合、「実践上の問い」とは、「119番電話の掛け手と受け手がどのようにしてトラブルの発生場所を協働して特定するか」ということになろう。山崎他（1993）あるいは岡田（1995: 32）は車椅子使用者および介助者の購買場面を分析したが、店員にとっての実践的な問題は「だれが物品の購入を決定するのか？」、「だれ

が金銭を支払い、（購入したものは）だれのものになるのか？」であることを指摘している。つまりここでの実践上の問いとは、「ある活動実践に参与している成員たちが、その活動をなしとげるために直面する直近の問題のこと」である。本章における実践上の問いについては、分析のなかで示していきたい。

　本章で分析するデータは、2010 年 4 月某日、A 接骨院にて筆者が直接ヴィデオ撮影した映像データである。本章で分析するのは、80 代前半の男性のデータである。この患者は、右膝に痛みがあり、毎日ではないが、調子が悪いと感じたときには通院し、膝の状態の向上を目指している。

10-2　分析

10-2-1　ホールド・リラックス手技療法と膝のストレッチング

　断片 1 の場面は、低周波による物理（電気）療法と、簡単なマッサージを行ったあと、柔道整復師（以下 J）が右膝に痛みを抱える患者（以下 P）に対し、ホールド・リラックス手技療法や膝のストレッチングを施している場面である。ホールド・リラックス手技療法とは、「筋肉は最大収縮の後に最大弛緩が生じる」[4] という筋肉の特性を生かした手技である。筋肉の最大収縮は、最大限に力を入れることによって生じる。こうした筋肉の特性を利用することで、より効果的な筋肉の曲げ伸ばしが可能となる。この場合の筋肉の最大収縮は、001 行目にあるように、P が「蹴る」ことによって生じる。J は P の脚の筋肉の力感などをモニターしながら、P の筋肉の最大収縮と最大弛緩を促している。つまり、この断片における実践上の問いの一つは、「J は P の筋肉の最大収縮と最大弛緩をどのように特定するか」ということになろう。写真 1 と写真 2 を比較すればわかるように、このホールド・リラックス手技療法を繰り返すことで、P の股関節の可動域が広がっていることが観察可能だ。

〈断片 1〉[Mov052 00:03:54-00:04:24]
　001 J　蹴ってください　（（P の右膝を抱え上げていく　写真 1 参照））

---

*4　これについて詳しくは武富と村木（1992）を参照のこと。

002 P　ん:↑

003 J　僕の肩をぐ::っ［と >はい ひ-ひざをのばすように はい そうです<

004 P　　　　　　　　　［°ひざを　お-こんでいい°

005 P　そうかい はい

006 J　(.)力抜いてください　((Pの右膝の伸展を緩める))　もう一回お願いします　((Pの右膝を持ち上げていく))

007 J　(1.5)はい力抜いて-h　((Pの右膝の伸展を緩める))

008 P　ほいでこ::やると気持ちいいの　うん

009 J　((うなずく))(2.0)はい力抜きます。h::　((Pの右膝の伸展を緩める　写真2参照))

010 J　あ°と°膝曲げます　((Pの右膝を曲げて畳むように押していく))

011 J　(4.0)°大丈夫ですか°((JはさらにPの右膝を押す))

012 P　(2.0)((うなずく))°うん　大丈夫°　う::んとね　かんじがねこ:::される とう:::んといいんだよう ¥hhh うんだろうな:¥

013 J　うん

001行目で、JはP
に対し指示を与え（写
真1参照）、002行目の
Pの反応を受けて、
003行目では「蹴る」

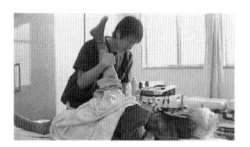
写真1　001「蹴ってください」

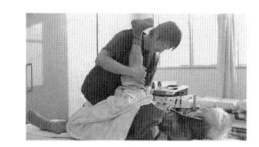
写真2　009「力抜きます」の直前

場所を「僕の肩」というように、とりわけ「ひざ」の部分に力点を置き、「のばす」という動作をするというようにと、より動作を限定して指示を与えるように言い直している。そしてPは「こんでいい」と発話しつつJの指示に対して実際の動作で応えている。3行目の終わりで「はい　そうです」とPの動作に対し、Jは評価を与えている。つまりここでは、ミーハン（Mehan 1979）の言うところのI-R-E連鎖[5]が生じている。同時にこの評価は、Pの筋の最大収縮がなされたことへの評価にもなっている。

　006、007、009行目で、JはPに対し、「力を抜くように」指示をしている。それに対し、Pは実際に「力を抜く」ことで応えている。ここで考えたいのは、

---

*5　I-R-E連鎖について、詳しくは第11章を参照のこと。

なぜこの時間上の位置でJは「力を抜く」という発話をすることが可能なのかである。この時間上の位置をここではJが特定している。JはPの筋肉の力感やPの表情などをモニターすることによって、どこが筋の最大収縮時点かを判断していると思われる。たとえば、007、009、011、012行目にみられるような、有標的な発話のない状態は、発話上のトラブルによる沈黙ではなく、JはPにP自身の身体感覚をモニターさせている／PはP自身の身体感覚をモニターしている時間であろう。007、009行目のように、JによってPの筋の最大収縮時点を判断するような発話が可能になっているのも両者の志向[6]がPの筋肉に向けられているためだ。この発話の時間上の位置の適切さは、Jの施術の適切さそのものに依存している。言いかえるならば、Jが「力を抜く」ように指示をする発話の時間上の位置は、ホールド・リラックス手技療法の特性に照らし合わせれば、JがPの筋肉が最大収縮したと判断した時間上の位置である。また、「力を抜いてください」という発話の時間上の位置の適切さは、Pの筋肉が最大収縮しているかどうかの判断の適切さに依存しているともいえる。

　010行目から、JはPの膝のストレッチング（写真3、4参照）を行っている。一般に、Jなどの他者の力を借りて行われるストレッチングは、P自身で動かせる範囲以上にまで関節の可動域を広げられようとする。そうでなければ他者の力を借りてストレッチングを行う意味が薄れてしまう。このとき、筋肉は自力で動かせる以上の範囲まで伸びることが要請され、ストレッチングを受ける側は多少の痛みを感じることになる。つまり、ここでの実践上の問いは、「J

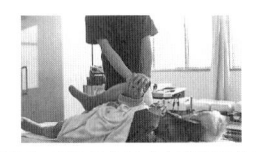

写真3　011のJの「大丈夫ですか」

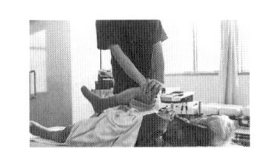

写真4　012のPの「うん　大丈夫」

はPのストレッチング時に生じる痛みの許容範囲をどのように特定するか」である。ここでは、Pの痛みの許容範囲は、JとPの相互行為によって特定及び調整されている。このことを示していきたい。

＊6　相互行為における志向の焦点については第6、8章の議論も参照のこと。

　発話のない 4.0 秒のあとに続く 011-012 行目の発話について分析してみよう。011 行目の J の「大丈夫ですか」という質問・確認と、それに対する 012 行目の P の「うん　大丈夫」という応答・承認がそれにあたる。011 行目の J の「大丈夫ですか」という発話は、一見すると一般には P への「配慮」ともいうべきふるまいがなされているようにも聞こえる。P が感じていると思われる痛みに対し、J が「配慮」することは合理的であるように思える。しかし、この場面では、J は 011 で「大丈夫ですか」と発話（写真 3 参照）から、012 行目で P が「うん　大丈夫」と発話する時点（写真 4 参照）までの 2.0 秒のあいだ、J はさらに深く膝を曲げ続ける。写真 3 と写真 4 を比較すれば、わずかではあるが、J は P の膝を深く曲げていることが観察可能だ。J は「大丈夫ですか」という発話の後も、さらに P の関節可動域を広げようとしている。もし痛みにしてだけ配慮しているならば、P の膝を深く曲げ続けることはせず、一度ストレッチングをやめるという選択もありえたはずだ。したがって、ここでの J と P にとって、011 行目と 012 行目の相互行為は、単に「配慮をする-その配慮を受け取る」ということを行っているだけではない。ここでの「大丈夫ですか」という発話はストレッチの進行中になされており、さらに関節可動域を広げるようなストレッチの進行をしてもよいかどうかの確認とそれに対する承認という相互行為がなされていることがわかる。そこには、関節が広がるまでは「P は痛みに耐えうる」という J の判断が示されている。本データでは、このようにして、「P の痛みの許容範囲がどこまでであるか」を J と P の相互行為によって、協働的に判断・調整されていることがわかる。

　本場面は、ホールド・リラックス手技療法後にストレッチングを始めたばかりの場面であるため、この断片における実践上のもう 1 つの問いは、「J と P はどのようにしてストレッチングを進行させるか」であることが指摘できる。

　まず、「J と P は」と記述する理由が重要だ。このストレッチングの進行は J が主導するものの、このストレッチングを P が望まないならば、中止することも、その施術をもう少し緩やかなものにすることも可能だ。もしくはその逆にもっと負荷をかけることについて、P は調整する権利をもっている。これは筆者の単なる思い付きで P に調整する権利を与えているのではない。011 行目と 012 行目の隣接ペアについての分析を参照すれば、J が P に施術の進行につ

いての確認をしていることを考えれば、権利を与えていることは明らかであろう。もし権利を与える必要がないとJが考えているならば、そもそもPに確認することなどしないだろう。

　さらにこの点を確認するために、008行目のPの「こ：：やると気持ちいい」という発話をみてみよう。この発話は単にPがこの時点におけるJの施術に対する肯定的な感想を述べることによって、P自らの身体感覚に対する評価を述べていると同時に、Jの施術に対する評価を与えているともいえる。しかし、この感想・評価が仮に否定的なものであったとしたら、その感想・評価に続くJの施術は変更を迫られることになるであろう。つまりJはこの時点で他の施術やストレッチングを行うか、ストレッチングを中止せざるを得なくなるのではないだろうか。そうであるとすれば、やはりこの008行目の時点でPが肯定的な感想を述べて評価を与えることは、Jのストレッチングの進行を許諾することになる。

　012行目のPの発話についても同様のことがいえる。012行目では、Pは「うん　大丈夫」と述べている。これは先ほどの分析にもあるように、011行目のJの質問・確認に対する応答・承諾である。つまり、いわゆる隣接ペア[7]はこの時点で完結しており、発話の順番はこの時点でJに戻ることも可能である。しかし、Pは発話の順番を譲ることなく、「いいんだよ」と笑いながらそれまでのストレッチングに対する感想を述べ、評価を付け加えている。ここでも008行目と同様に、この時点での感想を述べ、評価を与えることによって、Jのストレッチングの進行を許諾していることになる。

10-2-2　患者自身による患者の身体の相対化

〈断片2〉[Mov052 00：04：25-00：04：59]
　014 P　（1.0）°＞だから＜°（1.0）そ：：されても痛くないとこみるとまだいいのかなあとおもって
　015 J　う：：：ん

---

*7　隣接ペアについては、シェグロフとサックス（Schegloff & Sacks 1973＝1995: 185-90）、シェグロフ（Schegloff 2007: 13-21）

016 P　ねえ

017 J　そうですね

018 P　だっていて痛え∷∷っていうんでねえんだもん

019 J　はい

020 P　うん

021 P　(10.0)（（右手人差し指で指さしながら））上で（×××）ここ痛いここ痛
　　　い　痛い痛いっていったね ¥hhh¥

022 J　¥-h そうですね ¥　（（P の左膝を持ち上げ始める））

023 P　¥くくく ¥

024 J　ほんとうに膝悪い人はもう

025 P　あっそう

026 J　まがんないですよ

027 P　まがんない　　　　　　　　［なるほどへえ∷∷∷　　　　　でまだ［いいのかな↑

028 J　（（P の左膝を持ち上げる））［ぐ∷っと°蹴ってください°（（緩める））［もういっかい

029 J　°まがらないより°

030 P　う∷∷ん

　この断片のなかで、まず最初に目を引くのが、014 行目の P の発話と行為である。P は「だから…」と述べているのだが、これは何をしていることになるのか。これは、断片 1 における P の感想・評価の意味付けであろう。014 行目の「まだいいのかなあ」という言い方は、何かと比較して自分の身体の状態を評価する言い方である。これが何との比較かというと、とりわけ 021 行目でははっきりする。021 行目で P は、右手人差し指で、他*8 のベッドで施術されている患者を指しているのがわかる。この比較対象となった患者は他の柔道整復師のストレッチに対して、痛くて思うように関節可動域が広がらないことを訴えている。つまり、P は「痛い、痛い」と言う他の患者と比較して自分の身体の状態を「まだいいのかなあ」と評価している。

---

*8　接骨院では基本的にカーテンでベッドが区切られている。腰部などの電気療法などを行う場合には、確実にカーテンで仕切られる。しかし、肌の露出がなかったり、ストレッチをする場合には、このカーテンは引かれないことが多い。ときには患者同士で会話をしていたり、接骨院のスタッフと患者二人で会話されたりと、接骨院で施術を行う場所は、病院などと比較すれば相対的に開かれた空間である。

　こうした評価に対し、P は 016 行目で J に同意を求め、017 行目で J は同意
している。ここでの実践上の問いは、J は P に対して、「専門職者として、患
者による患者自身の身体に対する評価に対し、どのように同意や共感を与える
か」ということである。専門職者として同意するといっても、J から P へ一方
的に同意が与えられるわけではない。ここでは J の専門的知識を導入するよう
な形で、P 自身の身体の相対化を修正していくのだが、このような一連の活動
は、J と P の相互行為によって巧妙に達成されている。この点ついて示してい
きたい。

　まず、017 行目の J の同意の仕方に対し、P は納得していないのではないか
と考えられる。その根拠を 2 つ挙げる。1 つめの根拠が 018 行目の「だって」
とそれに続く P の発話である。ここでは 014 行目と同様に、他の患者が「痛
い痛い」と言っていることを主張している。「痛い痛い」と言う他の患者より
も、自分の身体の状態のほうが「まだいいのかなあ」ということであろう。つ
まり、P は「痛い／痛くない」ことを評価軸として、自分自身の膝の状態を評
価している。P が 016 行目で J に対し、014 行目における P の発話についての
同意を求めているだけならば、そのシークエンスは 017 行目で終わってもよい
はずである。018 行目の「だって」とそれに続く発話は、同意を求めるシーク
エンスを継続させるようなやりかたに聞こえる。つまり、P は J に対して、再
度同意を（017 行目より強い形で示すように）求めているように聞こえる。

　2 つめの根拠が 024 行目から 027 行目のシークエンスである。024、026 行目
で、膝の状態の良し悪しを判断する比較対象や評価軸は、「他の患者の状態」
や「痛い／痛くない」ではなく、「曲がる／曲がらない」であることを、J は
P に対して述べている。つまり、J は専門的知識の提示をここで行っている。
これに対し、P は 025 行目の時点ですでに「あっそう」と発話している。なぜ、
P は 025 行目の時点で「あっそう」と発話することができたのであろうか。
024、026 行目で J は、膝の状態の良し悪しを判断する評価軸の説明している
のだが、024 行目の時点では、その説明は途中である。むしろ評価軸の説明と
いうことであれば、重要なのは 026 行目の後半部分である。つまり、026 行目
まで聞かなければ、P は J がもちだした評価軸に対して同意したり、納得した
りしたことを示すことは難しいはずである。ここでは、024 行目の J の「ほん

とうに膝悪い人はもう」という発話だけに対し、Pは応答をしたことになる。別な言い方をすれば、「ほんとうに膝悪い人はもう」という発話だけで同意したり、納得したりすることがPにとって可能だったのである。「ほんとうに膝悪い人はもう」という発話には、「P自身の膝の状態の良し悪しを判断する評価軸」とは異なる、しかも「ほんとうに」という発話から連想させる専門的知識に裏付けられた評価軸が、この次に述べられることを予示する発話に聞こえたのではないか。Pの評価軸と代替的な、専門的知識に裏付けられた評価軸を説明するというJの行為は、017と019行目のJの同意が相対的に弱いものであったことの説明にもなりうる。つまり、Jからみれば膝の状態を「曲がる／曲がらない」ではなく、「痛い／痛くない」というPの評価軸そのものが誤っているのだから、Jは017、019行目の時点で相対的に強い同意を示すことはできなかったという説明が成り立つ。024行目の時点でのJの発話が、それまでJが相対的に弱い同意しか出なかった説明についての明確な予示となるならば、025行目の時点で自らの評価軸が誤っていたことへの納得や同意をPが示すことは可能。027行目の時点では、「専門的知識に裏付けられた膝の状態の良し悪しを判断する評価軸」が明確になるため、Pは「なるほど　へえ」と発話して、Jの説明に対し、025行目よりも相対的に強く聞こえるようなやり方[9]で納得したことを示すことが可能になっている。

　しかし、Pが027行目の時点でJの説明に対し、納得・同意を示すことはできたものの、Jの説明を理解したかどうかを判断することは難しい。というのも、027行目では続いて、再度「まだいいのかなあ」とPは述べているからだ。ここでも、P自身の身体の状態の相対化がなされているのだが、「まだいい」といったときの評価軸はPによって明示されていない。なぜ、評価軸が明示されていないことが問題になるかというと、これにつづく029行目のJの「まがらないより」という発話からわかる。Jは再度ここで、Pの身体状態の相対化は、「他の患者の身体状態」や「痛い／痛くない」ではなく、「曲がる／曲がらない」を評価軸としてなされなければならないことを、029行目の「まがら

---

*9　027の同意は025よりも格上げされるような仕方でなされている。つまり、025の同意より027の同意の方が、強い仕方で同意しているように聞こえる。これについてはポメランツ（Pomerantz 1984）の分析を連想させる。

ないより」という発話で示している。つまり、Jによれば、Pの膝の状態は、「他の患者と比べて『まだいい』」のでもなければ、「痛くないから『まだいい』」のでもなく、「曲がるから『まだいい』」のである。

10-2-3 トークトピックの拡張と柔道整復師の評価

〈断片3〉の分析の前に、重要なことを指摘しておかなければならない。〈断片2〉の021行目で10秒の発話のない状態が続くが、このときJはPの膝の患側（右膝）から健側（左膝）へ移動している。つまり〈断片2〉の022行目からは、健側へのホールド・リラックス手技療法の施術や膝のストレッチングがなされる。一般にストレッチングを左右同等に施すことは特別なことではない。いわゆるボディバランスを保つためである。しかしストレッチングは同等になされるとはいえ、患側の施術時になされるトークと、健側時の施術時になされるトークとでは、021行目を挟んでその前後を比較すれば、とりわけ〈断片1、2〉と〈断片3〉を比較すれば、かなり様相が異なることは明らかだ。その違いを2つ示す。

〈断片3〉［Mov052 00:05:00-00:06:09］
031 J ［°もういっかいお願いします°（（Pの左膝を持ち上げていく））
032 P ［あ:そうか俺もねえそうなっちゃたいへんだからと¥思ってここに来てんだよ¥
033 J そうですね （（Pの足を降ろす））
034 P そういうふうになったらもう〈あれで:::〉人の世話になんないと生きていけねえから
035 J そうですよね ［歩けなくなっちゃうから
036 P ［うん それが怖くてね↑え:おれは
037 J （4.0）まあ今のうちはけっこう動き回ってるんで ［大丈夫ですよ
038 P ［>そうそうそう< なるべくねえ なるべく 歩くようにはしてんの無理しないで
039 J はい
040 P だ- 無理はしないよ無理はしないで歩くようにはしている
041 J （2.0）そうですね 無理しない程度に
042 P ¥h ふん hh¥でねえ若いときはいいの無理したっていいの >もとに戻

　　　　ん-＜簡単に戻るから歳とるとねえ::なかなか戻んないから
043 J　はい
044 P　うん一回無理すると一週間もあとは　いてえから
045 J　うん
046 P　うん　だんだんそうなんだよ　歳とってくると（2.0）若いときは無理した
　　　　って一晩寝て起きりゃ::治らあ::って＞よく言われたもんだ［おれ＜若い
　　　　ころは
047 J　　　　　　　　　　　　　　　　　　　　　　　　　　　　　　［¥hhh¥
048 P　¥hhh くっくっく ¥
049 J　¥hh そ h（1.5）-h それだけ-¥ ＝
050 P　　　　　　　　　　　　　　　　　　＝°いやいやいや°
051 J　¥それだけ元気あればもう:::¥
052 P　うん
053 J　¥大丈夫っすよ¥
054 P　いや昔の人はみんなそう言ったんだよ
055 J　うん
056 P　うん　なにやってんだ:::一晩寝りゃそんなの治ちゃりゃあってよく言われ
　　　　たもんだよ

　まず、1点目であるが、断片1の007、009、011、012行目にみられたような、
PによるP自身の身体感覚のモニターがなくなる。それは単に、健側の施術時
には、Pによる身体感覚のモニターそのものが必要なくなったということかも
しれない。Pが身体感覚をモニターする必要性は、施術を受けるときに、Pの
許容できる範囲を超えた痛みが生じる場合や、患部の違和感を確認する場合に
のみ生じるからだ。患側に比べれば、健側の施術時には身体感覚をモニターす
る必要性が相対的に生じにくいであろう。
　2点目の相違点が、トークのトピックの拡張である。〈断片3〉では、施術と
レリバントなトークからそうではないトークへとトピックが拡張していく。こ
れは健側への施術時にPの身体へのモニターがなくなることと、相互反映的
でもある。つまり、施術と関連しないトークをすることで、身体への注意を向
ける機会をJとPは設けていないのだ。〈断片1〉における患側の施術時では、
トークそのもののない時間がたくさんあったことと対称的である。

　032、034、036 行目では、Pは「それが怖くてね」などと、自分の身体状態に関する将来の不安や懸念などを述べている。こうした不安や懸念を解消できる立場にいるのは、ここでは人間の身体に関する専門職者であるJであろう。つまり、本節における実践上の問いは、JがPの身体状態に対して、「専門職者としてJはどのようにPの身体状態に対して評価するか」ということである。さらにいえば、Pの身体状態に関する将来の不安や懸念を解消する方向へJが志向するならば、その評価は肯定的な評価が優先的である。こうした実践上の問いについて、トークにおけるトピックの拡張のされ方を追いながら分析をしていきたい。032、034、036 行目で語られるPの自分の身体状態に関する将来の不安や懸念などに対し、037 行目でJは「動き回ってるんで」という理由を付けて「大丈夫ですよ」と評価している。「動き回ってる」という理由付けは、先ほどの膝が「曲がる／曲がらない」という評価軸と対応しているように聞こえる。038 行目で、Pは「そうそう」とJの評価を受け取るような発話をしている。

　問題は 041 と 042 行目であろう。ここまでは、Jの専門職者としての同意や評価を受け取るPの発話や行為（027 の「なるほど」、038 の「そうそう」など）があったが、042 では専門職者としてのJの承認・同意を必要としていない。041 行目でJは「そうですね　無理しない程度に」という発話をすることで、038、040 行目のPの発話に対し、同意や助言をしているのだが、これに対し、042 でPは部分的にではあるがJに対して反論しているようにも聞こえる。しかし、ここでは、あえて 041 行目のJに反論するというよりも、「柔道整復師-患者」という関係対[*10] を引き受けていないと記述したい。その理由としては、042、044、046、054、056 のPの発話が、「柔道整復師-患者」という関係対の上に成り立っているのではなく、「今の人（若い人）-昔の人（高齢者）」という関係対で述べられているからだ。とりわけ 054 や 056 行目のPの発話は、「昔の人（高齢者）」の代弁をしたり、「昔の人（高齢者）」を代表するような言い方[*11] になっている。ここでは、「今の人（若い人）」は 20 代前半の柔道整復師

───────────────

＊10　成員カテゴリーについては第2章を参照のこと。

＊11　こうしたPの回想的な発話が物語的になっていることにも注意が必要かもしれない。浦野（1998: 73）は新潟県佐渡市の人びとによって語り継がれてきた「トンチボ」についての実際

に当てはまるカテゴリーであり、「昔の人（高齢者）」は患者に当てはまるカテゴリーである。このようなカテゴリーを選択する以上、042 行目の時点で P が「柔道整復師-患者」という関係対を引き受けないというのは、042 行目で専門職者である柔道整復師の同意や評価を必要としない説明になりうるかもしれない。

　他方、この関係対を J が共有しているかどうかといえば、必ずしもそうではない。J は 047 行目から笑いながら発話し始め、053 行目で再び「大丈夫っすよ」と P の身体状態に対し、評価を与えている。つまり、J の専門職者としての実践上の問いは継続しているし、再度ここでも P の身体状態に関する将来の不安や懸念などを解消するように努めているようにみえる。

　053 行目の J の「大丈夫っすよ」という評価については、別の角度からも分析してみたい。つまりトーク実践上の問いで、「なぜ J はこの時点で再度 P の身体状態を評価できたのか」である。J は 047 行目で笑い始めたことを考えれば、この笑いはその直前の P の 042、044、046 の語りに対する笑いだと考えるのが妥当であろう。言いかえるならば、042、044、046 の P の語りを聞くことによって、J は笑うことが可能となり、P の身体状態の肯定的な評価に接続している。だが、これらの P の語りを文字どおりの意味だけとらえれば、P の現在の身体状態の情報は全くなく、したがってこの P の語りの内容だけでは P の現在の身体状態を J が評価することは不可能なはずだ。つまり J は、「P によって語られた言葉の意味や内容」から身体状態を評価したのではなく、相対的に強く早口で発話された「P の語り方そのもの」を評価したのである。051 行目の「それだけ元気あれば」というのは、「P の語り方そのもの」に対する J の記述である。「語られた内容」だけを分析していたのでは、この場面でどのような現象が生じているのか説明不可能である。

の語りを分析し、「物語を語ることがたんに『物語を語る』ことであることはほとんどありえない」と指摘したうえで、「自己の立場を正当化しあるいは他者の権能や信用を引き下げるなどの様々な道徳的含意を伴った具体的なおこないを相互行為の場面に対してなすこと」だと述べている。

10-3　まとめ

　本章は、柔道整復師と患者の「実践上の問い」がどのように解決されていくかに注目しながら、ストレッチングを受ける患者と柔道整復師の相互行為に対し、可能な記述を試みた。

　10-2-1ではホールド・リラックス手技療法と膝のストレッチングの実践における、柔道整復師と患者との相互行為を分析した。この分析でわかったことの一つは、柔道整復師が声をかけるタイミングの適切さは、柔道整復師の施術の適切さに依存しているということだ。ホールド・リラックス手技療法は、その手技の特性上、患者の筋の最大収縮時をどのように見定めるかが実践上の問いとなる。つまり、柔道整復師が声をかけるタイミングが適切かどうかは、筋の最大収縮時の評価が適切かどうかに依存する。分析でわかったことの二つ目は、患者の痛みの許容範囲が患者と柔道整復師の相互行為によって特定されていたということだ。柔道整復師の施術の適切さと、その評価の適切さやトークの（とりわけ発話の時間上の位置の）適切さは、それぞれ独立しているわけではなく、時には依存しあい、時には柔道整復師と患者の相互行為によって調整される。そういった意味において、施術とトークを安易に分節化して分析できないことがわかる。こうした帰結は、たとえば、OSCEのあり方などについて、強力な示唆を与えることになるだろう。OSCE（Objective Structured Clinical Examination）とは、客観的臨床能力試験のことで、医歯薬系専門職養成課程の最終学年で課されることが多い。ガーフィンケル（Garfinkel 2002）や池谷（2007）によれば、エスノメソドロジー的研究は、「チュートリアルな性質」を持ち、藤守他（2004）や岡田（2005；2008）によれば、その研究成果は医療分野においてはとりわけOSCE研究や医療教育へ生かされる。実は、OSCE導入については、柔道整復師養成機関にとっては実践的な問題である。2010年度の社団法人全国柔道整復学校協会教員研修会などでは、この点について活発な議論が交わされた。OSCEをどのように導入するかについては、すでに多くの問題が他の医療職養成分野で指摘されている。たとえば窪田他（2009）の薬学OSCE研究については、とりわけ人と人とのコミュニケーションに関わる

評価項目で、評価する側の評価軸が統一できず、評価が人によって異なること
が問題視されている。本章を参照するならば、OSCE の評価項目において、医
療実践とコミュニケーションを独立して位置づけるような評価の仕方が、混乱
の一因となっているように思う。

　10-2-2 と 10-2-3 では、患者自身による患者の身体の相対化や患者の身体状
態に対して、柔道整復師がどのような評価を与えていくかを分析した。これも
当然のことながら、柔道整復師の施術とその評価が独立して存在しているわけ
ではない。患者の身体状態に対して適切な評価ができないならば、その柔道整
復師は患者からの信頼を失うことになるだろう。本章では、患者が持ち出した
身体感覚の評価軸を柔道整復師が専門的な知識を持ち出して修正したり、患者
が語った言葉の意味や内容だけではなく、患者の語り方そのものについても反
応するような仕方で、しかも患者自身による患者の身体に関する将来の不安や
懸念を取り除くような方向で評価がなされた。こうした分析は、語られた内容
だけを分析するのではなく、それと同時に語り方を含む相互行為を記述する必
要があることを示唆している。とりわけ 10-2-3 における分析を参照すれば、
トークのトピックを追うだけでは、分析が不十分になってしまうことを示して
いる[12]。

　最後にこの患者の健康観についてである。本データにおける患者の場合、身
体のモニター・専門職者によって提示された知識・物語などによって、その健
康観は練り上げられていったように思える。特に患者の不安や懸念に対し、柔
道整復師という身体のケアについての専門職者から同意や評価を得ることによ
って、専門職者からみれば同意や評価を与えることによって、その不安や懸念
は解消されるような方向でトークがなされている。

　また、10-2-3 にもあったように、患者の語り方そのものに患者の元気のよ
さが表れていた。これは筆者の単なる直観ではなく、現にその場で施術してい
た柔道整復師が「大丈夫ですよ」と、患者の元気のよさに太鼓判を押したので
ある。このように考えると、「患者の健康観」とは、患者の健康についての自

---

[12]　このような相互行為の分析方法は、言語や行為のインデックス性（Garfinkel 1967: 4-7）を最
　　も修正しないですむ分析方法の１つであろう。

覚や身体状態のみによるものでもなければ、専門職者の評価だけで決まるものでもない。つまり人びとの健康観について検討するとき、本章で示されたことは「専門職者と患者の相互行為」を中心に分析することの妥当性である。接骨院の施術実践をみれば、患者の健康観は、援助実践を行う側と援助実践を受ける側との相互行為によって組み立てられていることがわかる。

第11章　セルフストレッチングの指導

11-1　はじめに

　投薬や外科的手術に依存しない「人間の持つ自然治癒力を最大限に生かす環境作りを行う」柔道整復の施術は自然療法的特色の強いワークであり、とりわけ「整復、固定、後療（手技・運動・物理療法）、指導管理」といったワークは、他の医療専門職と比べ、柔道整復師に特有のワークであるといえよう。接骨院で行われる施術の一つに、患者が帰宅してからも行えるセルフケアの指導がある。

　本章[*1] では、柔道整復師の指導のもと、患者に対するセルフストレッチングの指導場面が収まっている映像データから導くことができる、柔道整復師と患者の相互行為についての可能な記述を試みる。こうした記述は、社会的には認知度が決して高いとは言えない接骨院における柔道整復師のワークや、接骨院における柔道整復師と患者とのコミュニケーション研究[*2] についての記述そのものでもある。

　本章の主題とは、セルフストレッチングの指導場面で、柔道整復師と患者の相互行為によって、どのように患者の身体は構造化されていくかを記述することである。本事例は、患者が自分一人で自身の身体をストレッチできるように柔道整復師が指導する場面である。セルフストレッチングの指導は、「人間の持つ自然治癒力を最大限に生かす環境作り」の一部であるといえるだろう。そして、このセルフストレッチングの学習は柔道整復師と患者の相互行為によって達成される。

　本章のもう一つの主題として考えたいのが、相互行為秩序を同定する根拠に

---

*1　本章は、海老田（2011a）に加筆修正したものである。
*2　本章の特徴としては、セルフストレッチングの指導という身体の操作やストレッチングにおける型の構築に大きく関連するデータを扱うことであろう。

ついてである。筆者は本章で使用するデータを「接骨院における指導場面」と同定したのだが、どのような根拠をもって、本データに見られる柔道整復師と患者の相互行為を「接骨院における指導場面」と同定することができたのだろうか。こうした疑問について、本データに即して考察していきたい。

11-2　分析及び結果

11-2-1　データについて

　本章では、B 接骨院で撮影された映像データのうち、一片のヴィデオクリップの中の約 57 秒について相互行為分析を行った。柔道整復師と患者の相互行為を分析及び記述することで、接骨院における相互行為秩序の記述を試みた。

　本章で分析したケースは、ランニング愛好家の 30 代女性患者が、右足首スポーツ障害を発症した症例（足部の過回内[*3]により足根管症候群と腓骨筋腱炎を併発している症例）である。回復期から徐々に強化期に移行している時期で、速歩や軽いジョギングを取り入れている段階である。セルフケアの一般的な目的として再発予防などが挙げられる。なお、本章で使用される写真は、ヴィデオクリップのキャプチャー写真であり、柔道整復師と患者の相互行為についての理解を助ける目的で、15 枚ほど掲載した。

11-2-2　身体操作の具象化と連鎖を終了させる第三成分

　〈断片 1〉[*4]の前では、P より「自分で揉むなどのセルフケアを行ったほうがよいか」という質問・提案がなされ、J から「ストレッチング」をやった方がよいという回答がなされた。断片 1 は、そうした会話に続く行為の連鎖である。

〈断片 1〉[MOV070 0:01:08-0:01:24]
　010 J　今日ご自分でこう::やる方法は（0.5）まだお教えしてませんでしたっけ
　　　　　（×××××）

---

*3　ランニングなどの足の着地後に踵が内側に倒れすぎること。
*4　〈断片 1〉より前の会話についても分析は行っているが、論文の構成上割愛した。トランスクリプトのラインナンバーが 010 から始まっているのもそのためである。

011 P　自分でこう＝((両手で足首を抱えてひねるようなしぐさ))
012 J　　　　　　　＝<u>そう</u>そうそう
013 P　(1.5)°いや　やって［ない°((首を横に振りながら))
014 J　　　　　　　　　　　　　［やってないうん
015　　　(5.0)((JはPの足を揉み続ける))

010 行目ではJからPへ質問された。この質問は、セ
ルフストレッチングを以前に教えたかどうかの確認でも
ある。本断片における行為の連鎖組織は、ベースとなる
第一成分（FPP）[5] が 010 行目であるならば、ベースと
なる第二成分（SPP）は 013 行目の発話である。この発

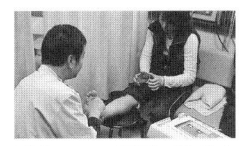

写真 1　Pの両手で足首を
抱える様子

話が 010 行目の質問及び確認に対する回答となっている。011 及び 012 行目は
このベースとなる隣接ペアに挿入される形でなされた、いわゆる挿入連鎖[6]
である。011 行目でなされている行為はその前の質問及び確認に対する具象
化[7] である。この行為を具象化と呼ぶ理由の 1 つがPの手の動きである。Pは、
両手で楕円形を空中で作る（写真 1）ことによって「足首をつかむこと」を表
象（視覚化）し、それを捻る（捻ることによって筋肉を伸ばす）動きをする。こ
のPの身振りよる身体操作の実演こそが、010 行目のJの質問及び確認に対す
る具象化である。これに対してJは 012 行目で同意を示している。013 行目で
の「いや　やっていない」という発話は、010 行目での「教えていないか」とい
う否定の疑問文に対して同意応答なのだが、1.5 秒の沈黙といった遅延を伴
っている。つまり非優先的なしかたで応答がなされている。この点について考
えるために、もう一度 010 行目の質問及び確認に遡って考えてみたい。ここで
まず行うべきなのは、この確認が何に対してなのかという確認対象の精緻化で
ある。

＊5　発話の第一成分（FPP）と第二成分（SPP）については特に Schegloff（2007）や串田・平本・
　　　林（2017）などを参照のこと。
＊6　挿入連鎖についても同様に、詳しくは Schegloff（2007：97-114）や串田・平本・林（2017）な
　　　どを参照のこと。
＊7　自分の理解を具体的に視覚化して提示することを、ここでは具象化と呼ぶことにする。

　この確認は、以前にセルフストレッチングを指導したかどうかについての確認である。「教えなかったっけ？」という質問は P に対し、過去の出来事について思い出すことを促す質問である。つまり、質問の対象となっているが、P の記憶に関する即答しにくい類の質問であり、一度内省をしなければ回答することが許されない性質をもっているといえるのではないだろうか。もしそうであるならば、「1.5 秒の沈黙は P が思い出そうとしている時間である」と説明が可能になる。さらには、トランスクリプトにも示したとおり、013 行目の発話は相対的に小声でなされている。J の確認に対して、P にとっては 1.5 秒の沈黙も、小声で話すことも、この文脈では必要な発話の仕方であったといえるだろう。

　この 013 行目の「やってない」と、ほぼ同期するタイミングで、シェグロフが「連鎖を終了させる第三成分（sequence closing third、以下 SCT）」と呼ぶ、会話の終了や区切りを予示する第三成分である「うん」が配置され、このあとおよそ 5.0 秒の発話のない状態が続く。シェグロフ（Schegloff 2007：118-127）によると、SCT とは、第二成分に続く最小限の後続拡張で、その例として「Oh」、「Okey（Alright）」、「アセスメント」が挙げられている。とりわけ第三の位置における「アセスメント」は、通常は第一成分の発話者によって取り上げられるスタンスをはっきりと述べるものである。この SCT の「アセスメント」こそが、本章の後半の一つの鍵になる。

11-2-3　セルフストレッチングのための身体の型の構築 1

　〈断片 1〉の 010 行目で「教える」という J の発話がある。この発話がこの J と P の相互行為を接骨院における「指導」場面を強く特徴付けていることは間違いない。しかし、ある相互行為を「指導」であると特徴付けるためには、もう少し違った要素が必要である。

　西阪は、「不均等な状態が知覚できるとき、そこに構造がある」（2010：37）と指摘した。砂丘の風紋は一つの構造であり、バイオリンの弓は物理的標識を持たないが、バイオリン奏者が曲を演奏するという活動の中で、いくつかに分割（すなわち構造化）される。西阪（2008b：52-54）によれば、何かを学習することは、たいてい相互行為をとおして達成され、学習者は、指導者との相互行

為の具体的な発展においてなされた構造化・再構造化を学習する。本データにおいては、PがJの指導に従い、Pの身体を操作したり、操作されたりしながら、身体の型を構築していく。また、南（2009：5）によれば、「評価」が教室場面において教育を作り上げる。これらの点について、本データに即し、詳しく見ていきたい。

　ストレッチといっても単に筋肉を伸ばせばよいわけではない。「どのように患者自身の身体を構造化すれば効果的なストレッチになるか」をJがPに対して指導することが、ここではJに期待されていることだろう。Pは帰宅しても一人でこのストレッチングができなければならないため、Pがここでなされたストレッチングを再現しやすいようにJが指導する必要があるということは、この症例の場合重要な点である。

〈断片 2〉[MOV070 0:01:20-0:01:38]

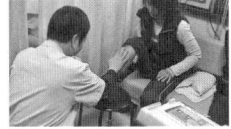
写真 2　Pの右脛骨あたり
　　　を触るJ

015　　（5.0）（（JはPの足を揉み続ける））
016 J　よし::°あのね°膝を曲げるでしょ
017 P　（（患側である右膝を曲げる））（写真 2）
018 J　で（.）右足でしょ（.）伸ばしているのは
019 J　んで（.）反対の手（1.5）（写真 3）
020 J　ん　左の手で　ここんとこ（写真 4）でね::ここを（写真 5）ねえ（.）つ
　　　かむんです
021 P　（（Jに手を誘導されながら、Pは自分の右足小指側部をつかむ））
022 J　そうそうそう

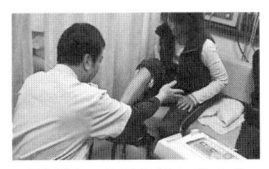
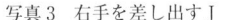
写真 3　右手を差し出すJ

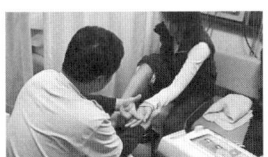
写真 4　Jの直示行為

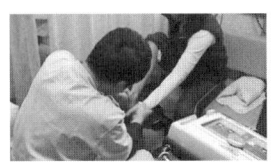
写真 5　Pの手と足を導くJ

　016 行目で、Jは「膝を曲げるでしょ」という発話をしつつ、Pの膝を触り、Pは 017 行目でJに触れられた患側[*8]である右膝を曲げる（写真 2）。
　018 行目の最初の「で」には強勢が認められることから、Jによって有標化

されている。この「で」は、017行目のPの動きを受けての「で」であること
から、Pの身体操作の一段階（ここでは右ひざを曲げること）が終了したという
理解が埋め込まれているとともに、次の段階に入る宣言となっている。018行
目では続いてJがPの右足を直接触りながら、患側である右足が曲げられて
いることを確認する。直接触るという行為自体、Pの触覚器の使用を強制的に
促すものであり、視覚、聴覚、触覚という3つの感覚器を使用することから
「強い確認」の促しともいえそうである。

　019行目で、Jは「んで（.）反対の手」と発話しながら右手を差し出してい
るが、写真3からもわかるように、ただ差し出しているわけではない。Jの右
手はPの左手をはっきりと志向している。この志向されたPの左手こそがJ
の発話の中にある「反対の手」である。Jは手を差し出して、写真3の状態で
手を静止する。ここでは、たとえば「反対の手を出してください」といったP
の「手を出す」動作を促すような発話がなされているわけではないが、およそ
1.5秒の間があって、Pは「反対の手」であるPの左手をJに差し出すという、
JとPの相互行為がなされた。

　Jは019行目でPの左手を受けとると、020行目で「ここんとこ」と発話し
ながら直示行為を行う（写真4）。ここでの「ここんとこ」とは、写真4からも
はっきりとわかるように、Pの左手人差指付け根のあたりである。このPの左
手人差指付け根のあたりを、次の「ここ」（写真5。Jの肩に隠れているため、や
や不明瞭である）であるPの右足小指付け根の外側部へとJによって誘導され、
掴むように促される。Pが左手人差指付け根のあたりで右足小指付け根の外側
部を握ったことに対して、Jは022行目で「そうそうそう」と肯定的な評価を
与える。行為連鎖の第三成分として「評価」が来るという連鎖は、ミーハン
（Mehan 1979）が示唆した「教師の最初の行為（Initiation）－それに対しての生
徒の反応（Response）－その反応への教師の評価（Evaluation）」という、いわ
ゆる「I-R-E」連鎖[9]を連想させる。ミーハン（Mehan 1979：54）は、「I-R」
が第一隣接対で、この第一隣接対が第一成分となり、第二成分である「E」が

---

*8　患側と健側については第7章を参照のこと。

*9　ミーハンの研究の解説として五十嵐（2007）、秋葉（2010）、串田他編著（2010：280-3）などが
　　ある。

くるといった二重の隣接対を想定しているが、この「E」はシェグロフの述べた SCT と考えたほうが、連鎖構造は明確になる。つまり、行為連鎖の構造があるというときには、行為連鎖の始まりと終わりがあるということを意味する。Iが始まりだとしたら、連鎖を終了させる第三成分は文字通り連鎖の終わりになり、行為連鎖の構造は明確になる。本章で扱っているデータ全体的にいえることだが、「握る」「曲げる」といったことを指導するとき、Jは非常に段階的な教授をしているように見える。段階を踏んでいるようみえるということは、一つひとつの教授の行為連鎖の始めと終わりが明確であるということだ。

　本節では、セルフストレッチングを行うにあたり、適切な箇所を適切な仕方で握るためのPの身体の型の構築が指導された場面を記述した。具体的に言えば、Pの左手人差指付け根のあたりを、Pの右足小指付け根の外側部へあてて、そこを握るところまでである。ここまでの型の構築が成功していることは、022 行目のJの評価から明らかである。Jは身体の操作を説明するにあたり、口述で教示するするとともに、実際にPの身体を、触れたり握ったりしながら操作している。これは、Pの身体こそがJの操作対象になっていることを示す現象にほかならない。Pの身体を触るということは、Pの触覚器の使用を促すだけではない。Jが直接触りながらPの身体を操作することは、口述で指導するよりも精緻な身体の操作が可能であることを意味し、その分だけより精緻な身体の型の構築が可能になる。Pからしてみれば、自分の身体は操られるがままであるように見える。こうした知覚はJ＝「操作をする者」、P＝「操作をされる者」といった役割が分化しているという印象を招きかねないが、私が主張したいのはこのようなことではない。むしろ逆である。たしかに身体操作の仕方を見れば、J＝「操作をする者」、P＝「操作をされる者」という役割分化がなされているように感じる。しかしこうした現象は、JとPにとっての「操作対象がPの身体である」ということの現れにすぎない。この学習自体はJの促しによってPは自らの足を握ったり、Jの「反対の手」という発話に対してPは自らの手を差し出したりと、JとPの相互行為によって達成されている。

11-2-4　セルフストレッチングのための身体の型の構築２

　前節では適切な「握り方」の指導までを述べたが、本節では、足の「捻り

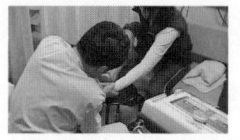

写真6　親指の土手と土手

方」の指導場面の相互行為を記述していきたい。024
行目で、Jは「親指の土手同士」という比喩を使用し
ている。Jの言う「親指の土手」とは、写真6などか
ら判断しても、親指の付け根のふくらんでいる部分で
ある。

〈断片3〉[MOV070 0:01:39-0:01:49]

```
023      (0.5)
024 J    親指の土手同士を当てて（写真6）(.) 足の裏を真横に向けて（写真7）
025 P    ((Pは足の裏を真横にむける))
026 J    (.) そう、真横に向けて（写真8）
027 J    内側のへりを立てて
028 J    この手つきね（写真9）
029 P    °こう°＝((Jと同様の手首の屈曲を行う))
030 J    ＝そうそうそう
```

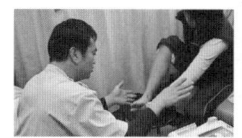
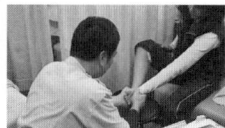
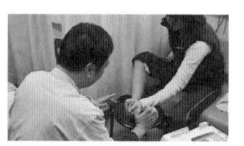

写真7　手を放して右手で　　写真8　手を添えるJ　　写真9　手首の曲げ方を示
　　　　右方向を示すJ　　　　　　　　　　　　　　　　　　すJ

　ここで重要なのは、挺子の原理でいうところの「支点」を生み出すというP
の身体の操作であり、その身体の型の構築である。前節では適切な「握り方」
を指導したのだが、Pが握った部分は挺子の原理でいうところの作用点である。
ここでどうして「挺子の原理」と記述することが可能かというと、これに続く
Jの身体操作から可能になる。まさに「土手同士の」当たっている点を支点に
して、「足の裏を真横に向け」させる。より具体的に言えば、JはPに対して、
Pの握っている右足首をPから見て左方向へ、Jから見て右方向へ捻らせ（写
真7）、025行目で、PはJの指導に従い、「親指の土手同士」の接点を支点に
して右足裏を真横に向ける。026行目で、JはPの身体操作に対し、「そう」
と発話して肯定的な評価を与えつつ、さらにはJが両手でPの手の上から握

って（写真8）Pの身体の型の構築を確認し、固定している。027では、026と同じ状態で説明を続けている。027では、Jが「内側」とPの右足親指側を指しながら発話した。027の「へり」とは右足親指側の「縁」である。

　027以降では、Jの動作を模倣することによって、Jの手首の曲げ方と同じ仕方で、Pは自らの足首の屈曲と固定を行う。まず、028で、Jが右手首を立てる動作（写真9）をする。Jの右手首の屈曲する瞬間が「こう」と発話する瞬間と同時であり、同様の屈曲が2回ほど続く。次の029でPはJと同様の仕方で手首を屈曲し、030で、Jは「そう」と評価している。ここではJの右手首の屈曲によって導かれるPの右足首の屈曲と固定が、JとPの相互行為によって達成されている。

　相互行為によって達成されたのは、Pの身体の型の構築だけではない。027から030にかけて、ここでもはっきりと、いわゆる「I-R-E」連鎖が見られる。これがセルフストレッチングの「指導」と記述可能になるゆえんであるし、「指導」を行うときにはこうした連鎖が相互行為によって産出されることが多い。セルフストレッチングの「指導」場面と、行為のいわゆる「I-R-E」連鎖構造は相互反映的でもある。

11-2-5　身体の型の構築からセルフストレッチングへ

〈断片4〉［MOV070 0:01:50-0:02:05］
　031 J　この手つきがもう固まったら（.）そのまま膝を伸ばすだけ
　　　　（（Jは椅子を動かす↑。写真10→写真11））
　032 P　（2.0）膝を伸ばすだけ↑（（Pは足を伸ばす））
　033 J　そうそう　゜じ［っくり゜
　034 P　　　　　　　　　［痛ったぁ
　035 J　うん　（0.5）これゆるめないようにして（写真12）
　036 P　（（一度手を離して手のひらの汗を拭き自分の右足
　　　　　を握りなおす））
　037 J　そうそうそう　ねえ　きてるでしょ（写真13）
　038 P　（（うなずく））
　039 J　（（うなずく））

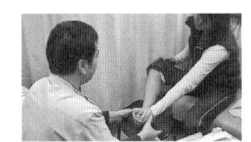

写真10　椅子の移動前

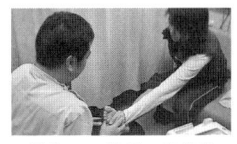

写真11　椅子の移動後

040 P　((手を離す))
041 J　じっくり　((左手で P の右足のふくらはぎの辺りをさわりながら))
042 J　(2.0) ねっ　((内側（写真 14）から外側へ（写真 15））ほら
043 P　はい　((左手で右足首外側をさする))

　〈断片 4〉でなされている P の身体の操作は、このセルフストレッチングの最
後の身体操作である「伸ばす」という操作そのものである。ここまでの「握り
方」と「捻り方」という二段階の学習は、いわば「効果的なストレッチングの
ための準備」であり、ストレッチングをするための「型」の構築であったとい
える。

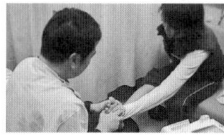
写真 12　P の右足首の角
度を再固定する J

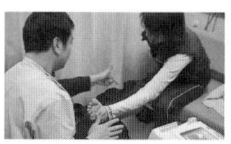
写真 13　直示行為をしな
がら説明する J

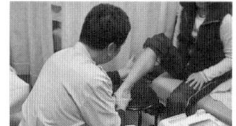
写真 14　背側の筋肉を測
定する J

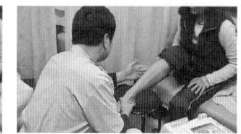
写真 15　外側の筋肉を測
定する J

　031 行目の J の「この手つきがもう固まったら　そのまま膝を伸ばすだけ」
という発話に伴う、J による P の身体操作は、サッチマン（Suchman 1987 =
1999）の示唆する状況的行為のわかりやすい例であるといえる。ここでは、
031 行目の発話が終わると、J は P の右足が乗っている椅子を J からみて手前
に引き出した。ここでの可能な記述は、P の右足が伸びやすくなるように椅子
を引き出すという、J による環境のコーディネイトがなされたというものであ
る。ここでは、P の「伸ばす」という身体操作を導くために、J が椅子を活用
しているといえる。椅子が引き出された後、P は「膝を伸ばすだけ↑」と発話
しながら、J の動かした椅子に合わせて 032 行目で足を伸ばす。この P の行為

に対し、033 行目で J は「そうそう」という肯定的な評価を与えている。ここでも「J が椅子を引き出す（最初の行為 Initiation）–P が右足を伸ばす（それに対する P の反応 Response）–J の評価（その反応への評価 Evaluation）」という、いわゆる「I-R-E 連鎖」と特徴付けられる相互行為が達成されている。

　032 行目における P の「膝を伸ばすだけ」という質問は、複合的な記述を要する。J が 031 行目で発話した「膝を伸ばすだけ」を P は繰り返すことで、031 行目の「この手つきがもう固まったら（.）そのまま膝を伸ばすだけ」という J の発話の確認を行っているようにも聞こえるし、自分のこれから行う動作を確認しているようにも聞こえるし、ここで P が行うべき身体の操作についての確認をしているようにも聞こえる。この 031 と 032 行目について考えていきたい。1 つの可能な記述として、031 行目で J も「そのまま膝を伸ばすだけ」と述べているように、このセルフストレッチの「伸ばす」という第三段階は、ここまでのストレッチングのための準備である動作の「型」の構築が「握り方」と「捻り方」という二段階の工程でなされたことを鑑みれば、その操作は相対的に容易であると指摘することができる。

　しかし、別様の記述も可能であるように思う。これは 033 行目の「じっくり」という発話に関連する。「伸ばすだけ」というのは、「じっくり」という発話と関連づければ、「反動をつけない、ひねらない」といったその他の動作をしないという含意があるように思われる。身体の型が構築され、その型が崩れることがなければ、ストレッチをすること、つまり筋肉を伸ばすという操作自体に特別な操作を加える必要がないというものだ。「動作の型を崩さない」という点が重視されているということは、伸ばすという操作は「じっくり」行わなければならないことの合理的説明にもなりうる。「あせった」ために構造化された身体の、その「型」が崩れてしまう危険性があるからだ。こうした記述は、後続する行為連鎖から可能となる。実際、035 行目では、P の構造化された身体は「ゆるめ」られてしまっているため、J による再固定（写真 12）がなされている。

　さらには 035 行目から 037 行目の相互行為を分析することで、ストレッチングのときに「型を崩さない」という点を J が重視していることがわかるし、実は P も「型を崩してはいけない」ことを理解していることがわかる。特に 036

行目で、Pは一度手を離して「手のひらの汗を拭うようなしぐさ」をした後、自分の右足首を握りなおすのだが、このPの「手のひらの汗を拭うようなしぐさ」が、なぜ「この位置で」なされたかを考えてみたい。というのも、指導を受けるものが、いつでも汗を拭けるとは思えないからだ。この時点で、Pは汗を拭ける、もしくは拭かなければならない理由があるのではないだろうか。

　「手のひらの汗を拭うようなしぐさ」をしたのは、手のひらに汗をかいたからである。手のひらの汗というのは、この時点で突然わいてくるわけではない。じわりじわりと時間をかけて汗はにじみ出るものである。しかし、単に手のひらに汗をかいたことが手のひらの汗を拭く理由であるならば、この位置より前でも後でも手のひらの汗を拭うことは可能であり、Pが「この位置で」手の汗を拭う理由にはならない。「手のひらの汗を拭うようなしぐさ」をするためには、Pは自分の手のひらの汗に気づかなければならない。ここでは、Jによって自らの足首を握ることを促されたことによって、手のひらの汗に気づくことができ、手を拭いたと記述することができる。

　しかし、このような記述も「この位置で」手の汗を拭う理由についての説明としては弱いように思われる。というのも、PがJによって足首を握ることを促されるのは、この時点が初めてだからではないからだ。ここで最も検討しなければならない発話は、035行目のJの「これをゆるめないようにして」という発話であろう。本データにおけるJとPの相互行為において、「○○しないように」という禁止を伴うような直接的な指示は、この035行目の時点での発話が初めてである。このPの身体の型を崩すことに対するJの注意の促しは「足首の固定をゆるめてはだめですよ」という意味であり、この時点でPに対して、直近の発話に対する反論、謝罪、何らかの言い訳をするなど、直近のJの発話に対するPの理解を示す場が与えられる。つまりPの身体の型の構築に対するJの修正行為が完結した時点で、サックスたち（Sacks et al. 1974＝2011）がいうところの移行関連場（Transition Relevance Place）が構成されることになる。手のひらに汗をかいたことが「すべる」という概念と結びつくならば、手のひらに汗をかいていることをPがJに対して示すことが、自分の右足の固定のゆるさは手のひらの汗によって滑ったためだという、合理的説明になりうる。

　ここでも、035 から 037 行目にかけて、「J が注意を促す（最初の行為 Initiation）−P が右足を握りなおす（それに対する P の反応 Response）−J の評価（その反応への評価 Evaluation）」という「I-R-E 連鎖」が産出されている。とりわけこの 031 から 037 行目で明らかになるのは、J と P の相互行為によって構築された P の身体の構造化が崩れてしまうことに対して、J は特別な注意を払っているということだ。動作の「型」を J が重視していることが、これらの相互行為連鎖から示唆されている。

　037 行目では、J による指さしという直示行為をともなった（写真 12）確認がなされている。037 行目の「きてる」という発話によって、P 本人の「筋肉が伸びている」という身体感覚に言及し、セルフストレッチングの達成およびセルフストレッチングの指導の達成の確認となっている。P に対して自らの身体感覚への自覚を促し、038 行目ではその反応を P から得ることに成功している。これにより、J にとっても P の身体感覚が有意味なものとなる。

　041、042 行目で P のふくらはぎの肉をたるませてゆらすなどして、J によるストレッチングの効果測定がなされ（写真 13、14）、同時にストレッチングが筋肉にもたらす効果を P へ示している。043 行目ではこれら J の一連の指導と説明に対する理解が P によって示された。

11-3　考察とまとめ

　本章では、B 接骨院において、柔道整復師によるセルフストレッチングの指導場面についてのデータをもとに、柔道整復師と患者との相互行為についての記述を試みた。

　11-2 では、実際の指導場面における行為の連鎖構造を分析することによって、どのような相互行為が柔道整復師と患者との間でなされているかを記述した。筆者は、本章で「指導」という記述を多用したわけだが、そもそも筆者がなぜ「指導」といった記述を多用できたか、言い換えるならば、私はどのようにして本データに見られる相互行為を「接骨院における指導」と記述し得たかが問われなければならない。サックスらに端を発する会話分析の原点は、状況の意味が人びとにどのようにうけとられるかを社会学の俎上にのせる試みであ

った（たとえば Sacks 1963 ＝ 2013）。

　山田によれば、「会話分析のシークェンス構造とは、経験的規則というより
はむしろ、私たちがメンバーとしてコミットしなければならない規範的で道徳
的な秩序」（山田 1995：132）である。さらに、山田は次のように述べている。

　　　私たちは自然言語の使用者である限りにおいて、メンバーとして話され
　　たことを「特定可能な何らかの仕方で（just now）」理解することができる
　　し、またその理解の内容を多くの言葉をもって明示的に相手に説明しなく
　　ても、それが同時に状況を特定化し、つぎの行為や推論の土台となってい
　　く。つまり、発話や行為が状況を構成し、同時にその状況が発話や行為を
　　規定していくという「相互反映的（reflexive）」な状況の構成である。

　　　　　　　　　　　　　　　　　　　　　　　　　　　　　（山田 1995：133）

　筆者は、本データに見られる相互行為を「接骨院における指導」と記述した 1
つの根拠として、いわゆる「I-R-E」連鎖を取り上げたのだが、「指導」の相
互行為過程がいわゆる「I-R-E」連鎖のようにパターン化されると言いたいわ
けではない。本データに見られるセルフストレッチングの「接骨院における指
導」場面において、柔道整復師と患者がおりなす接骨院における相互行為は、
患者の身体操作をとおして身体の型の構築を達成し、同時にいわゆる「I-R-
E」連鎖構造を産出している。この患者の身体操作と型の構築に伴う「I-R-E」
連鎖は、ここでなされた接骨院における相互行為秩序を強く特徴づけているし、
第三成分である「E（評価）」は、指導場面において道徳的・規範的観点から存
在すべき行為だったともいえるであろう。

　何より筆者が強調したいのは、「接骨院における指導」といっても、本デー
タで示したとおり、指導者から学習者へ一方的に教示されるのではなく、両者
の相互行為によって学習が達成された[10] ということだ。本データは、柔道整
復師が「操作する人」、患者が「操作される人」という、役割が分化された印

---

*10　五十嵐（2004；2008；2016）は「学習が相互行為によって達成される」という視点そのものが
　　　教育社会学にとってどのような意味を持つのか考察している。また、このような視点から、
　　　数多くの研究がなされている。たとえば西阪（2008b）、森（2009；2011）なども参照のこと。

象を与えるかもしれないが、これは両者にとっての操作対象が「患者の身体」であるからだ。このことが、柔道整復師と患者の相互行為による身体の型の構築の「協働的」達成を見えにくくしているように思える。

　本章では、「患者が帰宅してからも独力でストレッチができるようになる」という、再現性を前提とした身体の型の構築がどのようになされたかを記述した。本データによれば、柔道整復師がこの相互行為において重視していたのは、適切なストレッチングを再現する「型」であることが示唆された。「型」があれば再現は相対的に容易となるし、それと同時に次回以降再現されるものの精度も「型」によって決定される。柔道整復師は、患者の身体を直接触ったり、握ったりすることによって、口述のみの指導よりも精確な操作を行い、動作の「型」を患者に身につけさせ、適切なセルフストレッチが独力でもできるように指導していることが説明可能である。

終章　本書のまとめ

　柔道整復術は柔道整復師と患者の相互行為によってなしとげられている。このとき、その相互行為には、柔道整復師はどのように患者から施術に関する情報を引き出しているのか（第5章）、どのように患部を探し当てていくのか（第6章）、どのように患者の身体を見ているのか（第7章）、どのように電気療法は組織されているのか（第8章）、どのような規範に基づいて保存療法は実践されているのか（第9章）、どのようにストレッチングを施すのか（第10章）、どのようにストレッチングを教えるのか（第11章）など、多数の実践的な問いが含まれている。本研究では、柔道整復師と患者の相互行為について、薄い記述を重ねていくことで、適切な厚みの記述を模索するのだが、このとき各章では、エスノメソドロジーや医療社会学における重要なトピックスも同時に検討している。この点について本章では簡単に振り返る。

　第5章では、「柔道整復師はどのように患者から症状を引き出すか」という問いを含む問診実践の記述を試みた。このとき同時に検討されたのが、ガーフィンケルの指摘した「判断力喪失者（judgemental dope）」という概念であった。ガーフィンケルによれば、このような人間モデルが研究において使用されてしまうと「いまここの場面が瞬時瞬時『継起』していく間中、成員たちがそのつど社会構造についての常識的知識を用いながら、常識的な合理性にもとづき判断を下しているにもかかわらず、その過程を、単に二次的な付帯現象として取り扱ってしまう」（1967＝1995：76　強調は原著者による）ことになる。第5章における柔道整復師と患者の相互行為についての記述は、このガーフィンケルの指摘についての検討としても読むことができる。第5章では映像データを分析することによって、柔道整復師も患者も「判断力喪失者」ではなく、むしろ患者のもつ医学的知識や患者自身による身体状態の判断こそが柔道整復師のカルテへの記入を可能にしていたことを明らかにした。

　第6章では、「柔道整復師はどのように患部を探し当てていくのか」という

問いを含む触診実践の記述を試みた。このとき同時に検討されたのが「痛みという私的経験の理解可能性」である。「他者の痛みを理解することができない」のであれば、医療専門職者の問診や触診という診断は、いったい何をしていることになるのであろうか。クールターは、「『痛み』の統一的定義などそもそも不可能なのだ。できることは一つである。その語は、どのようにもちいれば、具体的な表現のなかで、その時々の実際の状況に応じて、意味あるものでありうるのか、を示すこと。これだけである」（1979＝1998：136）と述べている。第6章で試みられているのは、クールターのようにウィトゲンシュタインのアイデアを社会学分野で展開することであり、クールターの示唆に従って愚直なまでに「その語は、どのようにもちいれば、具体的な表現のなかで、その時々の実際の状況に応じて、意味あるものでありうるのか」を示すことであった。第6章で検討した映像データは切り取り方によっては触診場面というよりも手技療法場面と記述することも可能である。この章ではどちらの名称がこの場面に適切かということに直接関心があったわけではないが、相互行為に参与する人びとの焦点がどこにあるかを示すことで、触診場面における相互行為秩序の相互反映性についても検討した。

　第7章では、「柔道整復師はどのように患者の身体を見ているのか」という問いを含む、柔道整復師の「プロフェッショナル・ヴィジョン」（Goodwin, C. 1994＝2010）の記述を試みた。このとき検討されたトピックの1つが、「見ること」、「～として見ること」は、柔道整復師と患者の相互行為のなかでどのように意味付けられていくかということである。「プロフェッショナル・ヴィジョン」は専門職者の頭の中にある画ではなく、焦点化や比喩などを用いて専門職者ではない患者に対して説明可能なものである。「プロフェッショナル・ヴィジョン」はこうした説明実践と切り離すことができない[1]ことを示した。

　第8章では、「どのように電気療法は組織されているのか」についての簡単な説明を行った。そのなかでも「柔道整復師と患者はどのようにして患者の身体に流す電気量を調整しているのか」について中心的に分析を行い、柔道整復

---

*1　こうしたことは、証明の説明もそれに結びついた生きられたワークも一方だけでは存立しないし、そのように分離した状態ではどちらも決して入手可能ではないというリビングストン（Livingstone 1987）の主張と同型であるように思われる。

師のやり方を明らかにした。このとき検討されたことが、ガーフィンケルの示した「発話や行為のインデックス性を修正しない」という研究方針である。第8章で扱った映像データでは、「どう？」や「はい」といった片言の発話が多数見受けられる。こうした発話のインデックス性を修正せずに研究する試みとして、実践のなかでこのような片言の発話がどのように意味付けられているのかを分析し、柔道整復師と患者の相互行為を記述した。また、第6章と同じくここでも検討対象となったのが「（電気刺激による）痛みという私的経験の理解可能性」である。ここでは助手の仕事に注目することで、助手という第三者による「（電気刺激による）痛みという私的経験の理解可能性」が、接骨院における柔道整復師と助手の分業を支えていることを明らかにした。

　第9章では、「どのように保存療法は組織されているのか」についての簡単な説明を行い、そのなかでも「どのような規範に基づいて固定法は実践されているのか」について検討した。このとき同時に検討されたのが、医療社会学の重要なトピックの1つである「医療専門職者の専門性について」である。従来の医療社会学では、医療専門職の専門性は規範、価値、専門職者の職業アイデンティティという観点から検討されてきたが、第9章は観察可能で記述可能な医療専門職者の専門性を明らかにする試みである。保存療法における柔道整復師と患者の相互行為を分析することで、固定具の作成方法、絆創膏の切り方や巻き方、固定後の確認の仕方のなかに「固定による患者の生活への支障を最小化する」ような柔道整復師の志向が明らかになった。こうした志向は、保存療法における柔道整復師の専門性と結びつけて理解することができる。

　第10章では、「柔道整復師は患者に対してどのようにストレッチングを施すのか」という素朴な問いに、回答を与えるような記述を試みた。同時に検討されたのは、ガーフィンケルから示唆を受けた本論文でいう「実践上の問い[*2]」であり、これが人びとの相互行為を理解する貴重なリソースになるということである。本論文の第5章から第11章の全てにいえることではあるが、人びとの相互行為は複数の記述が可能である。したがって人びとの相互行為を理解する指針として、人びとは相互行為のなかでどのような実践に関わっており、そ

---

*2　実践上の問いについては第3章の議論も参照のこと。

の実践における問いは何かを見出すことができれば、その実践上の問いに対して どのような対応がなされているかがそのまま相互行為を記述する指針になる。 第10章では、「患者の健康観と相互行為」の関係についても検討がなされた。 本データを参照すれば、患者の健康観を構築するためには、専門職者からの評 価が重要であり、実際に本データの患者は柔道整復師からの評価を何度も求め るような実践がなされていた。

　第11章では、「柔道整復師は患者に対してどのようにストレッチングを教え るのか」という問いに、回答を与えるような記述を試みた。このとき同時に検 討されたのが第6章でも触れた「相互行為秩序の記述とその場面の相互反映性 について」である。これは筆者の「第11章で扱ったデータをなぜ指導場面と 呼ぶことができたのか」という素朴な問いに端を発している。ガーフィンケル によれば、人びとは「相互反映性を当然のものとして前提にしているだけでは なく、その相互反映性によって現実の合理的特徴を、お互いに認識し、提示し、 観察できるものにしている」(1967 : 8)。簡潔に言えば、ある場面の理解はそ の場面の記述によって可能になり、ある場面の記述はその場面の理解によって 可能になる。このように、記述と場面の理解の関係[3] は、一方が厳密に定義 されれば、もう一方が確定されるという関係ではなく、相互に理解可能になっ ていく動的な関係である。第11章の柔道整復師と患者の相互行為についての 記述は、こうした相互反映性についての検討として読むことができる。

　ガーフィンケルは「論理・目的・理由・合理的行為・証拠・同一性・証明・ 意味・方法・意識」(Garfinkel 1991 : 18) という専門家（社会学者を含む）が用 いてきた分析上の道具を再特定化することがエスノメソドロジーの方針の一つ であると示唆している。秋谷と水川（2017 : 7）によれば、これら「固有の 『秩序』を持つ基本概念」を人びとの実践に埋め戻し、まさに人びと自身が社 会的活動と関連させてそれらを用いているという観点から人びとの実践を記述 することで「再特定化」が行われる。こうしたガーフィンケルの「再特定化」 の概念を借用すれば、本書は柔道整復実践において、柔道整復の固有の秩序を もつ基本概念（本書で言えば見立て、施術、教示、保存（固定）、評価など）を柔

---

*3　これについては水川（2007）も参照のこと。

道整復実践に埋め戻し、「再特定化」している。

　本章ではこの「再特定化」を手掛かりに、ライルの「薄い／厚い」記述と社会学的記述の関係を検討することで、本書のむすびとしたい。

　「他者と共通の意味理解に基づいてコミュニケーションがいかにして可能なのか」（佐藤 2010：108）にみられるような、エスノメソドロジーによく向けられる素朴な疑問がある。エスノメソドロジーは説明可能なものを記述するというが、そもそも人びとの行為はどのようにして理解可能になるのかということであろう。たとえば提案−同意という行為の連鎖があるというとき、人びとはなぜ提案を提案として理解できるのかということだ。この問題にはウィトゲンシュタインを引用しながら回答するのがよいだろう。なぜならこのような素朴な疑問は基本的に「人のこころは他人にはわからない」という強烈な独我論と通底しているように筆者には思え、こうした疑問に向き合ったのがほかならぬウィトゲンシュタインだからである。「他者と共通の意味理解に基づいてコミュニケーションがいかにして可能なのか」という疑問に対し、ひとまずエスノメソドロジー的に回答すれば「自然言語の習熟」によって（Garfinkel & Sacks 1970: 342）ということになるだろう。ガーフィンケルとサックスは、次のように述べている。

　　私たちはメンバーという用語をある個人を示すために使用しない。そうではなく、メンバーという用語で、自然言語の習熟（者）（mastery）を示す。ある人びとが自然言語を話しているように聞こえたという事実があるとする。それは次のような観察を提示する。その事実のために、当の人びとが観察可能で報告可能な現象として日常活動についての常識的知識を、第三者にもわかるように（objective）産出し、提示するものとして、どのようにかして（somehow）聞かれている。まさにこの自然言語によって、話し手や（第三者を含む）聞き手が常識的知識、実践環境、実践的な行為、実践的な社会学的推論などを聞くことができる、あるいは目撃できるようになるのではないかと、私たちは訊ねたい。まさに自然言語こそがこれらの現象を観察可能で報告可能、つまり説明可能な（account-able）現象としているのではないか。　　　（Garfinkel & Sacks 1970: 342　強調は原著者）

　しかし、こうした自然言語の特性を強調したところで、次のような疑問が思い浮かぶだろう。「自然言語とは何か」、「自然言語に共通するものとは何か」という自然言語の厳密な定義についての問題である。これについての回答はウィトゲンシュタインの有名な次の一節が回答になる。

　　　われわれが言語と呼ぶものすべてに共通な何かを述べる代わりに、わたくしは、これらの現象のすべてに対して同じことばを適用しているからといって、それらに共通なものなど何一つなく、──これらの現象は互いに多くの異なったしかたで類似しているのだ、と言っているのである。そして、この類似性のために、われわれはこれらの現象すべてを「言語」と呼ぶ。
　　　　　　　　　　　　　　　　　　　　　　（Wittgenstein 1958＝1976：§65）

ここでウィトゲンシュタインが述べているのは、日常言語ないし日常概念の特性が曖昧かつ不確定的であるということだ。このウィトゲンシュタインが主張した曖昧かつ不確定的な言語の特性を強調した言い方が、ガーフィンケルとサックスのいう「自然言語」や「常識的知識」に該当するといってよいだろう。人びとが日常言語や自然言語を理解しているというとき、ウィトゲンシュタインがいうところの類似性[4]とその使用方法を理解していればよく、「私たちの日常概念は、厳密化されると別なものになってしまう」（鬼界 2003：232）ため、「自然言語とは何か」、「自然言語に共通するものとは何か」という問いは、実は問い自体が自己論駁的である[5]。
　だが話はここで終わらない。「自然言語」や「常識的知識」が指し示す意味は曖昧かつ不確かであることは認めたうえで、もしこれらが曖昧かつ不確かであるがために人びとのあいだで共有不可能なものであるならば、私たちの社会秩序はいかにして維持可能であるのか。私たちが他者と理解し合っていると思

＊4　このような類似性を総称して概念と呼んでもよいかもしれない。言語と概念の関係については児玉（2009）を参照のこと。
＊5　序章でも述べてきたように、いわゆる自然科学者たちはこの科学にとって厄介者でしかない自然言語を修正することによって、自然科学研究を可能にしてきたのである。この点については序章の議論も参照のこと。

うのは単なる錯覚なのであろうか。こうした自然言語の習熟、習得、運用能力
によって、何が可能になっているのか。

　パーソンズ（Parsons 1937＝1974）は、いわゆるホッブス問題（「万人の万人に
よる闘争状態」の回避：社会秩序はいかにして可能かという問題）を解決するため
に、「社会秩序は人間の規範の内面化によって可能になる」という命題を提出
した。このとき作られた人間像、つまり規範が内面化された人間像をガーフィ
ンケルは「文化的な判断力喪失者（cultural dope）」[6]と名付けて批判した。文
化的な判断力喪失者とは、「社会学者が設定した社会のなかの人間のことであ
る。つまり、この人間は、共通の文化によりあらかじめ規定されている正統的
な行為だけしか選択できず、そうすることで社会をいかにも安定したものにし
ている」（Garfinkel 1967＝1995: 76）のである。中村（2007：76-78）によれば、
規範が内面化されているのであれば、その内面化された規範には抵抗せずに従
うことになるし、それゆえ変更もできない。「文化的な判断力喪失者」モデル
では、こうした動的な社会実践が説明できない[7]。むしろ、ガーフィンケルや
サックスは、「メンバー」や「自然言語」という概念によって、そのつどその
つどの今ここで、その状況の判断作業をとして、したがうべき規範を発見し、
生成し、保持し、限定的にであれ修正していく現象[8]を記述しようと試みた
のである。曖昧かつ不確かな自然言語に依拠しつつ、いやむしろ、曖昧かつ不
確かな自然言語に依拠しているからこそ社会秩序は維持可能なのである。人び
とは日常言語の使用によって成り立っているこの社会のありようを「秩序だっ
ている」と呼んでいる。

　そこで再びライルの「厚い」記述を思い出そう。第4章でも述べたように

---

[6]　他方でガーフィンケルは「心理学的な判断力喪失者（psychological dope）」についても述べて
　　いる。これは心理学者が設定した社会のなかの人間のことであり、この人間は、「精神医学上ど
　　のようにいままで生活してきたのか、あるいは、いままでどのように条件づけられてきたのか
　　といったことにより、また精神的な作用の諸変数により、あらかじめ余儀なくされている範囲
　　でしか行為を選択できず、そうすることで、社会をいかにも安定したものにしている」（1967＝
　　1995：76）人間のモデルである。こうした論点については第5章の議論も参照のこと。
[7]　ウィトゲンシュタインの言葉を借りるならば「実践は自分自身で語らねばならない（die Praxis
　　muß für sich selbst sprechen）」（Wittgenstein1969＝1975：§139）ということになろう。
[8]　人びとの説明（accounts）実践を論じたものにスコットとライマン（Scott & Lyman 1968）が
　　ある。

「本来は独立であるはずの行為や概念の結びつきを見通しよく記述する」とい
う、ライルの「厚い」記述を試みることが、本研究で徹底された研究方針であ
った。シャロックとバトンは、「社会的行為者」（Sharrock & Button 1991）と
いう論文のなかで次のように述べている。

　　もし、（主にウェーバー的伝統に準じた）社会学者たちが、行為者の意図
　的側面に注目することで社会的行為を社会学的に適切な扱いをしていると
　満足するならば、エスノメソドロジストたちはそれに賛同することはない。
　ライルの厚い記述という観点から言えば、社会的行為の記述は、行為者の
　意図だけで厚くなるのではなく、社会的に組織化された事柄で厚くなるの
　だ。　　　　　　　　　（Sharrock & Button 1991: 169　強調は原著者たちによる）

ライルの厚い／薄いという区別は相対的なもので、あらかじめ設定された基準
を満たすことができれば「厚くなる」というものではない。個人の行為と社会
秩序の分離は、理論家に行為と社会秩序を関係付ける方法を見つけるという仕
事を与えることになるが、他方で、行為と社会秩序は特別なことをしなくても
すでに相互反映的であり、関係付けられている。シャロックとバトンの言葉を
借りるならば、行為や概念は、社会的に組織化された事柄と結び付けられるこ
とで「厚い」記述となる。
　本書に社会学的記述についての学術的貢献を見出すとすれば、次のようなこ
とだろう。薄い記述に厚い記述を帰属させることができるのはなぜか、あるい
はある概念と別のある概念を結び付けることができるのはなぜ可能なのか、と
いう問いへの回答は、先ほどから述べているとおり、自然言語の習熟や常識的
知識、人びとに共有されている慣習などによって可能になる。本書で社会学的
記述とよんでいるものは、ライルのいう「薄い／厚い」記述の帰属可能性や結
びつきまでを包括する。前田（2008）は概念分析としての社会学的記述という
アイディアを提示し、「社会学的記述も、もちろん誤りうるものである。しか
し、その誤りは、行為者の内面や観察者の価値のような記述の外部に説明を求
めることによって解決されるべきものではなく、概念の連関のもとでの秩序を
記述し直すことによって更新されていくべきものなのだろう」（2008：50）と

述べている。本書では、柔道整復概念を対象に、社会学的記述を例示した。本書で示した柔道整復の社会学的記述ももちろん誤っている可能性がある。あるいは、より柔道整復師の実践に志向した記述もありうるだろう。本書は、そのような再記述の可能性に開かれたまま、ここでまとめとしたい。

あとがき

　本書は 2012 年 12 月 15 日、成城大学文学研究科コミュニケーション学専攻
へ提出された筆者の博士学位申請論文『柔道整復師と患者の相互行為』（2013
年 2 月 26 日博士学位拝領）に加筆修正したものである。どのような加筆修正が
加えられたかの簡潔な説明を行う。

　書籍化にあたり、筆者にとっての難点の 1 つは読者の想定問題であった。博
士学位申請論文の場合、読者として想定するのは第一にその主査と副査であろ
う。筆者の博士学位申請論文の主査である南保輔教授は、エスノメソドロジー
の創始者であるガーフィンケルと一時期ともに研究を進めていたシクレルから
カリフォルニア大学サンディエゴ校で直接指導を受けた、ミクロ的な相互作用
の研究を専門とする社会心理学者である。副査は 3 名おり、牧野圭子教授は消
費者行動の分析を専門とする心理学者、松崎憲三教授は民俗信仰や、過疎化や
高齢化に伴う民俗の消滅・再編といった問題を専門とする民俗学者、成城大学
学外の副査として迎えられた前田泰樹先生は、医療社会学を専門とするエスノ
メソドロジストである。博士学位申請論文はその性質上、先行研究をふまえ、
自らの論文がどのように位置づけられるかを明確にし、研究対象の選択は適切
か、研究対象を明らかにするための方法の信頼性や妥当性は担保されているか、
論証の仕方は適切かなどを、主査や副査に対して示されなければならない。だ
が、主査や副査は専門領域こそ異なるものの全員学術研究者であり、そうであ
る以上、学術研究の流儀にそってさえいれば、筆者の研究方針や記述をどのよ
うに擁護すべきかはある程度の想定が可能である。

　しかしながら、本論文は柔道整復師の施術実践に寄り添うようにして記述さ
れたモノグラフでもある。したがって、その記述の説得力は柔道整復師たちや、
広くは医療実践者たちにも評価されて然るべきである。言うまでもないが柔道
整復師や医療実践者は、必ずしも人文・社会学系の記述を読み慣れているわけ
ではない。筆者の研究方針になどは関心もなかろう。そこで、そのような柔道
整復師たちにも本書を手にとってもらうための仕掛けが必要になる。しかしだ

からといって、本書は博士学位申請論文をリライトしたものであると宣言している以上、学術的な説得に関わる部分を削除してしまうこともできない。

　このような葛藤を踏まえ、筆者が書籍化にあたってとった方策の1つは、博士学位申請論文の第1・2章と第3・4章の順番を入れ替えることだ。博士学位申請論文において、筆者の研究方針の擁護や学術界における本研究の位置づけは、主に序章、第1章、第2章でなされていた。だが、このような構成だと研究者には読みやすいが、柔道整復師にとっては前半で自分たちとはあまり関係のないことを読まされ続け、なかなか柔道整復についての記述に辿り着くことができないことになる。そこで書籍化にあたり、柔道整復最大の謎ともいうべきその「柔道整復」という名称が「どのようにして名付けられることになったのか」という問題について、帝国議会の議事録をもとに歴史的検討を行った「柔道整復師はどのようにしてその名を得たか」を第1章に配置した。この章は、博士学位申請論文では第3章に配置されている。続いて第2章に配置したのがフィールドの紹介についての章である。この章では急増する柔道整復師や接骨院についての統計的なデータを提示し、その動向について簡単な考察が加えられている。また本章では、調査協力いただいた2つの接骨院の院長に対してインタビューも行っており、柔道整復師を目指してから開院までの簡潔な物語が示されている。これらのように、柔道整復師に直接関わる記述が本書では第1章と第2章に配置されている。本書の第3章と第4章は、博士学位申請論文の第1章と第2章に該当するが、本書の第3章は博士学位申請論文においてなされた記述から徹底したスリム化し、半分程度の分量になった。本書の第4章は、学位申請論文の時点でライルの「厚い」記述の検討を行っているが、内容は相当書き換えら、ほとんど書下ろしとなっている。もし本書がエスノメソドロジーや、医療社会学という連辞符社会学的領域を超えて広範な学術研究者から読まれることがあるとしたら、それはこの第4章の力である。しかし、一度でも論文を書いた人であれば同意していただけるのではないかと思われるが、章の順序を入れえるというのは相当な労力を要する。本論でも発話の順序が問題になったが、順序 order は秩序 order である。もしこの点について、本書と博士学位申請論文との比較を行いたいという読者がいらっしゃったならば、拙稿が収蔵されている国会図書館か成城大学へ行くか、筆者に直接コンタクトを

とっていただく以外にない。

　第5章から第11章は、本書の中心であり、博士学位申請論文と比較しても、大きな記述の変更はない。ただし第7章は例外である。なぜ第7章が例外であるかは第7章で注記した。これらの章の順序に変更はない。これも後述することであるが、第5章から第11章に関しては、その並び順自体にも意味があり、これについては序章でも示した。

　終章は、本書のまとめである。実はこのまとめも大幅に書き換えられている。つまり、まとめを大幅に書き換えなければならないくらい、第4章の書き換えは本書にとって影響力のある変更だったのだ。

　なお、この度の改稿にあたり、鈴木忠慶氏には序章、松永伸太朗氏には第4章について、それぞれたいへん丁寧なコメントをいただいた。記して感謝の意を表す。ただし、各章に瑕疵があった場合の責任は筆者に帰す。

　本書を出版するにあたり、あまりに多くの方々からご指導ご鞭撻を賜ったため、本書は単著であるが、筆者一人で書いた気が全くしない。かかわった全てのみなさまのお名前を挙げて感謝申し上げたいところではあるが、紙福の関係上、最小限の謝辞にとどめさせていただくことをお許し願いたい。

　調査協力者であるA接骨院のA院長、B接骨院のB院長をはじめとするスタッフのみなさまと、なにより患者のみなさまに感謝申し上げる。とりわけ患者のみなさまからみれば、調査者でもある筆者は（自己紹介こそするものの基本的には）得体の知れない何者かである。本研究がご協力いただいたみなさまにとってなんらかの貢献になっていれば幸いである。本研究にはデータ使用承諾書ベースで76名のみなさまからご協力を受けた。調査協力者のご協力なしに本研究をすることはできなかった。お名前を挙げて謝辞を申し上げることはできないことが、心苦しいばかりである。本研究が両接骨院や患者のみなさまに少しでも貢献できれば幸いである。

　筆者が所属していた柔道整復師養成施設のみなさまにも感謝申し上げる。この養成施設は2013（平成25）年3月をもって閉校された。元同僚の先生方には、筆者が柔道整復師や柔道整復術に関してわからないことすべてを元同僚の柔道整復師の先生方から教えを受けた。全ての先生方のお名前をあげることはできないが、細川完氏、山口登一郎氏、牧内くみ子氏、藤村淳一氏、久米信好氏、

早川雅成氏、蓮本宏一氏、伊藤博記氏、秋山佳彦氏、田中健司氏、稲川郁子氏、小林明氏、宮本宜宗氏、石井征輝氏、鈴木忠慶氏、また別途本論文の第1章執筆の際に教えを受けた牧内与吉氏と中川敏郎氏に感謝申し上げる。この養成施設で筆者が関わった全ての学生にも感謝申し上げる。

　本研究に着手し始めたばかりのころ、西阪仰氏が主宰した会話分析初級セミナーに、筆者は2回ほど参加することが許され、受講する機会を得た。本のなかでしか勉強できなかった会話分析について、日本を代表する会話分析者たちから計6日間、事前学習レポートから毎日の宿題、朝から晩まで講習で直接手ほどきを受けた経験は、何事にも代えられない経験であった。事実、本セミナーを受講する前とした後では、データの見え方がまったく異なっていた。できの悪い受講生であったが、根気よくご指導くださった主宰者の西阪仰氏をはじめ、串田秀也氏、細田由利氏、高木智世氏、林誠氏に感謝申し上げる。

　成城大学大学院の南保輔教授に感謝申し上げる。南保輔教授は、本論文の主査であり、成城大学文芸学部マスコミュニケーション学科の学部生のころから現在まで、筆者は南教授の指導を受けている。成城大学大学院博士課程後期を単位修得退学してから4年弱、筆者は日々の労働の忙しさにかまけて研究活動を疎かにしていたが、それでも今日まで筆者のことを気にかけてくださった。拙稿に関しても、ご多忙なのにもかかわらず、先生には最初のページから最後のページまで朱入れをしていただいた。あいかわらず不肖の弟子ではあるが、本研究が先生から受けた教えへの恩返しになっていれば幸いである。同じく成城大学の松崎憲三教授、牧野圭子教授にはご多忙のなか、難読である拙稿の副査をご承諾いただいた。この場を借りて感謝申し上げる。

　成城大学大学院学外の副査である立教大学（副査を担当いただいた当時は東海大学）の前田泰樹教授には、今回の副査をお引き受けいただいただけではなく多大な学恩がある。本研究に着手し始めたばかりのこと、ある研究会の懇親会の席でその当時もっていた本研究のアイデアをお話させていただいた。むろん筆者にとってはボロボロになるまで読んでいた『ワードマップ　エスノメソドロジー』の筆頭編者であり、『心の文法』の筆者である。筆者の緊張をよそに前田先生は（覚えてらっしゃるかどうかは不明であるが）「柔道整復師なんてだれもやってないんだからエスノメソドロジーやりたいほうだいですね」とおっし

ゃっていた。筆者の博士論文への決意はここで固まったといえよう。その後、ご自身が中心メンバーでもある「社会言語研究会」にもお誘いいただいた。この研究会で知り合うことができたみなさまからは、本研究への助言をたくさんいただいた。実際、社会言語研究会でいただいた助言がなければ本書の完成はあり得なかった。

ほぼ毎月成城大学で開催されている「成城データセッション」は、本研究の論じたもののうち、もっともレアな状態のアイデアを検討する貴重な場である。筆者の持ち込んだ映像データについてほんとうにたくさんの方々から助言いただいた。主宰者である南保輔教授と秋谷直矩氏に感謝申し上げる。

本書を執筆するにあたり、各学会発表や研究会における質問や、データセッション、私信などのコメントをとおして、ほんとうにたくさんの方々にご協力・ご指導いただいた。全てのみなさまのお名前を挙げることはできないが、特に（順不同）酒井信一郎氏、秋谷直矩氏、馬場啓介氏、岡田光弘氏、酒井泰斗氏、五十嵐素子氏、山崎敬一氏、小宮友根氏、鶴田幸恵氏、森一平氏、吉井智晴氏、平本毅氏、城綾実氏、高梨克也氏、池谷のぞみ氏、浦野茂氏、中村和生氏、水川喜文氏、北村隆憲氏、樫田美雄氏、山田富秋氏、野口裕二氏、黒嶋智美氏、川島理恵氏、今井晋氏、團康晃氏、河村賢氏、岡澤康浩氏、三部光太郎氏、西野可奈氏、木下衆氏、本多康生氏、吉田澄恵氏、宇城令氏、大田壮一郎氏にはこの場をかりて感謝申し上げる。みなさまの研究の進展に、本書が少しでも貢献できれば幸いである。

現在所属している新潟青陵大学からは多大な支援を受けている。特別優れた業績がないにもかかわらず、筆者を雇い入れていただいた新潟青陵大学に感謝する。

勁草書房編集部渡邊光様へお礼とお詫びを申し上げる。長い間お待たせしたにもかかわらず、拙稿を気にかけ続けていただいた。

父保夫と母純子に感謝する。叔父の故富夫にも本書を捧げたい。

妻の智子と息子の和慶に感謝する。本書のもととなった博士学位申請論文の提出先である成城大学は智子にとっても母校であり、筆者と智子が出会った場所でもある。智子の全面的な協力なくして本論文が完成することはありえなかった。

文献

秋葉昌樹. 2010.「学校で過ごす」串田秀也・好井裕明編.『エスノメソドロジーを学ぶ人のために』世界思想社. pp. 116-132.

秋谷直矩. 2012.「難聴の会話分析：聴能学における訂正方略と会話における修復の組織」『保健医療社会学論集』22(2)：45-54.

秋谷直矩・水川喜文. 2017.「エスノメソドロジーとワークプレイス研究の展開」水川喜文・秋谷直矩・五十嵐素子編.『ワークプレイス・スタディーズ：はたらくことのエスノメソドロジー』ハーベスト社.

Anderson, R. J. & Hughes, J. A. & Sharrock, W. W. 1985b. The Relationship between Ethnomethodology and Phenomenology. *Journal of the British Society for Phenomenology*. 16(1): 221-235.

青木歳幸. 2006.「近世の西洋医学と医療」新村拓編著.『日本医療史』吉川弘文館. pp. 144-224.

Austin, J. L. 1962. *How to Do Things with Words*. Oxford University Press.（坂本百大訳.『言語と行為』大修館書店. 1978. ）

Bateson, G. 1949. Bali: The Value System of a Steady State. In Meyer Fortes ed. *Social Structure: Studies Presented to A. R. Radcliffe-Brown*. Clarendon Press. pp. 35-53.（佐藤良明訳.「バリ：定常型社会の価値体系」『精神の生態学 改定第2版』新思索社. 2000. pp. 172-98.）

Bateson, G. & Jackson, D. D. & Haley, J. & Weakland, J. 1956. Toward a Theory of Schizophrenia. *Behavioral Science*. 1: 251-64.（佐藤良明訳.「精神分裂病の理論化に向けて」『精神の生態学 改定第2版』新思索社. 2000. pp. 288-391.）

Beach, K. 1988. The Role of External Mnemonic Symbols in Acquiring an Occupation. In Gruneberg, In Gruneberg, M. M. & Morris, P. E. & Sykes, R. N. eds. *Practical Aspects of Memory: Current Research and Issues*. John Wiley and Sons.

Becker, H. S. & Geer, B. & Hughes, E. C. & Strauss, A. L. 1961. *Boys in White*. The University of Chicago Press.

Becker, H. S. 1963. *Outsiders: Studies in the Sociology of Deviance*. The Free Press.（村上直之訳.『アウトサイダーズ：ラベリング理論とはなにか』新泉社. 1979. ）

Benner, P. E. & Wrubel, J. 1989. *The Primacy of Caring: Stress and Coping in Health and Sickness*. Addison-Wesley Publishing Company.（難波卓志訳.『現象学的人間論と看護』医学書院. 1999. ）

坊農真弓・高梨克也編著. 2009.『多人数インタラクションの分析手法』オーム社.

Boyd, E. & Heritage, J. 2006. Taking the History: questioning during comprehensive history-taking. In Heritage, J. & Maynard, D. W. eds. *Communication in Medical Care Interaction between Primary Care Physicians and Patients*. Cambridge University Press. pp. 151-180.（＝川島理恵・樫田美雄・岡田光弘・黒嶋智美訳.『診療場面のコミュニケーション：会話分析からわかること』勁草書房. 2015. pp. 191-232.）

Blumer, H. 1969. *Symbolic Interactionism: Perspective and Method*. Prentice-Hall.（後藤将之訳.『シンボリック相互作用論：パースペクティブと方法』勁草書房. 1991.）

Byrne, P. & Long, B. 1976. *Doctors Talking to Patients: A Study of the Verbal Behaviours of Doctors in the Consultation*. Her Majesty's Stationary Office.

Crabtree, A. & Rouncefield, M. & Tolmie, P. 2012. *Doing Design Ethnography*. Springer.

Carr, E. H. 1961→1962. *What is History?* Macmillan.（清水幾太郎訳.『歴史とは何か』岩波書店. 1962.）

Chambliss, D. F. 1996. *Beyond Caring: Hospitals, Nurses, and the Social Organization of Ethics (Morality and Society)*. University of Chicago Press.（浅野祐子訳.『ケアの向こう側：看護職が直面する道徳的・倫理的矛盾』日本看護協会出版会. 2002.）

Clifford, J. & Marcus, G. E. eds. 1986. *Writing Culture: The poetics and politics of ethnography*. University of California Press.（春日直樹他訳.『文化を書く』紀伊国屋書店. 1996.）

Condon, W. S. & Sander, L. W. 1974. Synchrony Demonstrated between Movements of the Neonate and Adult Speech. *Child Development*. 45: 456-62.

Coulon, A. 1996. *L'ethnomthodologie*. Presses Universitaires de France.（山田富秋・水川喜文訳.『入門エスノメソドロジー』せりか書房. 1996.）

Coulter, J. 1979. *The Social Construction of Mind: Studies in Ethnomethodology and Linguistic Philosophy*. MacMillan.（西阪仰訳.『心の社会的構成：ヴィトゲンシュタイン派エスノメソドロジーの視点』新曜社. 1998.）

Coulter, J. 1983. Contingent and a Priori Structures in Sequential Analysis: Introduction: On the Combinatorial Logic for Illocutionary Acts. *Human Studies*. 6(4): 361-76.

Coulter, J. & Parsons, E. D. 1991. The Praxiology of Perception: Visual Orientations and Practical Actions. *Inquiry*. 33(3): 251-272.

Danto, A. C. 1965. *Analytical Philosophy of History*. The Cambridge University Press.（河本英夫訳.『物語としての歴史：歴史の分析哲学』国文社. 1989.）

Durkheim, É. 1985→1960. *Les Régles de la méthode sociologique*. Presses Universitaires de France.（宮島喬訳.『社会学的方法の規準』岩波書店. 1978.）

海老田大五朗. 2002.「看護婦たちの感情労働」成城大学大学院文学研究科. 修士論文.

海老田大五朗. 2011a.「柔道整復師によるセルフストレッチング指導の相互行為分析」『保健医療社会学論集』21(2)：104-15.

海老田大五朗. 2011b.「触診における柔道整復師と患者の相互行為分析」『保健医療社会学論集』22(1)：82-94.

海老田大五朗. 2011c. 「接骨院における問診場面での柔道整復師と患者の相互行為」『新潟青陵学会誌』4(1)：45-54.

海老田大五朗. 2012. 「柔道整復師はどのようにしてその名を得たか」『スポーツ社会学研究』20(2)：51-63.

海老田大五朗. 2013a. 「柔道整復師と患者の相互行為」成城大学大学院文学研究科. 博士学位申請論文.

海老田大五朗. 2013b. 「柔道整復師のストレッチングをうける患者の語りと相互行為：健康観と相互行為」『Sociology Today』20：13-25.

海老田大五朗. 2017. 「柔道整復師のプロフェッショナル・ヴィジョン」水川喜文・秋谷直矩・五十嵐素子編. 『ワークプレイス・スタディーズ：はたらくことのエスノメソドロジー』ハーベスト社.

Emerson, R. M. & Fretz, R. I. & Shaw L. L. 1995. *Writing Ethnographic Fieldnotes*. University of Chicago Press. (佐藤郁哉・好井裕明・山田富秋訳. 『方法としてのフィールドノート：現地取材から物語作成まで』新曜社. 1998.)

Francis, D. 2005. *Using Wittgenstein to Respecify Constructivism*. Human Studies. 28(3)：251-290.

Freidson, E. 1970. *Professional Dominance: The Social Structure of Medical Care*. Atherton Press. (進藤雄三・宝月誠訳. 『医療と専門家支配』恒星社厚生閣. 1992.)

藤守義光・寺嶋吉保・玉置俊晃他著. 2004. 「医療のエスノメソドロジー研究の現状と課題」『徳島大学社会科学研究』17：206-53.

藤崎和彦監修. 樫田美雄・岡田光弘・中塚朋子編著. 2018. 『医療者教育のビデオ・エスノグラフィー：若い学生・スタッフのコミュニケーション能力を育む』晃洋書房.

Garfinkel, H. 1952. *The Perception of the Other: a study in social order*. Ph. D. Dissertation. Harvard University.

Garfinkel, H. 1967. *Studies in Ethnomethodology*. Prentice-Hall. (ただし、2章については北澤裕・西阪仰訳. 『日常性の解剖学（新版）』マルジュ社. 1995. pp.31-92.)

Garfinkel, H. 1988. Evidence for Locally Produced, Naturally Accountable Phenomena of Order, Logic, Reason, Meaning, Method, etc. In and as of the Essential Quiddity of Immortal Ordinary Society, (Ⅰ of Ⅳ): An Announcement of Studies. *Sociological Theory*. 6(1)：103-9.

Garfinkel, H. 1991. Respecification: evidence for locally produced, naturally accountable phenomena of order＊, logic, reason, meaning, method, etc. in and as of the essential haecceity of immortal ordinary society, (I) - an announcement of studies. In Button, G. ed. *Ethnomethodology and Human Sciences*. pp.10-19.

Garfinkel, H. 2002. *Ethnomethodology's Program*. Rowman & Littlefield Publishers.

Garfinkel, H. 2007. Lebenswelt Origins of the Sciences: Working out Durkheim's aphorism, Book Two: Workplace and documentary diversity of ethnomethodological studies of work and sciences by ethnomethodology's authors: What did we do? What did we learn?', *Human Studies*. 30: 9-56.

Garfinkel, H. & Sacks, H. 1970. On Formal Structures of Practical Actions. In McKinney, J. C. & Tiryakian, E. A. eds. *Theoretical Sociology: Perspectives and Developments*. Appleton-Century-Crofts. pp. 338-366.

Garfinkel, H. & Wieder, D. L. 1992. Two Incommensurable, Asymmetrically Alternate Technologies of Social Analysis. In Watson, G. & Seiler, R. eds. *Text in Context: Contributions to Ethnomethodology*. Sage Publications. pp. 175-206.

Garfinkel, H. & Liberman, K. 2007. Introduction: The Lebenswelt origins of the sciences. *Human Studies*. 30: 3-7.

Geertz, C. 1973. *The Interpretation of Cultures: Selected Essays*. Basic Books.（吉田禎吾・中牧弘允・柳川啓一・板橋作美訳.『文化の解釈学Ⅰ・Ⅱ』岩波書店. 1987.）

Gerth, H. H. & Mills, C. W. 1953. *Character and Social Structure: the Psychology of Social institutions*. Harcourt, Brace & World.（古城利明・杉森創吉訳.『性格と社会構造：社会制度の心理学』青木書店. 1970.）

Goffman, E. 1961. *Encounters: Two Studies in the Sociology of Interaction - Fun in Games & Role Distance*. Bobbs-Merrill.（佐藤毅訳.『出会い：相互行為の社会学』誠信書房. 1985.）

Goffman, E. 1963. *Behavior in Public Places: Notes on the Social Organization of Gatherings*. The Free Press.（丸木恵祐・本名信行訳.『集まりの構造：新しい日常行動論を求めて』誠信書房. 1980.）

Goffman, E. 1967. *Interaction Ritual: Essays on Face to Face Behavior*. Doubleday.（浅野敏夫訳.『儀礼としての相互行為：対面行動の社会学-〈新訳版〉』法政大学出版局. 2002.）

Goodwin, C. 1981. *Conversational Organization: Interaction between Speakers and Hearers*. Academic Press.

Goodwin, C. 1994. Professional Vision. *American Anthoropologist*. 96(3): 606-633.（北村弥生・北村隆憲共訳.「プロフェッショナル・ヴィジョン：専門職に宿るものの見方」『共立女子大学文芸学部紀要』56：35-80. 2010.）

Goodwin, C. 1995. Co-Constructing Meaning in Conversations with an Aphasic Man. *Research on Language in Social Interaction*. 28(3): 233-60.

Goodwin, C. 1996. Transparent Vision. In Ochs, E. & Schegloff, E. A. & Thompson, S. eds. *Interaction and Grammar*. Cambridge University Press. pp. 370-404.

Goodwin, C. 2000. Pointing and the Collaborative Construction of Meaning in Aphasia. *Proceedings of the Seventh Annual Symposium About Language and Society*. Austin (SALSA). Austin, TX: University of Texas Press. pp. 67-76.

Goodwin, C. eds. 2003. *Conversation and Brain Damage*. Oxford University Press.

Goodwin, C. 2004. A Competent Speaker who Can't Speak: The Social Life of Aphasia. *Journal of Linguistic Anthropology*. 14(2): 151-170.

Goodwin, M. H. 1990. *He-Said-She-Said: Talk as Social Organization among Black Chil-*

dren. Indiana University Press.

Hacker, P. M. S. 1993. *Appearance and Reality: A Philosophical Investigation into Perception and Perceptual Qualities*. Blackwell Publishers.

Halkowski, T. 2006. Realizing the Illness: patients' narratives of symptom discovery. In Heritage, J. and Maynard, D. W. eds. *Communication in Medical Care Interaction between Primary Care Physicians and Patients*. Cambridge University Press. pp. 86-114.（＝川島理恵・樫田美雄・岡田光弘・黒嶋智美訳.『診療場面のコミュニケーション：会話分析からわかること』勁草書房. 2015. pp. 105-141.）

浜本満. 2009.「いかさま施術師の条件：治療実践における見掛けの構築について」『九州大学大学院教育学研究紀要』55：49-84.

濱西千秋. 2011.「運動器医療を取り巻く医業類似行為」『臨牀と研究』88(1)：118-122.

判例タイムズ社編. 1999.「柔道整復師養成施設の指定を行わない旨の厚生大臣の処分が違法であるとして取り消された事例」『判例タイムズ』987：157-165.

早坂裕子. 2001.「健康・病気の社会的格差」山崎喜比古編.『健康と医療の社会学』東京大学出版会. pp. 49-71.

Hayashi, M. 2003. Language and the Body as Resources for Collaborative Action: A Study of Word Searches in Japanese Conversation. *Research on Language and Social Interaction*. 36(2)：109-41.

林田康子. 2004.「デイケア作業療法における相互作用：精神医療の事例から」『熊本大学社会文化研究』2：113-134.

林田康子. 2005.「精神科作業療法におけるケース・カンファレンスの組織化：相互行為の分析をとおして」『熊本大学社会文化研究』3：313-328.

林田康子. 2007.「精神科作業療法における能力と援助の関係について：相互行為における教育的フレームの成立」『保健医療社会学論集』18(2)：57-69.

Hayes, K. W. 2000. *Manual for Physical Agents* (5th ed.). Prentice Hall.（奈良勲監訳.『物理療法実践ガイド』医学書院. 2001.）

ten Have, P. 1991. Talk and Institution: A Reconsideration of the 'Asymmetry' of Doctor-Patient Interaction. In Boden, D. & Zimmerman, D. H. eds. *Talk & Social Structure: Studies in Ethnomethodology and Conversation Analysis*. pp. 138-63.

ten Have, P. 1995. *Medical Ethnomethodology: An Overview*. Human Studies. 18.：245-61.

Heath, C. 1986. *Body Movement and Speech in Medical Interaction*. Cambridge University Press.

Heath, C. 1989. Pain Talk: The Expression of Suffering in the Medical Consultation. *Social Psychology*. 52(2)：113-25.

Heath, C. & Hindmarsh, J. & Luff, P. 2010. *Video in Qualitative Research*. Sage Publications.

Heritage, J. 1984. *Garfinkel and Ethnomethodology*. Poly.

Heritage, J. 2002. Ad hoc Inquires: two preferences in the design of routine questions in an open context. In Maynard, D. W. & Houtkoop Steenstra, H. & Schaeffer, N. C. & van der Zouwen, J. eds. *Standardization and Tacit Knowledge: Interation and Practice in the Survey Interview*. John Wiley. pp. 313-35.

Heritage, J. & Maynard, D. W. eds. 2006. *Communication in Medical Care Interaction between Primary Care Physicians and Patients*. Cambridge University Press. (＝川島理恵・樫田美雄・岡田光弘・黒嶋智美訳.『診療場面のコミュニケーション：会話分析からわかること』勁草書房. 2015.）

Heritage, J. & Robinson, J. 2006. Accounting for the Visit: giving reasons for seeking medical care. In Heritage, J. and Maynard, D. W. eds. *Communication in Medical Care Interaction between Primary Care Physicians and Patients*. Cambridge University Press. pp. 48-85. (＝川島理恵・樫田美雄・岡田光弘・黒嶋智美訳.『診療場面のコミュニケーション：会話分析からわかること』勁草書房. 2015. pp. 53-103.）

Heritage, J. & Clayman, S. 2010. *Talk in Action: Interactions, Identities, and Institutions*. Wiley-Blackwell.

Francis, D. & Hester, S. 2004. *An Invitation to Ethnomethodology*. Sage. (中河伸俊・岡田光弘・是永論・小宮友根訳.『エスノメソドロジーへの招待』ナカニシヤ書店. 2014.）

Hochschild, A. R. 1983. *The Managed Heart: Commercialization of Human Feeling*. University of California Press. (石川准・室伏亜希訳.『管理される心：感情が商品になるとき』世界思想社. 2000.）

堀内圭子. 2004.『〈快楽消費〉する社会』中央公論新社.

細馬宏通. 2016.『介護するからだ』医学書院.

宝月誠. 1995.「医療の世界：診療場面の遂行過程を中心に」船津衛・宝月誠編著.『シンボリック相互作用論の世界』恒星社厚生閣. pp. 225-35.

Husserl, E. 1936. Die Krisis der europäischen Wissenschaften und die transzendentale Phänomenologie: Eine Einleitung in die phänomenologische Philosophie. Springer. (細谷恒夫・木田元訳.『ヨーロッパ諸学の危機と超越論的現象学』中央公論新社. 1995.）

市野川容孝. 2012.『ヒューマニティズ　社会学』岩波書店.

五十嵐素子. 2004.「「相互行為と場面」再考：授業場面の社会学的考察に向けて」『年報社会学論集』17：214-225.

五十嵐素子. 2007.「教える／学ぶ（授業の会話）」前田泰樹・水川喜文・岡田光弘編.『エスノメソドロジー』新曜社. pp. 175-80.

五十嵐素子. 2008.「教育諸概念の実践の論理：教示、学習、知識、能力の社会的組織化」一橋大学大学院社会学研究科博士論文.

五十嵐素子. 2016.「「教示」と結びついた「学習の達成」：行為の基準の視点から」酒井泰斗・浦野茂・前田泰樹・中村和生・小宮友根編.『概念分析の社会学2：実践の社会的論理』ナカニシヤ出版.

飯田淳子. 2006.『タイ・マッサージの民族誌』明石書店.

猪飼周平. 2010.『病院の世紀の理論』有斐閣.

池田光穂. 1995.「非西洋医療」黒田浩一郎編.『現代医療の社会学』世界思想社. pp. 202-24.

池田光穂・奥野克巳編. 2007.『医療人類学のレッスン：病をめぐる文化を探る』学陽書房.

池永満. 1997.『患者の権利［改訂増補版］』九州大学出版会.

池谷のぞみ. 2007.「エスノメソドロジーにおける実践理解の意味とその先にあるもの」前田泰樹・水川喜文・岡田光弘編.『エスノメソドロジー』新曜社. pp. 248-57.

池谷のぞみ・岡田光弘・藤守義光. 2004.「病院組織のフィールドワーク」山崎敬一編.『実践エスノメソドロジー入門』有斐閣. pp. 192-203.

Ikeya, N. & Okada, M. 2007. Doctors' Practical Management of Knowledge in the Daily Case Conference. In Hester, H. & Francis, D. eds. *Orders of Ordinary Action : Respecifying Sociological Knowledge.* Ashgate Publishing. pp. 69-89.

池吉琢磨・中山康雄. 2007.「思考についての哲学的探求：ギルバート・ライルの観点から」『大阪大学大学院人間科学研究科紀要』33：21-38.

Illich, I. 1976. *Limits to Medicine ; Medical Nemesis : The Expropriation of Health.* Marion Boyars Publishers. (金子嗣郎訳.『脱病院化社会：医療の限界』晶文社. 1979.)

稲川郁子・小林直行・早川雅成. 2009.「柔道整復師の専門性獲得過程にみられる正統的周辺参加：診療所に勤務するいわゆる病院柔道整復師の事例より」『柔道整復接骨医学』18(1)：17-23.

井上俊. 1997.「動機と物語」井上俊・上野千鶴子・大澤真幸他編.『現代社会の社会学』岩波書店. pp. 19-46.

井上俊. 2004.『武道の誕生』吉川弘文館.

伊勢田哲治. 2003.『疑似科学と科学の哲学』名古屋大学出版会.

伊勢田哲治. 2005.『哲学思考トレーニング』筑摩書房.

石黒ひで. 1993.「「言語的転回」とは何か」新田義弘他編著.『岩波講座現代思想4 言語論的転回』岩波書店. pp. 87-116.

石井清一・平澤泰介監. 2002.『標準整形外科学　第八版』医学書院.

石井幸夫. 2009.「優生学の作動形式：永井潜の言説について」酒井泰斗・浦野茂・前田泰樹・中村和生編.『概念分析の社会学』ナカニシヤ出版. pp. 196-232.

石川ひろの. 2009.「機能的アプローチから見た医療コミュニケーション」医療コミュニケーション研究会編.『医療コミュニケーション：実証研究への多面的アプローチ』篠原出版新社. pp. 53-82.

Jefferson, G. 1984. On the Organization of Laughter in Talk about Troubles. In Atkinson, J. M. & Heritage, J. eds. *Structures of Social Action : Studies in Conversation Analysis.* Cambridge University Press. pp. 346-69.

Jefferson, G. 1988. On the Sequential Organization of Troubles Talk in Ordinary Conversation. *Social Problems.* 35(4)：418-42.

Jefferson, G. 2004a. Glossary of Transcript Symbols with an Introduction. In Lerner, G. H. ed. *Conversation Analysis : Studies from the first generation.* John Benjamins. pp. 13-

23.

Jefferson, G. 2004b. At First I thought. In Lerner, G. H. ed. *Conversation Analysis: Studies from the first generation.* John Benjamins. pp. 43-59.

Jordan, B. & Henderson, A. 1995. Interaction Analysis: Foundations and Practice. *The Journal of the Learning Sciences.* 4(1): 39-103.

各務文献. 1810. 『整骨新書　上下巻』（早稲田大学図書館蔵、同図書館 HP にて閲覧）(http://www.wul.waseda.ac.jp/kotenseki/html/ya09/ya09_01118/index.html)

金井貴嗣. 1999. 「柔道整復師養成施設の不指定処分が取り消された事例」『ジュリスト』1167：118-20.

樫田美雄. 2004a. 「エスノメソドロジー・会話分析からみた医師と患者の会話―患者の同意の共同的達成」『保健医療社会学論集』14(2)：35-44.

樫田美雄. 2004b. 「調査実習としてのエスノメソドロジー」山崎敬一編著. 『実践エスノメソドロジー入門』有斐閣. pp. 85-98.

樫田美雄. 2007a. 「医学教育のエスノメソドロジー：医療面接実習と OSCE の相互行為的基礎」平成 15 年度〜平成 17 年度科学研究費補助金（基盤研究（B））.（平成 19 年 3 月刊行）.

樫田美雄. 2007b. 「鍼灸のエスノメソドロジー」平成 18 年度徳島大学樫田美雄地域調査実習報告書・レポート集.

樫田美雄. 2010. 「施設で暮らす」串田秀也・好井裕明編. 『エスノメソドロジーを学ぶ人のために』世界思想社. pp. 154-170.

樫田美雄・岡田光弘・中村和生他著. 2001. 「解剖実習のエスノメソドロジー：社会的達成としての医学教育」『年報筑波社会学』13：96-127.

樫村志郎. 1989. 『もめごとの法社会学』弘文堂.

樫村志郎. 1998. 「エスノメソドロジーとは何か？」『日本ファジィ学会誌』10(1)：2-10.

片山洋次郎. 2001. 『整体：楽になる技術』筑摩書房.

加藤文雄他. 1996. 『整形外科：エキスパートナーシング改訂第二版』南江堂.

加藤秀一. 2016. 「〈誤った生命〉とは誰の生命か：ロングフル・ライフ訴訟の定義から見えるもの」酒井泰斗・浦野茂・前田泰樹・中村和生・小宮友根編. 『概念分析の社会学 2：実践の社会的論理』ナカニシヤ出版. pp. 134-153.

加藤智章. 1989. 「医療保険法における療養費給付の制度運営とその法的構造：柔道整復師の施術を中心として」『山形大学紀要. 社会科学』19(2)：491-532.

川島理恵. 2008a. 「不妊治療方針に関する提案の構造」『女性医療の会話分析』文化書房博文社. pp. 157-76.

川島理恵. 2008b. 「不妊治療における患者意思の立ち現れ方」『女性医療の会話分析』文化書房博文社. pp. 181-97.

川村次郎. 1995. 「電気療法の歴史」『臨床整形外科』30(2)：147-53.

Kendon, A. 1990. *Conducting Interaction.* Cambridge University.

鬼界彰夫. 2003. 『Wittgenstein はこう考えた』講談社.

菊地臣一. 2010. 「慢性腰痛は不定愁訴？」『治療』92 (2)：225-30.

木下衆・緑山清. 2013. 「ケースを記録する：強調する、省略する、共有する」中川伸俊・赤川学編. 『方法としての構築主義』勁草書房. pp. 94-112.

北田暁大. 2016. 「彼女たちの「社会的なもの the social」：世紀転換期アメリカにおけるソーシャルワークの専門職化」酒井泰斗・浦野茂・前田泰樹・中村和生・小宮友根編. 『概念分析の社会学 2：実践の社会的論理』ナカニシヤ出版. pp. 90-111.

北原龍二. 1999. 『健康保健と医師会：社会保険創始期における医師と医療』東信堂.

児玉徳美. 2009. 「概念化と言語化」『立命館文學』610：774-55.

小宮友根. 2005. 「「価値判断」の分析可能性について」『年報社会学論集』18：241-51.

小宮友根. 2007. 「規範があるとは、どのようなことか」前田泰樹・水川喜文・岡田光弘編. 『エスノメソドロジー』新曜社. pp. 99-120.

小宮友根. 2011. 『実践の中のジェンダー』新曜社.

是永論. 2004. 「映像広告に関する理解の実践過程：「象徴」をめぐる相互行為的な実践」『マス・コミュニケーション研究』64：104-20.

是永論. 2013. 「人々における経験に根ざした「情報」へのアプローチ：エスノメソドロジーに特徴付けられたエスノグラフィ」『社会情報学』1 (3)：1-9.

是永論・酒井信一郎. 2007. 「情報ワイド番組における「ニュース・ストーリー」の構成と理解の実践過程：BSE 問題における「リスク」を事例に」『マス・コミュニケーション研究』71：107-28.

高志鳳翼. 1746→2007. 『骨継療治重宝記』長友千代治編. 『重宝記資料集成　第二十五巻　医方・薬方 3』臨川書店. pp. 313-485.

講談社編. 高橋長雄監修・解説. 1989. 『からだの地図帳』講談社.

窪田愛恵・矢野義孝・森本剛他. 2009. 「薬学 OSCE におけるコミュニケーション能力評価の信頼性に関する検討」『薬学雑誌』129 (5)：609-16.

呉秀三. 1923→1994. 『華岡青洲先生及其外科』大空社.

黒崎宏. 2000. 『ウィトゲンシュタインが見た世界』新曜社.

串田秀也. 2000. 「モニターのこちら側のフィールドワーク：ある「会議」を素材とした会話分析の経験」好井裕明・桜井厚編. 『フィールドワークの経験』せりか書房. pp. 176-93.

串田秀也. 2006. 『相互行為秩序と会話分析：「話し手」と「共―成員性」をめぐる参加の組織化』世界思想社.

串田秀也・好井裕明編. 2010. 『エスノメソドロジーを学ぶ人のために』世界思想社.

串田秀也・平本毅・林誠. 2017. 『会話分析入門』勁草書房.

Lave, J. & Wenger, E. 1991. *Situated Learning: legitimate peripheral participation*. Cambridge University Press. (佐伯胖訳. 『状況に埋め込まれた学習：正統的周辺参加』産業図書. 1993.)

Lerner, G. H. ed. 2004. *Conversation Analysis: Studies from the first generation*. John Benjamins.

Livingstone, E. 1987. *Making Sense Ethnomethodology*. Routledge.

Lynch, M. 1988. The Externalized Retina: Selection and Mathematization in the Visual Documentation of Objects in the Life Sciences. *Human Studies*. 11(2): 201-34.

Lynch, M. 1993. *Scientific Practice and Ordinary Action*. Cambridge University Press.（水川喜文・中村和生監訳.『エスノメソドロジーと科学実践の社会学』勁草書房. 2012.）

Lynch, M. 1999. Silence in Context: Ethnomethodology and Social Theory. *Human Studies*. 22: 211-33.（石井幸夫訳.「コンテクストのなかの沈黙」『文化と社会』2: 6-36. 2000.）

Lynch, M. & Bogen, D. 1994. Harvey Sacks's Primitive Natural Science. *Theory, Culture and Society*. 11(4): 65-104.

van Maanen, J. 1988. *Tales of the Field: On Writing Ethnography*. The University of Chicago Press.（森川渉訳.『フィールドワークの物語：エスノグラフィーの文章作法』現代書館. 1999.）

前田拓也. 2009.『介助現場の社会学：身体障害者の自立生活と介助者のリアリティ』生活書院.

前田泰樹. 2002a.「ヴィジュアル経験へのエスノメソドロジー的アプローチ」安川一編.『視覚メディアにおけるジェンダー・ディスプレイのミクロ社会学的分析』1999年度～2001年度科学研究費補助金研究成果報告書. 一橋大学. pp.33-51.

前田泰樹. 2002b.「失語であることの生活形式：言語療法場面の相互行為分析」『東海大学総合教育センター紀要』22: 71-86.

前田泰樹. 2005.「知識を示す能力・経験を語る権利：言語療法場面の相互行為分析2」『東海大学総合教育センター紀要』25: 13-39.

前田泰樹. 2007.「見る」前田泰樹・水川喜文・岡田光弘編.『ワードマップ　エスノメソドロジー』新曜社. pp.210-6.

前田泰樹. 2008.『心の文法』新曜社.

前田泰樹. 2010.「医療実践の概念分析：急性期看護場面のワークの研究」栗岡幹英・鶴田幸恵・戸江哲理編『シンポジウム「EMのフロンティア」報告書』奈良女子大学社会学大学院社会生活環境学専攻社会・地域学講座.

前田泰樹. 2011.「対人援助職の実践を記述する：ヘルスコミュニケーションのエスノメソドロジー」『保健医療社会学論集』22（特別巻）: 77.

前田泰樹. 2015.「「社会学的記述」再考」『一橋社会科学』7（別冊）: 39-60.

前田泰樹. 2017.「「メンバーの測定装置」としての「痛みのスケール」：急性期病棟における緩和ケアの実践」『ワークプレイス・スタディーズ：はたらくことのエスノメソドロジー』ハーベスト社.

前田泰樹・西村ユミ. 2010.「「メンバーの測定装置」としての「痛みのスケール」」『東海大学総合教育センター紀要』30: 41-58.

前田泰樹・西村ユミ. 2012.「協働実践としての緩和ケア：急性期看護場面のワークの研究」『質的心理学研究』11: 7-25.

前田泰樹・水川喜文・岡田光弘編. 2007.『ワードマップ　エスノメソドロジー』新曜社.

馬込武士. 1995. 「患者」黒田浩一郎編. 『現代医療の社会学』世界思想社. pp. 82-101.

Malinowski, B. 1926. *Crime and Custom in Savage Society*. Routledge & Kegan Paul LTD. （青山道夫訳. 『新版　未開社会における犯罪と習慣』新泉社. 2002.）

松原隆一郎. 2006. 『武道を生きる』NTT 出版.

松田博公. 2005. 『鍼灸の挑戦：自然治癒力を生かす』岩波書店.

松永郁男他. 2009. 「柔道整復師専門学校生の「柔道」の意識について」『鹿児島大学教育学部研究紀要. 教育科学編』60：51-68.

松崎憲三編. 1999. 『人生の装飾法』筑摩書房.

Maynard, D. W. 1991. Interaction and Asymmetry in Clinical Discourse. *The American Journal of Sociology*. 97(2): 448-95.

Maynard, D. W. 2003. *Bad News, Good News: Conversational Order in Everyday Talk and Clinical Settings*. The University of Chicago Press. （樫田美雄・岡田光弘訳. 『医療現場の会話分析：悪いニュースをどう伝えるか』勁草書房. 2004.）

McKeown, T. & Record, R. G. 1962. Reasons for the Decline of Mortality in England and Wales during the Nineteenth Century. *Population Studies*. 16(2): 94-122

Mehan, H. 1979. *Learning Lessons*. Harvard University Press.

Merleau-Ponty. 1945. *Phnomenologie de la perception*. Paris. Gallimard. （竹内芳郎・小木貞孝訳. 『知覚の現象学1』みすず書房. 1967. ／竹内芳郎・木田元・宮本忠雄訳. 『知覚の現象学2』みすず書房. 1974.）

三上真弘編. 2003. 『リハビリテーション医学（改訂第2版）』南江堂.

Mills, C. W. 1940. Situated Actions and Vocabularies of Motives. *American Sociological Review*. 6: 904-913. （青井和夫・本間康平監訳. 「状況における行為と動機の語彙」『権力・政治・民衆』みすず書房. 1971. pp. 344-355）

南保輔. 2000. 『海外帰国子女のアイデンティティ』東信堂.

南保輔. 2001a. 「相互作用研究におけるフレームバイフレーム分析の方法と可能性：文脈分析の概略とパソコンでの応用例」『コミュニケーション紀要』14：129-154.

南保輔. 2001b. 「フィールドに参与することとフィールドを読むこと」石黒広昭編. 『AV機器をもってフィールドへ』新曜社. pp. 77-100.

南保輔. 2008. 「徹子が黙ったとき：テレビトーク番組の相互作用分析」『コミュニケーション紀要』20：1- 76.

南保輔. 2009. 「教育コミュニケーションと評価」成城学園教育研究所編. 『成城教育』146：4-10.

南保輔. 2010. 「社会調査とエスノメソドロジー」串田秀也・好井裕明編. 『エスノメソドロジーを学ぶ人のために』世界思想社. pp. 242-61.

南出和余・秋谷直矩. 2013. 『フィールドワークと映像実践：研究のためのビデオ撮影入門』ハーベスト社.

箕輪政博・形井秀一. 2006. 「あん摩マッサージ師、はり師、きゆう師学校養成施設の変遷と現状：特にその創立期に着目して」『全日本鍼灸学会雑誌』56(4)：644-55.

水川喜文. 1994. 「定式化作業と実践的行為：精神科面接における会話を事例にして」『年報社会学論集』7：179-99.

水川喜文. 2001. 「会話分析による録画記録の利用法：トランスクリプト作成の方法論」『北星女子短大紀要』37：77-84.

水川喜文. 2007. 「エスノメソドロジーのアイデア」前田泰樹・水川喜文・岡田光弘編. 『エスノメソドロジー』新曜社. pp. 3-34.

Mondada, L. 2007. Operating Together through Videoconference: Members' Procedures for Accomplishing a Common Space of Action. In Hester, H. & Francis, D. eds. *Orders of Ordinary Action: Respecifying Sociological Knowledge.* Ashgate Publishing. pp. 51-67.

森一平. 2009. 「学校的スキルとしての共同注意：「A と Bs が同一のことがらに注意を向けること」への社会化について」『年報社会学論集』22：186-197.

森一平. 2011. 「相互行為のなかの「知っている」ということ：社会化論が無視してきたもの」『教育社会学研究』89：5-25.

六車由実. 2012. 『驚きの介護民俗学』医学書院.

中村和生. 2006. 「成員カテゴリー化装置とシークェンスの組織化」『年報社会学論集』19：25-36.

中村和生. 2007. 「合理的であるとは、どのようなことか」前田泰樹・水川喜文・岡田光弘編. 『エスノメソドロジー　人びとの実践から学ぶ』新曜社. pp. 75-98.

中村和生・海老田大五朗. 2016. 「保健医療の実践のエスノメソドロジー＆会話分析研究」『保健医療社会学論集』27(1)：51-61.

中村民雄. 2007. 『今、なぜ武道か』日本武道館.

中野秀一郎. 1992. 「権力としての医療：医師―患者関係を中心として」園田恭一編. 『社会学と医療』弘文堂. pp. 109-38.

中山清. 1984. 『武醫同術』いなほ書房.

波平恵美子. 1994. 『医療人類学入門』朝日新聞社.

二宮彦可. 1808→2007. 『正骨範』（オンデマンド版）医道の日本社.

西村ユミ. 2007. 『交流する身体』日本放送出版協会.

西村ユミ・前田泰樹. 2011. 「「痛み」の理解はいかに実践されるか：急性期看護場面の現象学的記述」『看護研究』44(1)：63-75.

西阪仰. 1992. 「エスノメソドロジストは、どういうわけで会話分析を行うようになったか」好井裕明編. 『エスノメソドロジーの現実：せめぎあう〈生〉と〈常〉』世界思想社. pp. 23-45.

西阪仰. 1996. 「エスノメソドロジーという技法」栗田宣義編. 『メソッド／社会学』川島書店. pp. 61-77.

西阪仰. 1997a. 『相互行為分析という視点』金子書房.

西阪仰. 1997b. 「語る身体・見る身体」山崎敬一・西阪仰編. 『語る身体・見る身体』ハーベスト社. pp. 3-29

西阪仰. 2001. 『心と行為』岩波書店.

西阪仰. 2008a. 「非技術的環境における指し示し：経腟触診における相互行為」『女性医療の会話分析』文化書房博文社. pp. 65-90.

西阪仰. 2008b. 『分散する身体』勁草書房.

西阪仰. 2010. 「道具を使うこと：身体・環境・相互行為」串田秀也・好井裕明編. 『エスノメソドロジーを学ぶ人のために』世界思想社. pp. 36-57.

西阪仰・高木智世・川島理恵著. 2008. 『女性医療の会話分析』文化書房博文社.

野家啓一. 2005. 『物語の哲学（増補版）』岩波書店.

野家啓一. 2007. 『歴史を哲学する』岩波書店.

野口晴哉. 2002. 『整体入門』筑摩書房.

野口裕二. 2005. 『ナラティヴの臨床社会学』勁草書房.

小川鼎三. 1964. 『医学の歴史』中央公論新社.

岡田光弘. 1995. 「相互行為場面における身体とカテゴリー：身体の社会学としての購買行動のエスノメソドロジー的相互行為分析」『Sociology Today』6：27-38.

岡田光弘. 2001. 「構築主義とエスノメソドロジーのロジック」中河伸俊・北澤毅・土井隆義編. 『社会構築主義のスペクトラム』ナカニシヤ出版. pp. 26-42.

岡田光弘. 2005. 「医学教育のための応用エスノメソドロジー」『応用社会学研究』47：113-27.

岡田光弘・山崎敬一・行岡哲男. 1997. 「救急医療現場の社会的な組織化」山崎敬一・西阪仰編. 『語る身体・見る身体』ハーベスト社. pp. 168-85.

岡田光弘・樫田美雄・平英美. 2009. 「会話分析から見た医療コミュニケーション」医療コミュニケーション研究会編. 『医療コミュニケーション　実証研究への多面的アプローチ』篠原出版新社. pp. 83-100.

屋宮憲夫. 1998. 「柔道整復師養成施設の不指定処分取消事件」『公正取引』1：64-7.

Parsons, T. 1937. *The Structure of Social Action*. McGraw-Hill.（稲上毅・厚東洋輔訳. 『社会的行為の構造1〜5』木鐸社. 1976-89.）

Parsons, T. 1951. *The Social System*. Routledge and Kegan Paul.（佐藤勉訳. 『社会体系論』青木書店. 1974.）

Pilnick, A. & Hindmarsh, J. & Gill, V. T. eds. 2010. *Communication in Healthcare Settings: Policy, Participation, and New Technologies*. Wiley-Blackwell.

Pomerantz, A. 1984. Agreeing and Disagreeing with Assessments: some features of preferred/ dispreferred turn shapes. In J. M. Atkinson & J. Heritage eds. *Structures of Social Action: Studies in Conversation Analysis*. Cambridge University Press. pp. 57-101.

Pomerantz, A. 1990. Mental Concepts in the Analysis of Social Action. *Research on Language and Social Interaction*. 24: 299-310.

Psathas, G. 1988. Ethnomethodology as a New Development in the Social Sciences, Lecture presented to the Faculty of Waseda University.（北澤裕・西阪仰編訳. 『日常性の解剖

学（新版）』マルジュ社．1995．pp. 5-30.）

Psathas, G. 1999. Studying the Organization in Action: Membership categorization and interaction analysis. *Human Studies*. 22: 139-162.（前田泰樹訳．「行為における組織を研究すること：成員カテゴリー化と相互行為分析」『文化と社会』2：37-73.2000.）

Robillard, A. B. & Geoffry M. W. & Maretzki, T. W. 1983. Informed Consent in Conversational Interaction. In Fisher, S. & Todd, A. D. eds. *The Social Organization of Doctor-Patient Communication*. Center for Applied Linguistics. pp. 107-33.

Roter, D. & Larson, S. 2002. The Roter Interaction Analysis System（RIAS）: Utility and Flexibility for Analysis of Medical Interactions. *Patient Education and Counseling*. 46: 243-51.

Ruggerone, L. 2012. Science and Life-World: Husserl, Schutz, Garfinkel. *Human Studies*. Published online: 12 September 2012.

Ryle, G. 1949→2002. *Concept of mind*. Chicago University Press.（坂本百大・宮下治子・服部裕幸訳．『心の概念』みすず書房．1987.）

Ryle, G. 1971→2009. *Collected Essays Vol. 2*. Routledge.

Ryle, G. 1979. *On Thinking*. Basil Blackwell.（坂本百大・宮下治子・服部裕幸・信原幸弘訳．『思考について』みすず書房．1997.）

Sacks, H. 1963. Sociological Description. *Berkeley Journal of Sociology*. 8: 1-16.（南保輔・海老田大五朗訳．「社会学的記述」『コミュニケーション紀要』第 24 輯．2013．pp. 77-92.）

Sacks, H. 1972a. An Initial Investigation of the Usability of Conversational Data for Doing Sociology. In Sudnow, D. ed. *Studies in Social Interaction*. Free Press. pp. 31-74.（北澤裕・西阪仰訳．『日常性の解剖学（新版）』マルジュ社．1995．pp. 93-173.）

Sacks, H. 1972b. On the Analysability of Stories by Children. In Gumperz, J. J. & Hymes, D. eds. *Directions in Sociolinguistics: The Ethnography of Communication*. Holt, Rinehart & Winston. pp. 325-45.

Sacks, H. 1984. Notes on Methodology. In Atkinson, M. & Heritage, J. eds. *Structures of social action*. Cambridge University Press. pp. 21-27

Sacks, H. 1987. On the Preferences for Agreement and Contiguity in Sequences in Conversation. In Button, G. & Lee, J. R. E. eds. *Talk and Social Organization*. Multilingual Matters. pp. 54-69.

Sacks, H. 1992. *Lectures on Conversation*. Wiley-Blackwell.

Sacks, H. & Schegloff, E. & Jefferson, E. 1974. A Simplest Systematics for the Organisation of Turn-Taking for Conversation. *Language*. 50: 696-735.（西阪仰訳．『会話分析基本論集：順番交替と修復の組織』世界思想社．2011．pp. 5-153.）

齋藤雅彦．2009．「鍼灸のエスノメソドロジー：触診行為における鍼灸らしさ」2008 年度徳島大学樫田美雄ゼミ論集．

坂上康博編著．2010．『海を渡った柔術と柔道：日本武道のダイナミズム』青弓社．

坂井愛理．2017.「訪問鍼灸マッサージ場面の相互行為分析」東京大学大学院人文社会系研究科修士学位論文.

酒井信一郎．2010.「メディア・テクストのネットワークにおける成員カテゴリー化の実践」『マス・コミュニケーション研究』77：243-259.

酒井泰斗・小宮友根．2007.「「社会システムの経験的記述とはいかなることか：意味秩序としての相互行為を例に」『ソシオロゴス』31：62-85.

酒井泰斗・浦野茂・前田泰樹・中村和生編．2009.『概念分析の社会学』ナカニシヤ出版.

佐藤純一．1999.「医学」進藤雄三・黒田浩一郎編著.『医学社会学を学ぶ人のために』世界思想社．pp. 2-21.

佐藤成基．2010.「文化社会学の課題：社会の文化理論へ向けて」『社会志林』56(4)：93-126.

Schegloff, E. A. 1998. Body Torque. *Social Research*. 65(3)：535-96.

Schegloff, E. A. 2007. *Sequence Organization in Interaction*. Cambridge University press.

Schegloff, E. A. and Sacks, H. 1973. Opening Up Closings. *Semiotica* 8. pp. 289-327（北澤裕・西阪仰訳.『日常性の解剖学（新版）』マルジュ社．1995. pp. 175-241.)

Schegloff, E. A. Jefferson, G. & Sacks, H. 1977. The Preference for Self-Correction in the Organization of Repair in Conversation. *Language*. 53(2)：361-79.（西阪仰訳.『会話分析基本論集－順番交替と修復の組織』世界思想社．2011. pp. 155-246.)

Scott, M. B. & Lyman, S. M. 1968. Accounts. *American Sociological Review*. 33(1)：46-62.

清矢良崇．2001.「研究者が AV 機器を用いるのはなぜか」石黒広昭編.『AV 機器をもってフィールドへ』新曜社．pp. 29-46.

社団法人日本柔道整復師会編．1978.『日整六十年史』社団法人日本柔道整復師会.

社団法人全国柔道整復学校協会・教科書編集委員会編．2000.『柔道整復学　実技編』南江堂.

社団法人全国柔道整復学校協会・教科書編集委員会編．2009.『柔道整復学（理論編）　改訂第5版』．南江堂.

Sharrock, W. W. 1974. On Owning Knowledge. In Turner, R. ed. *Ethnomethodology*. Penguin. pp. 45-53.（岡田光弘訳.「知識を所有することについて」『年報筑波社会学』7：91-108. 1995.)

Sharrock, W. W. & Button, G. 1991. The Social Actor. In Button, G. ed. *Ethnomethodology and Human Sciences*. pp. 137-75.

柴田政彦．2000.「痛みの定義」柴田政彦・吉矢生人・真下節編著.『痛みの診療』克誠堂出版.

進藤雄三．1999.「医師」進藤雄三・黒田浩一郎編著.『医学社会学を学ぶ人のために』世界思想社．pp. 42-59.

椎野信雄．2007.『エスノメソドロジーの可能性』春風社.

白石貢一郎．1997.「スポーツ障害と電気療法」『理学療法』14(2)：152-7.

Simmel, G. 1917. Grundragen der Soziologie (Individuum und Gesellschaft). G. J. Göschen.

（阿閉吉男訳．『社会学の根本問題』社会思想社．1966.）

Singh, S. & Ernst, E. 2008. *Trick or Treatment? Alternative Medicine on Trial*. Bantam Press.（青木薫訳．『代替医療解剖』新潮社．2013.）

Slack, R. & Hartswood, M. & Procter, R. & Roundcefield, M. 2007. Cultures of Reading: On Professional Vision and the Lived Work of Mammography. In Hester, S. & Francis, D. eds. *Orders of Ordinary Action*. Ashgate. pp. 175-93.

Sorjonen Marja-Leena. & Raevaara, L. & Haakana, M. & Tammi T. & Peräkylä, A. 2006. Lifestyle Discussions in Medical Interviews. In Heritage, J. & Maynard, D. Eds. *Communication in Medical Care: Interactions between Primary Care Physicians and Patients*. Cambridge University Press. pp 340-78.

Stevenson, F. 2007. What is a Good Consultation and What is a Bad Consultation?. In Collins, S. & Britten, N. & Ruusuvuori, J. & Thompson, A. ed., *Patient Participation in Health Care Consultations*. pp. 65-82. Open University Press.（北村隆憲・深谷安子監訳．「良い医療面接と良くない医療面接 患者の視点から」『患者参加の質的研究：会話分析からみた医療現場のコミュニケーション』医学書院．2011. pp. 85-108.）

Stivers, T. 2005a. Non-antibiotic Treatment Recommendations: Delivery formats and implications for parent resistance. *Social Science & Medicine*. 60(5): 949-64.

Stivers, T. 2005b. Parent Resistance to Physicians' Treatment Recommendations: One resource for initiating a negotiation of the treatment decision. *Health Communication*. 181(1): 41-74.

Stivers, T. 2006. The Interactional Process of Reaching a Treatment Decision in Acute Medical Encounters. In Heritage, J. & Maynard, D. Eds. *Communication in Medical Care: Interactions between Primary Care Physicians and Patients*. Cambridge University Press. pp. 279-312.（＝川島理恵・樫田美雄・岡田光弘・黒嶋智美訳．『診療場面のコミュニケーション：会話分析からわかること』勁草書房．2015. pp. 347-390.）

Stivers, T. 2007. *Prescribing Under Pressure: Physician-Parent Conversations and Antibiotics*. Oxford University Press.

Suchman, L. 1987. *Plans and Situated Actions*. Cambridge University Press.（＝佐伯胖監訳．『プランと状況的行為』産業図書．1999.）

Suchman, L. & Jordan, B. 1992. Validity and the Collaborative Construction of Meaning in Face-to-Face Surveys. In Tanur, J. M. ed. *Questions about Questions: Inquiries into the Cognitive Bases of Surveys*. Russell Sage. pp. 241-67.

Sudnow, D. 1967. *The Social Organization of Dying*. Prentice-Hall.（岩田啓靖・志村哲郎・山田富秋訳．『病院でつくられる死：「死」と「死につつあること」の社会学』せりか書房．1992.）

杉田玄白編訳・酒井ツジ訳．1774→1998．『[新装版] 解体新書 全現代語訳』講談社．

杉田聡・藤崎和彦．1992.「医師養成の社会学」園田恭一編．『社会学と医療』弘文堂．pp. 109-38.

須永将史. 2015. 「相互行為のなかのジェンダーと身体―ケア実践の記述に向けて」首都大学東京人文科学研究科博士学位論文.

Spradley, J. P. 1980. *Participant Observation*. Holt, Rinehart and Winston.（田中美恵子・麻原きよみ訳. 『参加観察法入門』医学書院. 2010.）

平英美. 2009. 「会話分析とは何か」谷富夫・芦田徹郎編著. 『よくわかる質的社会調査　技法編』ミネルヴァ書房. pp.106-19.

高木智世. 2008a. 「診療記録媒体への指し示し：婦人科カウンセリングにおける相互行為―」西阪仰・高木智世・川島理恵著. 『女性医療の会話分析』文化書房博文社. pp.91-120.

高木智世. 2008b. 「婦人科カウンセリングにおける「心の問題」をめぐる問題」西阪仰・高木智世・川島理恵著. 『女性医療の会話分析』文化書房博文社. pp.123-156.

高橋康輝・櫻井敬晋・中澤正孝・小山浩司・木村明彦・橋本昇・成瀬秀夫・柚木脩. 2010. 「東京有明医療大学柔道整復学科が実施する超音波画像装置を用いた教育への取り組み」『東京有明医療大学雑誌』2：31-5.

高山啓子・行岡哲男. 1997. 「道具と身体の空間的秩序：救急医療における身体参与の分析―」山崎敬一・西阪仰編. 『語る身体・見る身体』ハーベスト社. pp.147-67.

武富由雄・村木敏明. 1992. 「健常者における肩関節内旋筋に対するホールド・リラックス手技による外旋可動域拡大の効果」『理学療法学』19(5)：457-60.

田中博子. 2004. 「会話分析の方法と会話データの記述法」山崎敬一編. 『実践エスノメソドロジー入門』有斐閣. pp.71-84.

丹波康頼撰・槇佐知子全訳精解. 984→1994. 『医心方　巻十八　外傷篇』筑摩書房.

鑪幹八郎. 1990. 『アイデンティティの心理学』講談社.

立岩真也. 1999. 「資格職と専門職」進藤雄三・黒田浩一郎編著. 『医学社会学を学ぶ人のために』世界思想社. pp.139-156.

帝國尚武會編. 1913→2008. 『柔術教授書　龍之巻　虎之巻　合本』たにぐち書店.

戸江哲理. 2007. 「テレビ人生相談における相談―助言の相互行為的達成：成員カテゴリー化分析を中心に」『マス・コミュニケーション研究』70：139-156.

辻内琢也. 2004. 「ポストモダン医療におけるモダン：補完代替医療の実践と専門職化」近藤英俊・浮ヶ谷幸代編. 『現代医療の民族誌』明石書店. pp.183-224.

鶴田幸恵. 2009. 『性同一性障害のエスのグラフィ』ハーベスト社.

Twigg, J. & Wolkowitz, C. & Cohen, R. L. & Nettleton, S. eds. 2011. *Body Work in Health and Social Care*. Wiley-Blackwell.

上田智子. 1995. 「方向指示活動のエスノメソドロジー：119番通話のトランスクリプトから」『Sociology Today』6：13-26.

上野圭一. 2002. 『代替医療：オルタナティブ・メディスンの可能性』角川書店.

上野圭一. 2003. 『補完代替医療入門』岩波書店.

上谷香陽. 1996. 「社会的実践としてのテレビ番組視聴：ある「事件報道」の視聴活動を事例として」『マス・コミュニケーション研究』49：96-109.

浦野茂. 1997. 「相互行為秩序を記述してゆくことの意味」『三田社会学』2：16-21.

浦野茂. 1998. 「口承の伝統」の分析可能性：物語の相互行為分析」『社会学評論』49(1)：60-76.

浦野茂. 2014. 「保健医療分野におけるエスノメソドロジー――：診断をめぐるいくつかの論点について」『保健医療社会学論集』25(1)：10-16.

山田富秋. 1993. 「ガーフィンケル」山岸健・船津衛編著. 『社会学史の展開』北樹出版. pp. 185-9.

山田富秋. 1995. 「会話分析の方法」井上俊・上野千鶴子・大澤真幸他編. 『他者・関係・コミュニケーション』岩波書店. pp. 121-36.

山田富秋. 2001. 「成員カテゴリー装置分析の新たな展開」船津衛編. 『アメリカ社会学の潮流』恒星社厚生閣.

山田富秋. 2011. 『フィールドワークのアポリア』せりか書房.

山脇東洋. 1759. 『蔵志』(早稲田大学図書館蔵、同図書館 HP にて閲覧)（http://www.wul.waseda.ac.jp/kotenseki/html/ya09/ya09_00053/index.html）.

山崎晶子・菅靖子・葛岡英明. 2004. 「調査の準備とビデオデータの分析法」山崎敬一編. 『実践エスノメソドロジー入門』有斐閣. pp. 60-70.

山崎敬一. 2004a. 『社会理論としてのエスノメソドロジー』ハーベスト社.

山崎敬一. 2004b. 「エスノメソドロジーの方法(1)」山崎敬一編. 『実践エスノメソドロジー入門』有斐閣. pp. 15-35.

山崎敬一・佐竹保宏・保坂幸正. 1993. 「相互行為場面におけるコミュニケーションと権力：〈車いす使用者〉のエスノメソドロジー的研究」『社会学評論』44(1)：30-45.

好井裕明. 1999. 「制度的状況の会話分析」好井裕明・山田富秋・西阪仰編. 『会話分析への招待』世界思想社. pp. 36-70.

吉岡なみ子. 2011a. 「職務の「専門性」に対する意味づけ：介護老人保健施設の看護職員の語りをもとに」保健医療社会学論集. 22(1)：109-21.

吉岡なみ子. 2011b. 「介護職の「専門性」に対する認識と評価：介護老人保健施設の場合」生活社会科学研究. 17：71-83.

湯浅有希子. 2016. 『柔道整復師：接骨術の西洋医学化と国家資格への歩み』早稲田大学出版部.

行岡哲男. 2012. 『医療とは何か　現場で根本問題を解きほぐす』河出書房新社.

Weber, M. 1913. →1922. Über Einige Kategorien der Verstehenden Soziologie. In Gesammelte Aufsätze zur Wissenschaftslehre, Tübingen. (林道義訳. 『理解社会学のカテゴリー』岩波書店. 1968.）

Weber, M. 1922. Soziologische Grundbegriffe. In Wirtschaft und Gesellschaft, Tübingen. (清水幾太郎訳. 『社会学の根本概念』岩波書店. 1972.）

Winch, P. 1958. *The Idea of a Social Science and its Relation to Philosophy*. Routledge & Kegan Paul. （森川真規雄訳. 『社会科学の理念：ウィトゲンシュタイン哲学と社会研究』新曜社. 1977.）

Wittgenstein, L. 1958. Philosophische Untersuchungen. Werkausgabe Bd. 1. Suhrkamp Verlag.（藤本隆志訳.『哲学探究』大修館書店. 1976.）

Wittgenstein, L. 1969. *On Certinity*.（Über Gewißheit.）Basil Blackwell.（黒田亘・菅豊彦訳.『確実性の問題』大修館書店. 1975.）

World Health Organization eds. 2001. Legal Status of Traditional Medicine and Complementary/Alternative Medicine: A Worldwide Review. World Health Organization.

Zahavi, D. 2007. Phänomenologie für Einsteiger. UTB GmbH.（中村拓也訳.『初学者のための現象学』2015. 晃洋書房.）

Zimmerman, D. H. & Pollner, M. 1971. The Everyday World as a Phenomenon. In Douglas, J. D. ed. *Understanding everyday life*. Routledge & Kegan Paul. pp. 80-103.

【資料】

福岡地方裁判所第一民事部. 1998.「柔道整復師養成施設不指定処分取消請求事件判決」（平成 10 年 8 月 27 日判決）.

厚生省. 1999.「柔道整復師法第 24 条第 1 項第 4 号の規定に基づく柔道整復の業務又は施術所に関し広告し得る事項」（平成 11 年 3 月 29 日　厚生省告示第 70 号）.

厚生労働省医政局医事課. 2003.「施術所における柔道整復師による超音波画像診断装置の使用について（回答）」（平成 15 年 9 月 9 日　医政医発第 0909001 号）.

厚生労働省医政局医事課. 2010.「施術所における柔道整復師による超音波画像診断装置の使用について」（平成 22 年 12 月 15 日　事務連絡）.

「第三十一回帝国議会衆議院請願委員第二分科会議録」1914 年 2 月 23 日. 国会図書館蔵.

「第三十一回帝国議会衆議院請願委員会議録」1914 年 3 月 19 日. 国会図書館蔵.

「第三十六回帝国議会衆議院請願委員第二分科会議録」1915 年 5 月 31 日. 国会図書館蔵.

「第三十七回帝国議会衆議院請願委員第二分科会議録」1916 年 1 月 24 日. 国会図書館蔵.

「第三十七回帝国議会衆議院請願委員第二分科会議録」1916 年 1 月 31 日. 国会図書館蔵.

人名索引

事項索引

著者略歴

1975 年　宮城県仙台市生まれ
成城大学大学院文学研究科コミュニケーション学専攻博士
課程後期単位取得退学，博士（文学）
現職　新潟青陵大学福祉心理学部准教授
専攻　エスノメソドロジー，保健医療社会学
主要業績　『概念分析の社会学 2──実践の社会的論理』
（共著，ナカニシヤ出版，2016 年），『ワークプレイス・
スタディーズ──はたらくことのエスノメソドロジー』
（共著，ハーベスト社，2017 年），『コミュニティビジネ
スで拓く地域と福祉』（共編著，ナカニシヤ出版，2018
年）など．

柔道整復の社会学的記述

2018 年 10 月 20 日　第 1 版第 1 刷発行

著　者　海老田大五朗
　　　　　（えびただいごろう）

発行者　井　村　寿　人

発行所　株式会社　勁　草　書　房
　　　　　　　　　（けいそう）

112-0005 東京都文京区水道2-1-1　振替　00150-2-175253
（編集）電話 03-3815-5277／FAX 03-3814-6968
（営業）電話 03-3814-6861／FAX 03-3814-6854
大日本法令印刷・牧製本

ジョン・ヘリテッジ／ダグラスメイナード編著
診療場面のコミュニケーション　A5判　3,600 円
──会話分析からわかること　70086-8

戸江哲理
和みを紡ぐ　A5判　4,800 円
──子育てひろばの会話分析　60303-9

西阪仰
分散する身体　A5判　4,000 円
──エスノメソドロジー的相互行為分析の展開　60202-5

マイケル・リンチ／水川喜文・中村和生 監訳
エスノメソドロジーと科学実践の社会学　A5判　5,300 円
60244-5

勁草書房

＊表示価格は 2018 年 10 月現在。消費税は含まれておりません。